標準食品学総論

第4版

Elements of Food Science

青柳康夫・筒井知己
〔著〕

医歯薬出版株式会社

第4版改訂の序

本書は栄養士，管理栄養士養成課程むけの食品学の教科書として，高校課程における化学の履修が必ずしも十分でない学生においても，無理なく理解できることをめざして執筆したものです．しかし，それ以後も，栄養士，管理栄養士養成課程は文系課程であるとの誤解が，ますます多くなっているのではないでしょうか．高校で化学をほとんど履修していない学生がますます増え，入学してからなんでこんなに化学式が出てくる授業が多いのかと，苦情のような疑問を投げかけてきます．ところが，管理栄養士国家試験の問題を見ればわかるように，生理・生化学や食品学等は，以前にも増して，かなりの理化学的素養が必要とされているように感じられます．学ぶ学生諸氏や教授する教員諸氏が，困惑する姿が目に浮かぶようです．本書が，このような状況の改善に少しでも役に立つことを，切に願うばかりです．

本書も第3版の改訂から5年の歳月が流れ，日本食品標準成分表と日本人の食事摂取基準の改訂がなされたことにより，内容の更新が迫られることとなりました．とくに今回は，食品成分表のエネルギー算出法が根本より改められ，改訂は必須であると思われました．同時に，学問の進歩に沿い，内容の見直しも必要と思われました．最小限の改訂で，所期の目的を達成しているかは自信のないところですが，読者諸氏のご意見をお願いします．

改めて本書が所期の目的を果たすことを念じ，学生諸氏の学業の夢が果たされることを祈念します．

2021年12月

青柳康夫
筒井知己

序

本書は栄養士養成課程食品学総論の教科書として定評のある『最新食品学総論』の著者であられる林淳三先生と北村光雄先生のお勧めにより，その後継書として上梓されたものである．浅学若輩のわれわれ両名にこのような大任をご指名いただき大変光栄に思うとともに，深く感謝する次第である．

栄養士養成課程では食品学総論は必修2単位の講義科目であるが，その扱う範囲が広く，また以前の食品化学の内容を包含するため，かなりの有機化学の基礎知識が必要である．しかしながら，最近の入試事情では栄養士養成課程への入学者は必ずしも理系学生ではなく，高校における化学の履修も十分でない者が多いのが実情ではないであろうか．いくつかの食品学総論の教科書を通読したが，どれだけの教育現場でその内容を理解させられるか，自身の授業に鑑みて反省も多いのである．その一方で，食品学や栄養学の学問的発展は大きく，栄養士として必要とされる知識内容もますます高度になってきており，管理栄養士国家試験の内容をみてもかなり難解な問題も多くなってきている．教育現場はそのようなジレンマに立たされて悩んではいないだろうか．

それに対する本書の試みは以下のようである．

まず，1章，2章で必修の2単位分とし，その内容を栄養士養成における食品学総論の基幹部分である食品成分表ならびにそこに採り上げられている成分の理解に集約すること．そのための記述は化学の基礎知識を可能な限り必要としない，平易なものとすること．

次の3章から5章は選択などで法定単位数以上開講できる場合を想定し，また管理栄養士国家試験にも対応できるよう，食品化学および食品物理の基礎知識について一般的な教科書と同程度のレベルまで記述する．ただし，1章，2章との論理の飛躍をもたせないため，重要成分の化学的性質の理解などについては重複をおそれず記述すること．

このように少し欲張った感がないでもない構想で始まったことであるが，いざできあがったものをみるとまだ不満の多いものである．利用してくださる諸氏の忌憚のないご意見とご教示をお願いする次第である．

最後に，本書を上梓するに当たり最初より最後までご苦労をおかけした医歯薬出版社に心よりお礼を申し述べたい．

1996年12月1日

青柳康夫
筒井知己

目　次

1章 食　品

1 食品とは

食品とは生命である．

ヒトはその誕生より死に至るまで，食品を食物として摂取しなければならない．食品は一部の鉱物性のものを除き，すべてヒト以外の生物の生産したものである．ある時は生きている生物体そのものであり，ある時は死体であり，ある時はまた生物が分泌したものをヒトは食品としている．いわば，ヒトは自らが生きるために，他の命を犠牲にしなければならない，原罪を負ったものであり，この点において生命に対する深い畏敬の念をもたなければならないものである．また，生命を育む自然に対しても，大きな感謝の念をもたなければならない．

1 ▸ 食品と栄養

ヒトが食品を摂取し，その成分を消化吸収し，代謝利用して生命を維持，再生する働きを栄養(nutrition)という．またこの栄養を行うのに必要な物質を栄養素(nutrient)という．食品は栄養素を供給することを第一義としている．

しかし栄養素を含んでいても，毒であれば食品とはならない．すなわち食品とは，ヒトにとって安全で，栄養素を供給するものである．これを食品の基本特性という．しかしこれだけでは食品として完全なものではなく，ヒトの嗜好を満足させるものでなくてはならない．これより食品の具備すべき特性は以下のようになる．

食品
- 基本特性：栄養素，安全性
- 補完特性：嗜好（官能）性

2 ▸ 食品の機能

食品を理解する時に，ヒトに対して受動的な特性でなく，食品の働きをより能動的な機能としてとらえようとする考え方がある．これによれば，先に述べた食品の基本特性は食品中の成分の栄養素としての機能であり，これを食品の一次機能と位置づけるものである．また，二次機能とは食品成分の嗜好に対する機能ということになる．このように考えた時，食品にはこの2つに当てはまらない機能が存在することが明らかになってきた．

たとえば，食品中の繊維はこれまで栄養的に役に立たない，かえって栄養素の吸収を妨げるものとされてきたが，繊維を摂ることで便通をよくし，腸内細菌の働きを活発にし，ひいては大腸がんや成人病を予防する働きのあることが明らかになってきた．

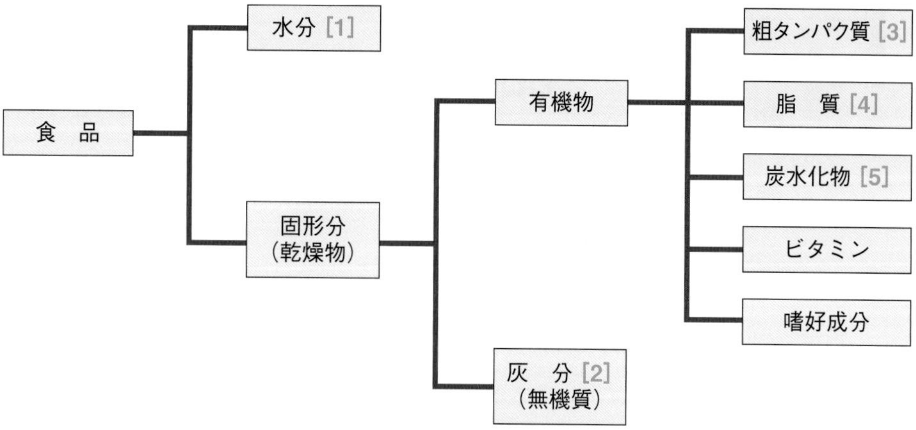

図1-1　食品成分

このような一次，二次の機能には当てはまらない，生体の調節作用や疾病の予防，老化の抑制などの働きを三次機能として位置づけている．

食品の機能
- **一次機能**：栄養機能
- **二次機能**：嗜好機能
- **三次機能**：生体調節機能など

この三次機能を特徴づけた食品を機能性食品というが，平成2年（1990）に特定保健用食品として制度化された．

3 ▸ 食品成分

食品は大部分が生物体であり，微量に含まれるものまで数えると，ほとんど無数の成分よりなっている．食品成分の分類は，化学的性質や生理機能の共通性などに基づいてなされており，**図1-1**のとおりである．

図の [1]～[5] の成分は，食品の主要な成分であり，5大成分といわれる．

2 人間と食品

1 ▸ 食の歴史的変遷

人類の起源は約700万年前とも500万年前ともいわれるが，その大部分の長い期間，狩猟採集により食物を獲得して生存してきた．農耕，牧畜の始まりはたかだか紀元前1万年前の新石器時代よりと考えられている．日本の縄文時代の遺跡より多くの食品の遺物が発掘され，想像以上に豊かな食生活と伝えられたが，むしろ，手に入り食べられるものは何でも食べていたと解する方が正しく，人類の歴史は飢えとの戦いであったのである．穀物栽培の始まりは，小麦で紀元前約7,000年とみられ，稲は紀元前約4,000年，とうもろこしは起源前約3,000年といわれている．

人類が火を恣意的に利用し始めたのはいつ頃かは明らかではないが，火の利用が栄養素の吸収，衛生，食品の保存，食味などに多くの利点を与え，人類の生存に寄与したことは疑い得ない．食品の調理，加工の原点は火の利用に始まると言っても過言ではない．

食品の保存は，常に飢えの危険にさらされていた人類にとって，余分な収穫物を不足した場合に備えるために必須のことであった．乾燥や塩蔵などの技術はかなり古い時代より発達したと考えられるが，腐敗や虫，動物による食害などにより貴重な食品が失われることが繰り返し起こったに違いない．しかし，そのような中でワインやチーズ，味噌など現代につながる発酵の技術が発見されたのである．

食の歴史的変遷は，狩猟採集技術の発展，農耕や牧畜における栽培作物の開発や飼育動物種の改良ならびに大規模化や機械化，調理加工技術の発展，食品保存法の発達などを軸に展開されてきたものである．現在，狩猟採集による食物獲得は陸上の獣鳥についてはほとんど姿を消し，漁業についても資源の枯渇が問題となり，栽培漁業への転換が行われている．栽培作物や家畜，食鳥の品種改良は長い間，交配や自然の突然変異種よりの選別に委ねられていたが，最近になって遺伝子組み換えやクローン技術などのバイオテクノロジーにより劇的な変化が進行している．また，食品加工や貯蔵技術の発展はインスタント食品の出現や，冷凍による長期貯蔵など現代の豊かな食生活を支えるものとなっている．

2 ▸ 食物連鎖

ある生物種が他の生物種を食べ，さらに他の生物種に食われるという，食うか食われるかの連鎖を食物連鎖という．この場合，動物は無機化合物より有機化合物を合成する能力がなく，植物が光合成や窒素同化により合成した物質に依存する．すなわち植物は生産者であり消費者である動物へ続く食物連鎖の起点となる．緑色食物を草食動物が食べ，それを肉食動物が食べるという連鎖を生食連鎖という．人間は生食連鎖の頂点に存在するものである．これに対し植物や動物の死骸や残渣を分解し，無機物にまで還元する連鎖を腐食連鎖（微生物食物連鎖）という．微生物やミミズやゴカイなどの低生生物は分解者である．分解者がない場合，地球上は死骸や植物残渣で覆い尽くされることになり非常に重要な存在である．

生物が物質を生体内に取り込み，その濃度が外部環境より高くなることを生物濃縮という．重金属に汚染された土壌に栽培された植物はしばしばその濃度を高める．また，生物濃縮は食物連鎖によりさらに増幅されることがある．フグ毒やシガテラ毒も海洋微生物の産生した毒素が食物連鎖により濃縮されたものである．有機水銀で汚染された海で捕れた魚を食べ，水俣病が発生したのは不幸な例であり，環境の重要性を不断に警鐘するものである．

3 ▸ 食生活と健康

わが国では戦後の食料不足による栄養不足の時代から，食料の安定供給により食生活は著しく向上し，栄養素等の欠乏症は著しく減少してきた．また，それによる栄養状態の改善や保健・医療の進歩等に伴い，急性感染症などの死亡率は著しく減少してきた．しかし一方で，エネルギーおよび各種栄養素摂取の過剰や偏りによる肥満，糖尿病，脂質異常症，高血圧症等，いわゆる生活習慣病が増加してきている．各種疾病の発症に大きく関わる肥満は特に男性での増加が著しく，また，小学校高学年においても肥満傾向児の割合が増加している．現在，わが国の食生活は，平均的にはエネルギーや各種栄養素の摂取量はほぼ望ましいレベルにある．しかし，総摂取エネルギーに占める脂肪エネルギーの割合（脂肪エネルギー比率）は上昇傾向を示している．

脂肪エネルギー比率は，その上昇に伴って，動脈硬化性の心疾患発症率や乳がん，大腸がんによる死亡率の上昇が認められるものである．また，食塩については，高血圧予防の観点から男性で1日当たり7.5g未満，女性では6.5g未満の摂取が推奨されているが，令和元年では国民平均1人1日当たりの摂取量は男性10.9g，女性9.3gと，依然として過剰摂取の状況にある．カルシウムについては成人で1日当たり600〜800mgの推奨量が設定されているが，いまだに充足されていない．

少子高齢化の時代を迎え，食生活は，健康の保持・増進，疾病予防の基本となるものである．このため21世紀の国民健康作り運動として，「健康日本21」が実行されている．また，食生活は生活の質（QOL）とも関連が深いものであり，おいしさや楽しさなど食は人々に精神的な潤いを与える重要な要素である．

4 食嗜好の形成

個々人の食嗜好の形成には遺伝的な要因が強く関与している．味成分や香り成分，脂肪などに対して受容体の存在することが明らかにされており，DNAの管轄の元に位置する事象であるからである．生まれてすぐから甘いものを喜び，苦いものを避ける，同じ家に育った兄弟でも好き嫌いに差があるのに対し，一卵性双生児では似ているなどの事象はこれにより説明できるだろう．

新奇な食べ物に対する対応には二面性があり，食べてみたいという反応と，初めてのものを避けようとする保守的な性向である．この場合，一度食べてみてまずいと感じたものでも，慣れて好きになる場合と，二度と食べなくなる場合もある．また，好きな食べ物でも一度でも中毒したりすると嫌いになるように，嗜好自体が変化することもある．このようなことの結果として，人は自己に有害な食べ物を避け，有益な食べ物に対する嗜好性を高め，徐々に嗜好が固定化し，さらにはそれに対し保守的になっていくようである．食の経験が嗜好の形成を決定づける大きな要因である．

食の経験は人の生まれ育つ環境により制約を受ける．家庭，地域，地方，国家と範囲が広がるにつれ，異なるレベルの影響を受けることになる．基本的にはその土地で採れるもの，風土に根ざした食品と，歴史に培われた調理法，加工法により生み出された食物に嗜好が集約されるといえる．その上に，宗教的な禁忌や国家による政策的な制約などが加わり，民族的な嗜好が形成されたものと考えられる．

5 食糧と環境

二酸化炭素排出量の増加などによる地球温暖化など，人類の生産活動による地球環境悪化の防止は，人類の解決すべき課題として世界的な問題となっている．食糧の生産や消費活動もこの問題解決の非常に重要な要因であり，さまざまな取り組みが行われている．

1）フードマイルズとフードマイレージ

フードマイルズ（food miles）とは，1994年にロンドン市立大学のティム・ラング（Tim Lang）により，食糧の輸送による環境への負荷を定量化するため提唱された概念で，食品の重量に輸送距離を乗じた指標をいう．これを参考にして，2001年に農林水産省農林水産政策研究所の研究員により，主に輸入食品を対象に提案されたのがフードマイレージ（food mileage）で，食糧輸入量重量（t）に輸出国までの輸送距離（km）を乗じて算出される．食糧自給率が40%以下と先進国中最低レベルであるわが国の数値は約9,000億tkmと計算されており，世界でも最も高い値となっている．豊かな食生活を享受している我々は，それにより大きな負荷を環境に与えているのである．地産地消，スローフードなどの考え方はこれらを改善する試みとして推進されている．

2）食べ残し，食品廃棄の低減

2015年の国連サミットで，「持続可能な開発目標」（sustainable development goals, SDGs）を中核とする持続可能な開発のための2030アジェンダが採択された．世界の食糧問題，環境問題を改善するために，ターゲット12.3に，2030年までに小売り，消費レベルにおける世界全体の一人当たりの食料の廃棄を半減させること，ターゲット12.5に，2030年までに廃棄物の発生防止，削減，再生利用および再利用により，廃棄物の発生を大幅に削減することが盛り込まれた．わが国でも飽食の時代を迎え，食べ残しなどの食品ロスが大きな問題となっており，食品廃棄物の再生利用の手法も種々検討されている．令和4年度（2022）推計値では，年間2,232万トンの食品廃棄物が出されており，このうち食べられるのに廃棄された食品は，472万トンであった．日本人一人当たりの食品ロス量は，1年で約38kgであった．純食料のうち廃棄や食べ残しにより利用されない割合を食品ロス率という．

食品ロス率＝（直接廃棄重量＋食べ残し重量＋過剰除去重量）/食品使用量×100

平成13年（2001）より，食品関連事業者に食品廃棄物について，発生の抑制と減量化ならびに飼料や肥料等の原材料として再利用を求める「食品循環資源の再生利用等の促進に関する法律」いわゆる「食品リサイクル法」が施行されている．

3）トレーサビリティーシステム

トレーサビリティーとは，生産，処理・加工，流通・販売等の各段階での食品の仕入れ先，販売先，生産・製造方法などの記録をとり，保管し，食品とその情報を追跡し，遡ることができることをいい，トレーサビリティーシステムとはそのための「識別」，「データの作成」，「データの保管」，「データの照合」を行う一連の仕組みをいう．牛海綿状脳症（BSE）や遺伝子組み換え食品などの問題や食品表示の偽装などで高まった食の安全・安心への不安を解消するシステムとして導入が進められており，牛肉については平成16年，米については平成23年より義務化された．牛肉については10桁の個体識別番号により，牛の出生から消費者に届くまでの生産流通履歴情報の把握が可能であり，米・米加工品については取引等の記録が作成され，産地情報が消費者に開示される．

3 食品の分類と表示

食品の種類は非常に多く，その分類も目的や必要性に応じてさまざまな観点よりなされている．また，新しい加工食品などの出現により，新しい用語がつくられており，非常に多岐にわたった分類が行われている．

1 自然界での所属や起源による分類

植物性食品，動物性食品，鉱物性食品など．

2 生産様式や加工法による分類

農産食品，林産食品，水産食品，畜産食品などの一次産業の種別による分類のほか，加工法，保存法により，生鮮食品，加工食品，冷凍食品，発酵醸造食品，乾物，塩蔵品，糖蔵品，冷蔵食品，缶詰，びん詰，インスタント食品，レトルトパウチ食品など，多くの用語が用いられている．

食品の新しい加工法や貯蔵法が開発されると，新しい用語が必要となり，常に増加する．最近使われるようになったものでは，加圧食品がある．これは，高圧を利用して殺菌したり，加工した食品である．

3 主要成分による分類

デンプン質食品，タンパク質食品，油脂食品など．

4 栄養指導を目的とした分類

1）三色食品群

昭和27年（1952），岡田正美が提唱し，栄養改善普及会の近藤とし子らが普及に尽力した食品群で，タンパク質に富む食品を，血や肉を表す「赤」，エネルギー源となる食品を，体力や力を表す「黄」，体の調子を整えるビタミンやミネラルを多く含む野菜や果物を表す「緑」の3群に分類したものであり，わかりやすい分類であるので，初歩の栄養指導に適している．

2）4つの食品群（表1-1）

女子栄養大学の香川綾が提唱し普及に尽力している食品群で，香川式食事法といわれる四群点数法の基になっている．栄養に富む牛乳と卵を第1群，タンパク質源となる獣鳥肉類，魚介類，豆類を第2群，ビタミン，ミネラルに富む野菜類，果実類，いも類などを第3群，エネルギー源となる穀物，砂糖，油脂などを第4群としている．80kcal相当量を1点として，1～3群より3点ずつ，4群でエネルギーの調整をすることにより，食事摂取基準を満たす献立が，点数の組み合わせにより，簡単に作れるように工夫されている．

表1-1　4つの食品群

1群	2群	3群	4群
栄養に富んだ食品群	主にタンパク質源になる食品群	主にビタミン・ミネラル源になる食品群	主にエネルギー源になる食品
牛乳，卵	魚，肉，豆および豆製品	緑黄色野菜，淡色野菜，くだもの，いも類	穀類，砂糖，油脂

表1-2　6つの基礎食品

1群：魚，肉，卵，大豆製品	（おかずの主材料となる食品で良質タンパク質と脂肪，カルシウム，鉄，ビタミンA，B_1，B_2の給源）
2群：牛乳，乳製品，小魚，海藻	（主としてカルシウムの給源，他に良質なタンパク質，ビタミンB_2の給源）
3群：緑黄色野菜	（主としてカロテンの給源となる野菜でビタミンC，B_2，鉄，カルシウムの給源，原則として100g中にβ-カロテン当量600μg以上を含むもの）
4群：その他の野菜・果物	（主としてビタミンCの給源の他にビタミンB_1，B_2，カルシウムの給源）
5群：米，パン，めん，いも	（糖質性エネルギー源となる食品，穀類の加工品，および砂糖，菓子類）
6群：油脂（多脂性食品）	（脂肪性エネルギー源となる食品）

3）6つの基礎食品

厚生労働省健康局総務課生活習慣病対策室より栄養教育の教材として示されたもので，食品を**表1-2**のように6つの群に分け，5群を主食，1群を主菜，2, 3, 4, 6群を副菜として組み合わせ，これらをまんべんなく摂ることで，バランスのとれた食生活を勧めている．

5 ▶ 食品成分表，国民健康・栄養調査その他調査統計に用いられる分類

1）日本食品標準成分表2020年版（八訂）

日本食品標準成分表2020年版（八訂）では，日本食品標準成分表2015年版（七訂）の収載食品に287食品（新たに食卓に上るようになった食品，日本の伝統的な食品，調理済み流通食品）を追加した2,478の食品を収載し，これを18食品群に分類している．七訂成分表では「18．調理加工食品類」であったものが，八訂では「調理済み流通食品」と名称変更されている．

1. 穀類　2. いも及びでん粉類　3. 砂糖及び甘味類　4. 豆類　5. 種実類　6. 野菜類　7. 果実類　8. きのこ類　9. 藻類　10. 魚介類　11. 肉類　12. 卵類　13. 乳類　14. 油脂類　15. 菓子類　16. し好飲料類　17. 調味料及び香辛料類　18. 調理済み流通食品類

2）国民健康・栄養調査

国民健康・栄養調査は，国民の健康状態，栄養摂取量，栄養摂取と経済負担との関係などを明らかにするために，厚生労働省が毎年1回行う調査であり，食品を19群に分類している．

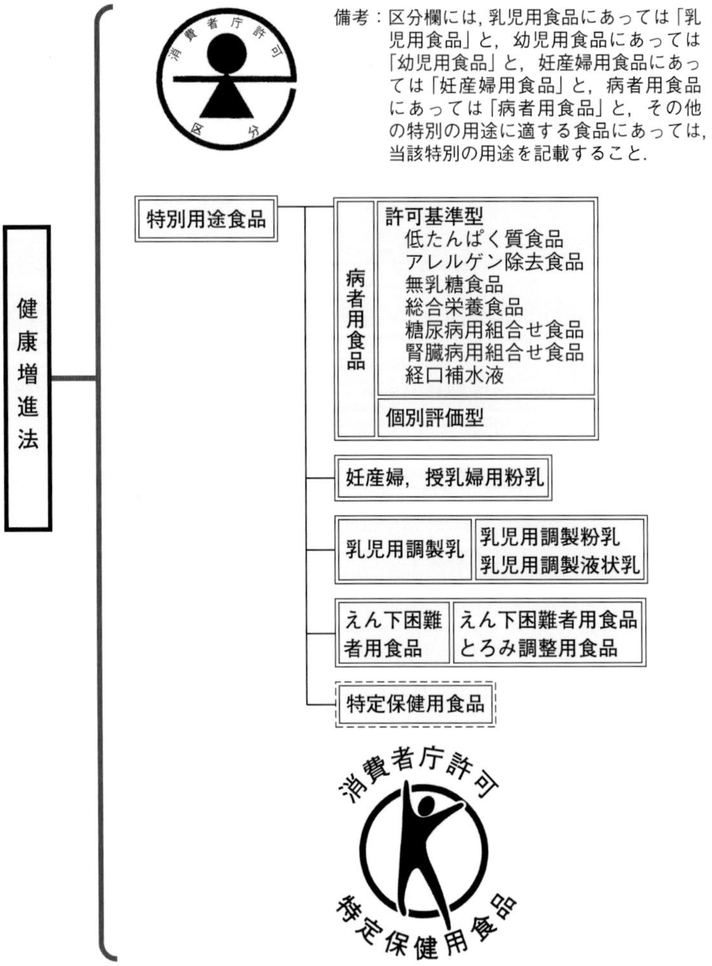

図1-2　特別用途食品制度

1.穀類　2.種実類　3.いも類　4.砂糖類　5.菓子類　6.油脂類　7.豆類　8.果実類　9.緑黄色野菜類　10.その他の野菜類　11.きのこ類　12.海藻類　13.調味・嗜好飲料　14.魚介類　15.肉類　16.卵類　17.乳類　18.加工食品　19.その他の食品．

3）その他の食品分類

世界的な食料の供給と消費の統計のため，FAO*は食品を15群に分類している．また，わが国の食料需給表（農林水産省）では，みそ，しょうゆを独立の一項とした16群の分類になっている．

6 ▶ 特別用途食品

特別用途食品とは健康増進法第26条に基づき，「販売に供する食品につき，乳児，幼

＊ 国際連合食糧農業機関（Food Agriculture Organization）

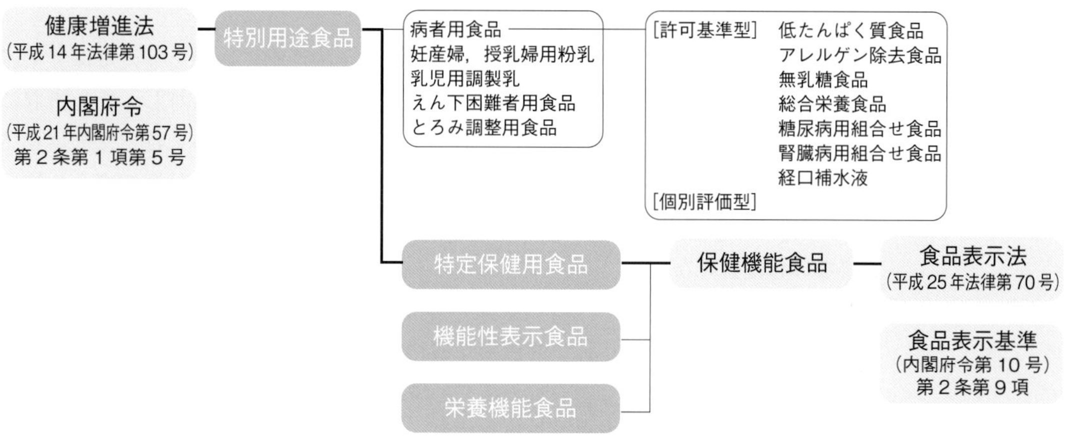

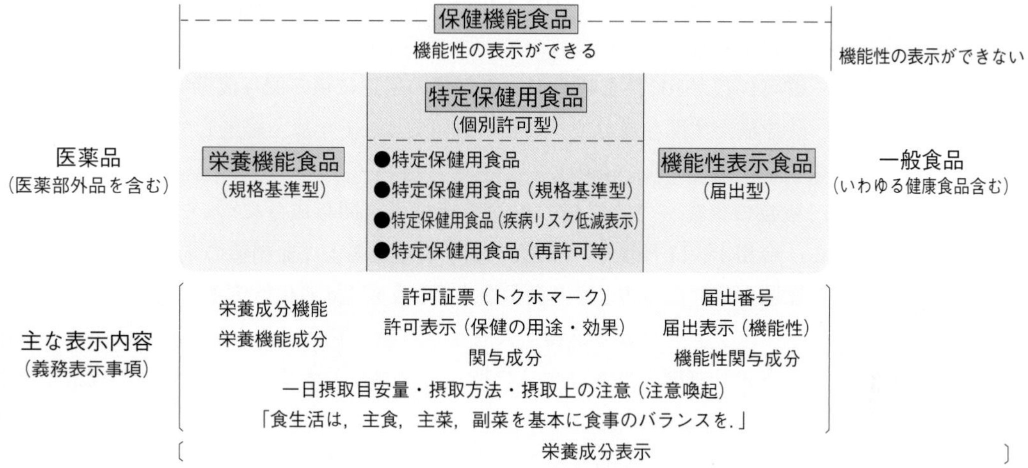

図1-3　保健機能食品の法令上の位置づけ

児，妊産婦，病者等の発育，健康の保持・回復等に適するという特別の用途について表示をしようとする者は，消費者庁長官の許可を受けなければならない」制度である．

特別用途食品には，許可基準が定められた病者用食品（低たんぱく質食品，アレルゲン除去食品，無乳糖食品，総合栄養食品，糖尿病用組合せ食品，腎臓病用組合せ食品，経口補水液），妊産婦・授乳婦用粉乳，乳児用調製乳，えん下困難者用食品と，個別評価審査により許可される病者用食品と特定保健用食品がある（**図1-2**）．特定保健用食品は食品衛生法の規制も受ける保健機能食品でもあり，次項に記載する．

7 ▶ 保健機能食品

保健機能食品制度とは，従来，多種多様に販売されていた「いわゆる健康食品」のうち，一定の条件を満たした食品を「保健機能食品」と称することを認める制度で，「特定保健用食品」，「栄養機能食品」，「機能性表示食品」がある（**図1-3**）．

1）特定保健用食品

特定保健用食品は，身体の生理学的機能や生物学的活動に影響を与える保健機能成分を含み，食生活において特定の保健の目的で摂取をするものに対し，その摂取により当該保健の目的が期待できる旨の表示をする食品である．食品を特定保健用食品として販売するには，個別に生理的機能や特定の保健機能を示す有効性や安全性等に関する国の審査(消費者委員会および食品安全委員会)を受け消費者庁長官の許可(承認)を得なければならない．

特定保健用食品（規格基準型）（平成17年2月1日施行）とは特定保健用食品のうち，これまでの許可件数が多く科学的根拠が蓄積したもののうち，消費者委員会での個別審査を行わなくても許可できるものについては，新たに規格基準を作成し，規格基準に適合しているかどうかの審査を事務局において行い，許可等手続きの迅速化がはかられたものである．

この規格基準を満たすものとして許可を受けたものが特別用途食品(規格基準型)である．以下が現在許可の条件となっているものである．

①　許可件数が100件を超えている保健の用途に係る関与成分であること．
②　①を満たす関与成分で，最初の許可等から6年以上経過している（その6年間に健康被害が出ていないもの）．
③　複数の企業が当該保健の用途を持つ当該関与成分について許可等を取得している．令和3年11月現在，「お腹の調子を整える」，「血糖値の気になる方」，「食後の中性脂肪が気になる方」等の表示をする9成分（難消化性デキストリン，ポリデキストロース，グァーガム分解物，大豆オリゴ糖，フラクトオリゴ糖，乳果オリゴ糖，ガラクトオリゴ糖，キシロオリゴ糖，イソマルトオリゴ糖）について規格基準が設定されている．

特定保健用食品（疾病リスク低減表示）（平成17年2月1日施行）は特定保健用食品において，「疾病リスクの低減に資する旨の表示」が認められるものである．許可される表示の内容は，関与成分の摂取による疾病リスクの低減が医学的・栄養学的に認められ確立されているもののみである．現在の科学的知見で，疾病リスクの低減が医学的・栄養学的に広く認められ確立されていると考えられるものとして，「若い女性のカルシウム摂取と将来の骨粗鬆症になるリスクの関係」と「女性の葉酸摂取と神経閉鎖障害を持つ子どもが生まれるリスクの関係」の2つがあげられている．

条件付き特定保健用食品（平成17年2月1日施行）は特定保健用食品のうち，従前の特定保健用食品の許可の際に必要とされた科学的根拠のレベルには届かないけれども，一定の有効性が確認される食品について，限定的な科学的根拠である旨の表示をすることを条件として許可対象とされるものである．条件付き特定保健用食品の科学的根拠については，現行の特定保健用食品と比べて，①作用機序，②有効性を確認する試験の方法，の審査基準が緩和されている．表示には「根拠は必ずしも確立されていませんが」および「(特定の保健の用途に適する）可能性がある食品です.」とい

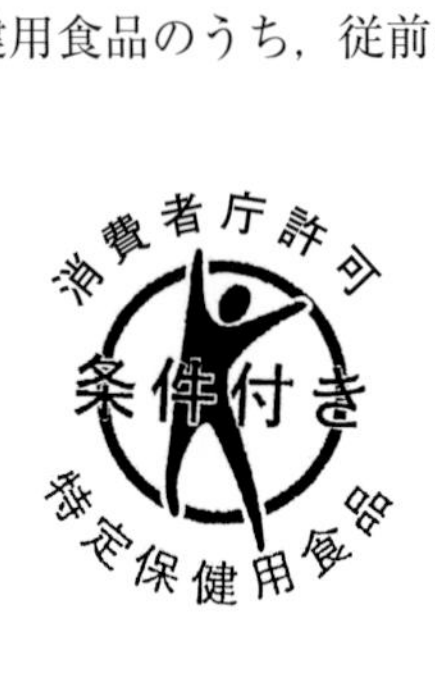

図1-4　条件付き特定保健用食品

う条件文を付けることが求められている（**図1-4**）．

特定保健用食品（再許可等）は，すでに許可を受けている食品について商品名や風味等の軽微な変更等をした特定保健用食品である．

現在許可されている特定保健用食品の機能は**表1-3**のとおりであり，令和3年（2021）8月20日現在，1,076種が認可されている．

なお，特定保健用食品の容器包装（またはその添付文章）には，表示義務として，内閣府令第8条に掲げる以下の事項を記載しなければならない．

ア　商品名
イ　許可を受けた者の氏名（法人にあっては，その名称）
ウ　許可証標
エ　許可を受けた表示の内容
オ　栄養成分量，熱量および原材料の名称
カ　特定保健用食品である旨
キ　内容量
ク　1日当たりの摂取目安量
ケ　摂取方法
コ　摂取をするうえでの注意事項
サ　バランスの取れた食生活の普及啓発を図る文言
シ　その他

2）栄養機能食品

栄養機能食品は，栄養成分の機能を表示できるものであり，身体の健全な成長，発達，健康の維持に必要な栄養成分（脂肪酸，ミネラル，ビタミン等）の補給・補完を目的としたものである．高齢化や食生活の乱れ等により，通常の食生活を行うことが難しく，1日に必要な栄養成分を摂取できない場合などに資するものである．栄養機能食品と称して販売するには，国が定めた規格基準に適合する必要があり，適合すれば許可申請や届出の必要はなく，製造・販売することができる．栄養機能食品として栄養成分の機能を表示できる食品は，次の脂肪酸1種類，ミネラル類6種類とビタミン類13種類である．

脂肪酸類：n-3系脂肪酸

ミネラル類：亜鉛，カリウム，カルシウム，鉄，銅，マグネシウム

ビタミン類：ナイアシン，パントテン酸，ビオチン，ビタミンA，B_1，B_2，B_6，B_{12}，C，D，E，K，葉酸

規格基準に適合するとは，1日当たりの摂取目安量に含まれる栄養成分量が規格基準の下限量と上限量の範囲内にあり，当該栄養成分の機能表示に併せて，摂取するうえでの注意事項を適正に表示することである（**表1-4**）．

3）機能性表示食品

機能性表示食品は，疾病に罹患していない者（未成年，妊産婦（妊娠を計画している者を含む．）および授乳婦を除く）に対し，機能性関与成分によって健康の維持および

表1-3　特定保健用食品に表示できる保健の用途

特定保健用食品では，個別の食品ごとに，その保健の用途に係る科学的根拠が明らかであるかどうかなどを審査し，表示できる内容を許可している．

保健の用途の表示内容	表示できる保健の用途（例）	食品の種類	代表的な関与成分	許可件数/全1,076
お腹の調子を整える	お腹の調子を整えます．お通じをよくします．	飲料，キャンディー，シリアル，ゼリー，クッキーなど	オリゴ糖類	72
			乳酸菌類	55
			食物繊維	211
			その他，複数成分	3
お腹の調子とコレステロールが気になる方	コレステロールが高めで気になる方，お腹の調子が気になる方の食生活の改善に役立ちます．	粉末ゼリー飲料，清涼飲料水など	サイリウム種皮由来の食物繊維，低分子化アルギン酸ナトリウム	21
お腹の調子と体脂肪が気になる方	お腹の調子に気をつけている方，体脂肪が気になる方に適しています．	コーヒー飲料，清涼飲料水など	コーヒー豆マンノオリゴ糖	6
お腹の調子とミネラルの吸収	お腹の調子を良好に保つとともに，カルシウムの吸収を促進します．	卓上甘味料	フラクトオリゴ糖，乳化オリゴ糖	3
コレステロールが高めの方	コレステロールが気になる方の食生活の改善に役立ちます．	ビスケット，飲料，調味料，調味油など	キトサン，大豆たんぱく質，植物ステロールなど	90
コレステロール，体脂肪が気になる方	体脂肪が気になる方やコレステロールが高めの方に適しています．	茶系飲料	茶カテキン	7
血圧が高めの方	血圧が高めの方に適しています．	錠菓，清涼飲料水，茶系飲料	ACE阻害ペプチド，杜仲葉配糖体，酢酸，γ-アミノ酪酸など	101
血圧，体脂肪が気になる方	血圧，体脂肪が気になる方に適しています．	コーヒー飲料，清涼飲料水	クロロゲン酸類	1
ミネラルの吸収を助ける	食生活で不足しがちなカルシウムを摂取するのに適しています．	清涼飲料水，錠菓など	CCM，CCP，フラクトオリゴ糖，ポリグルタミン酸	4
骨の健康が気になる方	骨の健康が気になる方に適しています．骨たんぱく質（オステオカルシン）の働きを高めるように工夫されています．	飲料，納豆など	MBP®，ビタミンK_2	15
カルシウム，疾病リスク低減表示	骨粗鬆症になるリスクを低減するかもしれません．	清涼飲料水，ソーセージなど	カルシウム	31
歯を丈夫で健康にする	歯を丈夫で健康に保ちます．	チューインガム，チョコレートなど	キシリトール，CPP-ACPなど	84
歯ぐきの健康を保つ	歯ぐきを健康に保ちます．	チューインガム，錠菓など	イソフラボン，ユーカリ抽出物	3
血糖値が気になり始めた方	食後の血糖値が気になる方に適しています．	乾燥スープ，飲料，錠菓など	難消化性デキストリン，アラビノース，ネオコタラノールなど	179
血糖値と血中中性脂肪が気になる方	食後の血糖値が気になる方や脂肪の多い食事を摂りがちな方の食生活の改善に役立ちます．	茶系飲料など	難消化性デキストリン	6
血中中性脂肪が気になる方	脂肪の多い食事を摂りがちな方，血中中性脂肪が高めの方の食生活改善に役立ちます．	フィッシュソーセージ，茶系飲料など	DHA，EPA，ウーロン茶重合ポリフェノール，グロビン蛋白分解物など	73
血中中性脂肪と体脂肪が気になる方	血中中性脂肪が高めの方，体脂肪が気になる方の食生活改善に役立ちます．	茶系飲料	ウーロン茶重合ポリフェノール	2
体脂肪が気になる方	体脂肪が気になる方に適しています．	コーヒー飲料，茶系飲料など	クロロゲン酸類，ケルセチン配糖体，コーヒー豆マンノオリゴ糖など	83
体脂肪と血圧	体脂肪が気になる方に適しています．血圧が高めの方に適しています．	コーヒー飲料	クロロゲン酸	1
お腹の脂肪，肥満が気になる方	お腹周りやウエストサイズが気になる方，体脂肪が気になる方，肥満が気になる方に適しています．	発酵乳，調理油など	葛の花エキス，中鎖脂肪酸など	21
肌が乾燥しがちな方	肌が乾燥しがちな方に適しています．	清涼飲料水	グリコシルセラミド	4

（令和3年8月現在）

表1-4 栄養機能食品の規格基準と栄養機能表示

栄養成分	下限値	上限値	栄養成分の機能
n-3系脂肪酸	0.6g	2.0g	*n*-3系脂肪酸は，皮膚の健康維持を助ける栄養素です
亜鉛	2.64mg	15mg	亜鉛は，味覚を正常に保つのに必要な栄養素です 亜鉛は，皮膚や粘膜の健康維持を助ける栄養素です 亜鉛は，たんぱく質・核酸の代謝に関与して，健康の維持に役立つ栄養素です
カリウム	840mg	2,800mg	カリウムは，正常な血圧を保つのに必要な栄養素です
カルシウム	204mg	600mg	カルシウムは，骨や歯の形成に必要な栄養素です
鉄	2.04mg	10mg	鉄は，赤血球を作るのに必要な栄養素です
銅	0.27mg	6.0mg	銅は，赤血球の形成を助ける栄養素です 銅は，多くの体内酵素の正常な働きと骨の形成を助ける栄養素です
マグネシウム	96mg	300mg	マグネシウムは，骨や歯の形成に必要な栄養素です マグネシウムは，多くの体内酵素の正常な働きとエネルギー産生を助けるとともに，血液循環を正常に保つのに必要な栄養素です
ナイアシン	3.9mg	60mg	ナイアシンは，皮膚や粘膜の健康維持を助ける栄養素です
パントテン酸	1.44mg	30mg	パントテン酸は，皮膚や粘膜の健康維持を助ける栄養素です
ビオチン	15μg	500μg	ビオチンは，皮膚や粘膜の健康維持を助ける栄養素です
ビタミンA	231μg	600μg	ビタミンAは，夜間の視力の維持を助ける栄養素です ビタミンAは，皮膚や粘膜の健康維持を助ける栄養素です
ビタミンB_1	0.36mg	25mg	ビタミンB_1は，炭水化物からのエネルギー産生と皮膚や粘膜の健康維持を助ける栄養素です
ビタミンB_2	0.42mg	12mg	ビタミンB_2は，皮膚や粘膜の健康維持を助ける栄養素です
ビタミンB_6	0.39mg	10mg	ビタミンB_6は，たんぱく質からのエネルギー産生と皮膚や粘膜の健康維持を助ける栄養素です
ビタミンB_{12}	0.72μg	60μg	ビタミンB_{12}は，赤血球の形成を助ける栄養素です
ビタミンC	30mg	1,000mg	ビタミンCは，皮膚や粘膜の健康維持を助けるとともに，抗酸化作用をもつ栄養素です
ビタミンD	1.65μg	5.0μg	ビタミンDは，腸管でのカルシウムの吸収を促進し，骨の形成を助ける栄養素です
ビタミンE	1.89mg	150mg	ビタミンEは，抗酸化作用により，体内の脂質を酸化から守り，細胞の健康維持を助ける栄養素です
ビタミンK	45μg	150μg	ビタミンKは，正常な血液凝固能を維持する栄養素です
葉酸	72μg	200μg	葉酸は，赤血球の形成を助ける栄養素です 葉酸は，胎児の正常な発育に寄与する栄養素です

（消費者庁：食品表示基準，別表第11より）

増進に資する特定の目的（疾病リスクの低減に係るものを除く）が期待できる旨を，科学的根拠を基に，事業者の責任において，容器包装に表示した食品である．販売前に安全性および機能性の根拠に関する情報などが消費者庁長官へ届けられたもので，特定保健用食品とは異なり，消費者庁長官の個別の許可を受けたものではない．

8 ▶ 食品の表示

従来，食品の表示はJAS法，食品衛生法，健康増進法，不当景品類および不当表示防止法，計量法などに基づいて行われていた．しかし食品表示法の施行（平成27年4月1日）により，食品衛生法，JAS法，健康増進法の食品の表示に関する規定は，食品表示法に統合された．

1）JAS 法「農林物資の規格化に関する法律」による規格

JAS制度は，「農林物資の規格化等に関する法律（昭和25年法律第175号）（JAS法）平成27年改正」に基づいて，農林物資の①品質の改善，②生産の合理化，③取引の単純公正化，および④使用または消費の合理化を図るため，農林水産大臣が制定した日本農林規格（JAS規格）による検査に合格した製品にJASマークを付けることを認める「JAS規格制度」からなっている．

JAS法において，農林物資とは酒類，医薬品等を除く①飲食料品および油脂，②農産物，林産物，畜産物および水産物ならびにこれらを原料または材料として製造し，または加工した物資であって政令で定めるものをいい，これに該当するものであれば国内外のいずれで生産・製造されたかにかかわらず，JAS規格の制定の対象となる．これらの規格に適合するかどうかの認定は格付けといわれる．格付けは，農林水産大臣に登録された第三者の登録（外国）認定機関により行われ，認定されるとJASマークの添付が許可される．しかし，JAS規格は任意の制度であり，格付けを求めるか否かは，製造業者等の自由に任されており，JASマークの付されていない製品の流通にも制限はない．ただし，有機JAS食品は，JASマークがないものに「有機」，「オーガニック」などの表示を付して流通販売することはできない．JAS規格を定めることのできる基準としては，以下の3つが存在する．

(1) 品位，成分，性能その他の品質についての基準

ⓐ JAS規格

現在72品目について214規格が定められている．またこれに適合した製品にはJASマークが添付される．

(2) 生産の方法についての基準

ⓐ 有機JAS

これには有機農産物，有機加工食品，有機飼料，有機畜産物があり，有機JASマークが貼付される．

有機農産物

・堆肥等による土作りを行い，播種・植付け前2年以上および栽培中に（多年生作物の場合

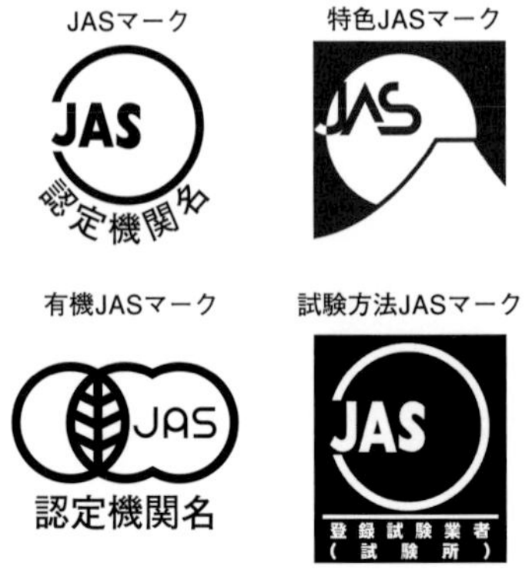

図1-5　JASマーク

は収穫前3年以上)，原則として化学的肥料および農薬は使用しない
・遺伝子組換え種苗は使用しない

有機加工食品

・化学的に合成された食品添加物や薬剤の使用は極力避ける
・原材料は，水と食塩を除いて，95%以上が有機農産物，有機畜産物または有機加工食品である
・薬剤により汚染されないよう管理された工場で製造を行う
・遺伝子組換え技術を使用しない

有機畜産物

・飼料は主に有機飼料を与える
・野外への放牧などストレスを与えずに飼育する
・抗生物質等を病気の予防目的で使用しない
・遺伝子組換え技術を使用しない

有機飼料

・有機飼料のJAS規格に従って生産された飼料で，有機でない原材料の比率が5%以下であるもの
・化学的に合成された食品添加物や薬剤の使用は極力避ける
・遺伝子組換え技術を使用しない

ⓑ 生産情報公表JAS

事業者が自主的に食品の生産情報（生産者，生産地，農薬および肥料の使用情報など）を消費者に正確に伝えていることを認定するものである．これには特色JASマークが添付される．現在，牛肉，豚肉，農産物，および養殖魚について制定されている．

ⓒ 特定JAS

生産の方法についてのその他のJAS規格として，熟成ハム類，熟成ソーセージ類，熟成ベーコン類，地鶏肉および手延べ干しめんの特定JAS規格が制定されている．これらには，特色JASマークが貼付される．このうち地鶏肉は，以下のような規格である．

・在来種に由来する血液の百分率が50%以上の鶏の品種で，出生の証明ができるもの．
・28日齢以降，平飼で飼育していること．
・28日齢以降，1平方メートル当たり10羽以下で飼育していること．
・ふ化日から80日間以上飼育していること

また，特定規格に位置付けられる「りんごストレートピュアジュース」にも，特色JASマークが貼付される．この場合，マークに近接して特色の内容（糖度，酸度等）を表示することとしている．

(3) 試験の方法についての基準

ⓐ 試験方法JAS

農林水産大臣の登録を受けた試験業者が，JAS規格に基づいて試験を行った結果であることを証明する標章である．事業者はこの証明書を用いて，特定の成分などが含まれていることを示すことにより，事業者の生産技術などをアピールすることができる．

2）食品表示法による表示

(1) 加工食品

食品関連事業者が容器包装に入れられた加工食品を販売する際（設備を設けて飲食させる場合を除く.）には，以下のように表示する（横断的義務表示）．ただし，食品表示基準別表4の食品は個別の義務表示がある．

ⓐ 名称

ⓑ 保存の方法

ⓒ 消費期限または賞味期限

品質が急速に変化しやすく製造後速やかに消費すべきものにあっては，消費期限．

ⓓ 原材料名

原材料名の記載は，原材料に占める重量の割合の多いものから順に記載する．

ⓔ 添加物

添加物の記載は，使用した重量割合の高い順に記載する．

ⓕ 内容量または固形量および内容総量

ⓖ 栄養表示

食品に含まれる栄養成分に関する情報を明らかにするために栄養成分が表示されている．食品の重要な栄養成分・熱量について表示すべき事項および方法（熱量，タンパク質，脂質，炭水化物，ナトリウムの5成分は表示が義務づけられている．熱量，タンパク質，脂質，炭水化物，ナトリウムおよび表示された栄養成分の含有量をこの順番で記載する．ナトリウムについては食塩相当量で表示する等）を規定している．また，その表示が一定の栄養成分・熱量についての強調表示である場合には，含有量が一定の基準を満たすことを義務づけた制度である．補給ができる旨の強調表示の基準があるものは，タンパク質，食物繊維，カルシウム，鉄，亜鉛，銅，マグネシウム，ナイアシン，パントテン酸，ビオチン，ビタミンA，ビタミンB_1，ビタミンB_2，ビタミンB_6，ビタミンB_{12}，ビタミンC，ビタミンD，ビタミンE，ビタミンK，葉酸である．また，適切な摂取ができる旨表示ができる基準のある栄養素は，熱量，脂質，飽和脂肪酸，コレステロール，糖類，ナトリウムである（**表1-5**）．

ⓗ 食品関連業者の氏名または名称および住所

ⓘ 製造所または加工所の所在地

ⓙ アレルギー表示

アレルギー物質を含む食品については，特定のアレルギー体質をもつ人の健康被害の発生を防止する観点から，特に発症数，重篤度から勘案して表示する必要性の高いえび，かに，くるみ，小麦，そば，卵，乳および落花生の8品目（特定原材料）や，これらを含む加工食品については，当該特定原材料を含む旨を原則，原材料名の直後に括弧を付して表示する．また，アーモンド，あわび，いか，いくら，オレンジ，カシューナッツ，キウイフルーツ，牛肉，ごま，さけ，さば，大豆，鶏肉，バナナ，豚肉，マカダミアナッツ，もも，やまいも，りんご，ゼラチンの20品目についても，これらを原材料として含む食品については，これらを原材料として含む旨を可能な限り表示する必要がある．

ⓚ アステルパームを含む食品

表1-5　栄養表示基準制度

①補給ができる旨の表示について遵守すべき基準値一覧表

栄養成分	高い旨の表示基準値		含む旨の表示基準値		強化された旨の表示基準値
	食品100g当たり （　）内は，一般に飲用に供する液状の食品100ml当たりの場合	100kcal当たり	食品100g当たり （　）内は，一般に飲用に供する液状の食品100ml当たりの場合	100kcal当たり	食品100g当たり （　）内は，一般に飲用に供する液状の食品100ml当たりの場合
たんぱく質	16.2g（8.1g）	8.1g	8.1g（4.1g）	4.1g	8.1g（4.1g）
食物繊維	6g（3g）	3g	3g（1.5g）	1.5g	3g（1.5g）
亜鉛	2.04mg（1.32mg）	0.88mg	1.32mg（0.66mg）	0.44mg	0.88mg（0.88mg）
カリウム	840mg（420mg）	280mg	420mg（210mg）	140mg	280mg（280mg）
カルシウム	204mg（102mg）	68mg	102mg（51mg）	34mg	68mg（68mg）
鉄	2.04mg（1.02mg）	0.68mg	1.02mg（0.51mg）	0.34mg	0.68mg（0.68mg）
銅	0.27mg（0.14mg）	0.09mg	0.14mg（0.07mg）	0.05mg	0.09mg（0.09mg）
マグネシウム	96mg（48mg）	32mg	48mg（24mg）	16mg	32mg（32mg）
ナイアシン	3.9mg（1.95mg）	1.3mg	1.95mg（0.98mg）	0.65mg	1.3mg（1.3mg）
パントテン酸	1.44mg（0.72mg）	0.48mg	0.72mg（0.36mg）	0.24mg	0.48mg（0.48mg）
ビオチン	15μg（7.5μg）	5μg	7.5μg（3.8μg）	2.5 μ g	5μg（5μg）
ビタミンA	231μg（116μg）	77μg	106μg（58μg）	39 μ g	77μg（77μg）
ビタミンB_1	0.36mg（0.18mg）	0.12mg	0.18mg（0.09mg）	0.06mg	0.12mg（0.12mg）
ビタミンB_2	0.42mg（0.21mg）	0.14mg	0.21mg（0.11mg）	0.07mg	0.14mg（0.14mg）
ビタミンB_6	0.39mg（0.20mg）	0.13mg	0.20mg（0.10mg）	0.07mg	0.13mg（0.13mg）
ビタミンB_{12}	0.72μg（0.36μg）	0.24μg	0.36μg（0.18μg）	0.12 μ g	0.24μg（0.24μg）
ビタミンC	30mg（15mg）	10mg	15mg（7.5mg）	5mg	10mg（10mg）
ビタミンD	1.65μg（0.83μg）	0.55μg	0.83μg（0.41μg）	0.28 μ g	0.55μg（0.55μg）
ビタミンE	1.89mg（0.95mg）	0.63mg	0.95mg（0.47mg）	0.32mg	0.63mg（0.63mg）
ビタミンK	45μg（22.5μg）	30μg	22.5μg（11.3μg）	7.5 μ g	15μg（15μg）
葉酸	72μg（36mg）	24μg	36μg（18μg）	12 μ g	24μg（24μg）

（消費者庁：食品表示基準，別表第12より）

②適切な摂取ができる旨の表示について遵守すべき基準値一覧表

栄養成分および熱量	含まない旨の表示の基準値	低い旨の表示の基準値	低減された旨の表示の基準値
	食品100g当たり （　）内は，一般に飲用に供する液状の食品100ml当たりの場合	食品100g当たり （　）内は，一般に飲用に供する液状の食品100ml当たりの場合	食品100g当たり （　）内は，一般に飲用に供する液状の食品100ml当たりの場合
熱量	5kcal（5kcal）	40kcal（20kcal）	40kcal（20kcal）
脂質	0.5g（0.5g）	3g（1.5g）	3g（1.5g）
飽和脂肪酸	0.1g（0.1g）	1.5g（0.75g） ただし，当該食品の熱量のうち飽和脂肪酸に由来するものが当該食品の熱量の10％以下であるものに限る．	1.5g（0.75g）
コレステロール	5mg（5mg） ただし，飽和脂肪酸の量が1.5g（0.75g）未満であって当該食品の熱量のうち飽和脂肪酸に由来するものが当該食品の熱量の10％未満のものに限る	20mg（10mg） ただし，飽和脂肪酸の量が1.5g（0.75g）以下であって当該食品の熱量のうち飽和脂肪酸に由来するものが当該食品の熱量の10％以下のものに限る	20mg（10mg） ただし，飽和脂肪酸の量が当該他の食品に比べて低減された量が1.5g（0.75g）以上のものに限る
糖類	0.5g（0.5g）	5g（2.5g）	5g（2.5g）
ナトリウム	5mg（5mg）	120mg（120mg）	120mg（120mg）

1. ドレッシングタイプ調味料（いわゆるノンオイルドレッシング）について，脂質の「含まない旨の表示」については「0.5g」を，「3g」とする．
2. 1食分の量を15g以下である旨を表示し，かつ，当該食品中の脂肪酸の量のうち飽和脂肪酸の量の占める割合が15％以下である場合，コレステロールにかかる含まない旨の表示及び低い旨の表示のただし書きの規定は，適用しない．

（消費者庁：食品表示基準，別表第13より）

表1-6 加工食品の遺伝子組み換え表示

①遺伝子組換え表示対象となる加工食品

対象農産物	加工食品（33食品群）	
大豆（枝豆および大豆もやしを含む）	1. 豆腐・油揚げ類	(1)
	2. 凍り豆腐，おからおよびゆば	(2)
	3. 納豆	(3)
	4. 豆乳類	(4)
	5. みそ	(5)
	6. 大豆煮豆	(6)
	7. 大豆缶詰および大豆瓶詰	(7)
	8. きなこ	(8)
	9. 大豆いり豆	(9)
	10. 1から9までに掲げるものを主な原材料とするもの	(10)
	11. 調理用の大豆を主な原材料とするもの	(11)
	12. 大豆粉を主な原材料とするもの	(12)
	13. 大豆たんぱくを主な原材料とするもの	(13)
	14. 枝豆を主な原材料とするもの	(14)
	15. 大豆もやしを主な原材料とするもの	(15)
とうもろこし	1. コーンスナック菓子	(16)
	2. コーンスターチ	(17)
	3. ポップコーン	(18)
	4. 冷凍とうもろこし	(19)
	5. とうもろこし缶詰およびとうもろこし瓶詰	(20)
	6. コーンフラワーを主な原材料とするもの	(21)
	7. コーングリッツを主な原材料とするもの（コーンフレークを除く）	(22)
	8. 調理用のとうもろこしを主な原材料とするもの	(23)
	9. 1から5までに掲げるものを主な原材料とするもの	(24)
ばれいしょ	1. ポテトスナック菓子	(25)
	2. 乾燥ばれいしょ	(26)
	3. 冷凍ばれいしょ	(27)
	4. ばれいしょでん粉	(28)
	5. 調理用のばれいしょを主な原材料とするもの	(29)
	6. 1から4までに掲げるものを主な原材料とするもの	(30)
なたね		
綿実		
アルファルファ	アルファルファを主な原材料とするもの	(31)
てん菜	調理用のてん菜を主な原材料とするもの	(32)
パパイア	パパイヤを主な原材料とするもの	(33)
からしな		

（消費者庁：食品表示基準，別表第17より）

②特定遺伝子組換え表示対象となる加工食品

形質	加工食品	対象農産物
ステアリドン酸産生	1. 大豆を主な原材料とするもの（脱脂されたことにより，上欄に掲げる形質を有しなくなったものを除く） 2. 1に掲げるものを主な原材料とするもの	大豆
高リシン	1. とうもろこしを主な原材料とするもの（上欄に掲げる形質を有しなくなったものを除く） 2. 1に掲げるものを主な原材料とするもの	とうもろこし
エイコサペンタエン酸（EPA）産生	1. なたねを主な原材料とするもの（上欄に掲げる形質を有しなくなったものを除く）	なたね
ドコサヘキサエン酸（DHA）産生	2. 1に掲げるものを主な原材料とするもの	

（消費者庁：食品表示基準，別表第18より）

ⓛ 特定保健用食品（前述）

ⓜ 機能性表示食品（前述）

ⓝ 遺伝子組換え食品

遺伝子組換え食品（**表1-6，図1-6**）については，9種類の対象農産物「大豆（枝豆および大豆もやしを含む），とうもろこし，ばれいしょ，なたね，綿実，アルファルフ

(1) 従来のものと組成，栄養価等が著しく異なるもの

特定遺伝子組換え食品 ⇨ 義務表示（「大豆（高オレイン酸遺伝子組換え）」等）

(2) 従来のものと組成，栄養価が同等のもの

①加工後も組み換えられたDNAまたはこれによって生じたタンパク質が検出できるとされている加工食品（豆腐，コーンスナック菓子等）

ア　分別生産流通管理*が行われた遺伝子組換え農産物を原材料とする場合 ⇨ 義務表示（「大豆（遺伝子組換え）」等）

イ　遺伝子組換え農産物と非遺伝子組換え農産物が分別されない農産物を原料とする場合 ⇨ 義務表示（「大豆（遺伝子組換え不分別）」等）

ウ　分別生産流通管理が行われた非遺伝子組換え農産物を原材料とする場合 ⇨ 任意表示（「大豆（遺伝子組換えでない）」等）

②加工後に組み換えられたDNA及びこれによって生じたタンパク質が検出できない加工食品（大豆油，醤油等）

⇨ 表示不要（任意表示）

図1-6　遺伝子組換え食品の表示方法

*遺伝子組み換え農産物と非遺伝子組み換え農産物を，農場から食品製造業者まで生産，流通及び加工の各段階で相互に混入が起こらないように管理し，そのことが書類等により証明されていることをいう．

ァ，てん菜，パパイア，からしな」およびそれらを含む33種の加工食品群について以下のような表示が規定されている．

a　分別生産流通管理が行われた遺伝子組換え農産物を原材料とする場合：「大豆（遺伝子組換え）」等と表示（義務表示）．

b　遺伝子組換え農産物と非遺伝子組換え農産物が不分別な農産物を原材料とする場合：「大豆（遺伝子組換え不分別）」等と表示（義務表示）．

c　分別生産流通管理が行われた非遺伝子組換え農産物を原材料とする場合：「大豆」，または「大豆（遺伝子組換えでない）」等と表示しても可（任意表示）．

加工食品については，その主な原材料（全原材料に占める重量の割合が上位3位までのもので，かつ原材料に占める重量の割合が5%以上のもの）にあたらない場合は，表示が省略できる．

ⓞ 乳児用規格適用食品

（食品衛生法に基づく）乳児用食品の規格基準が適用される食品．

ⓟ 原料原産地表示（**図1-7**）

すべての加工食品（外食，いわゆるインストア加工等を除く）に，原材料の原産地表示が義務付けられている．原材料の原産地表示は，重量割合1位の原材料の原産地名（原産国名）を記載する．原産地が複数国にまたがる場合は，重量の一番重い原材料から，原産国を重量順に記載し，3か国目以降はその他と記載できる．産地切り替えなどのために重量割合が頻繁に変わる場合，ラベルを変更するのは難しい．そこで過去の使用実績などの根拠を示せれば（A国またはB国）と併記したり（可能性表示），3か国以上からの輸入で，産地切り替えなどのために容器包装の変更が見込まれる場合，（輸

対象加工食品：国内で製造したすべての加工食品
（ただし，現行同様，外食，いわゆるインストア加工等を除く）
対象原材料：製品に占める重量割合上位1位の原材料

表示方法：

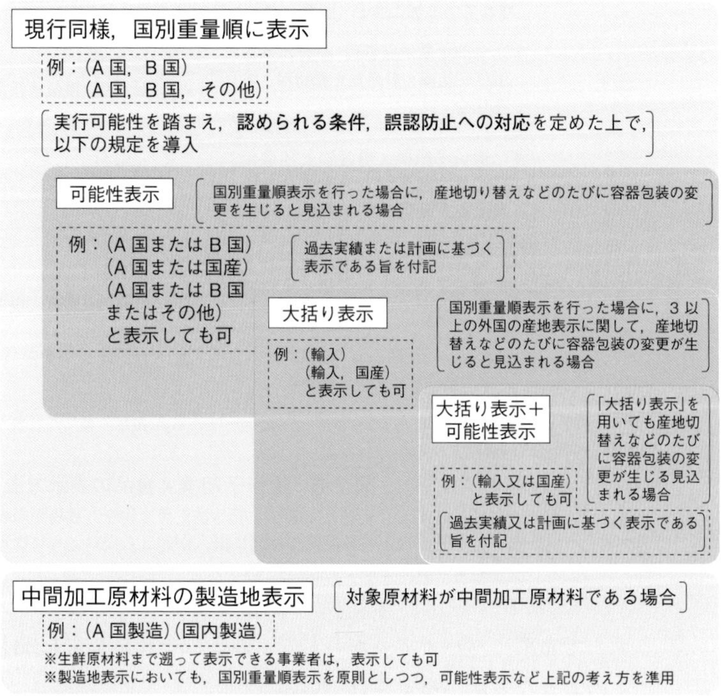

その他：
○　義務表示は，食品の容器包装に表示する．
○　可能性表示や大括り表示等をした場合は，インターネットなどにより，自主的に補足的な情報開示に務める．
○　実施までに一定の経過措置期間をおく．
○　制度内容や用語の意味等について，消費者啓発を推進する．

図1-7　加工食品の原料原産地表示の拡大

入）と表示したり，条件によっては（輸入，国産）といった表示（大括り表示）も可能である．

ⓠ 輸入品

原産国名を表示する．

ⓡ 個別的義務表示

別表19に個別の義務表示のある食品とその表示方法が示されている．

ⓢ 推奨表示

飽和脂肪酸量ならびに食物繊維の量については積極的に推進すること．

(2) 生鮮食品の食品表示基準

すべての生鮮食品に課される横断的義務表示と，食品表示法施行以前のJAS法や食品衛生法の個別の食品の表示基準を引き継いだ個別的義務表示がある．横断的義務表示は名称と原産地表示である．

ⓐ 名称

その内容を表す一般的な名称を記載する.

ⓑ 原産地

① 農産物

国産品にあっては都道府県名を，輸入品にあっては原産国名を表示する．ただし，国産品にあっては市町村名その他一般に知られている地名を，輸入品にあっては一般に知られている地名をもってこれに代えることができる.

② 畜産物

国産品にあっては国産である旨を，輸入品（国内における飼養期間が外国における飼養期間より短い家畜を国内でと畜して生産したものを含む.）にあっては原産国名を表示する．ただし，国産品にあっては主たる飼養地が属する都道府県名，市町村名その他一般に知られている地名をもってこれに代えることができる.

③ 水産物

・（イ）国産品にあっては水域名または地域名（主たる養殖場が属する都道府県名をいう.）を，輸入品にあっては原産国名を表示する．ただし，水域名の表示が困難な場合にあっては，水揚げした港名または水揚げした港が属する都道府県名をもって水域名の表示に代えることができる.

・（ロ）（イ）の規定にかかわらず，国産品にあっては水域名に水揚げした港名または水揚げした港が属する都道府県名を，輸入品にあっては原産国名に水域名を併記することができる.

ⓒ 個別的義務表示

玄米および精米，シアン化合物を含有する豆類，しいたけ，「アボカド，あんず，おうとう，かんきつ類，キウィー，ざくろ，すもも，西洋なし，ネクタリン，パインアップル，バナナ，パパイア，ばれいしょ，びわ，マルメロ，マンゴー，ももおよびりんご」，食肉，「生乳，生山羊乳，生めん用乳および生水牛乳」，鶏の殻付き卵，水産物，「切り身またはむき身にした魚介類（生かきおよびふぐを除く）であって生食用のもの（凍結させたものを除く）」，「ふぐの内臓を除去し．皮をはいだものならびに切り身にしたふぐ，ふぐの精巣およびふぐの皮であって，生食用でないもの」，「切り身にしたふぐ，ふぐの精巣およびふぐの皮であって，生食用のもの」，「冷凍食品のうち，切り身またはむき身にした魚介類（生かきを除く）を凍結させたもの」，生かき.

これらは食品表示基準別表24に収載の個別的義務表示のあるすべての食品項目である．個別に様々な表示基準があり，例えば玄米および精米では原料玄米に産地，品種および産年等を表示することや，しいたけでは原木，菌床の栽培法の表示，食肉では鳥獣種の表示や生食の可否，「生乳，生山羊乳および生めん羊乳」ではジャージー種の乳の表示，鶏の殻付き卵では賞味期限の表示，水産物では解凍や養殖の表示などが身近な表示となっている.

2章 食品の栄養素と成分表

1 食品成分表

日常摂取する食品の成分を知ることは，個人においては健康管理に必要なことであり，国家的にみても，国民の健康の維持・増進，あるいは食料需給計画の策定などの基礎として非常に重要である．日本食品標準成分表は学校給食や病院給食などの場での給食管理，食事制限，栄養指導はもとより，農林水産省における食料需給表の作成などの食糧政策，栄養学や食品学などの教育研究分野で，幅広く利用されている．食品成分表は，2000年以降においては，5年おきに全面改訂を重ねてきている．

日本食品標準成分表2020年版（八訂）は，日常摂取する食品成分に関する基礎データを提供することを目的として，それまで用いられていた日本食品標準成分表2015年版（七訂）を改訂して策定され，2020年12月文部科学省科学技術・学術審議会資源調査分科会より公表されたものである．この改訂では，新規の流通食品や品種改良の影響，加熱調理による成分変化等を反映した収載食品数の増加とともに，調理後の食品に対する栄養推計の一助とするため，調理の概要と質量変化の記録および収載する調理済み流通食品の成分値等の情報の充実が図られている．さらに，国際連合食糧農業機関（FAO）の技術ワークショップ報告書（以下「FAO報告書」という）の推奨に沿って，タンパク質，脂質および炭水化物（利用可能炭水化物，糖アルコール，食物繊維，有機酸）の組成について分析がすすめられ，別冊として，日本食品標準成分表2020年版（八訂）アミノ酸成分表編（以下「アミノ酸成分表2020年版」という），同脂肪酸成分表編（以下「脂肪酸成分表2020年版」という）および同炭水化物成分表編（以下「炭水化物成分表2020年版」という）の3冊が同時に公表された．

なお，これまでタンパク質，脂質および差し引きによる炭水化物量に，食品ごとに異なる，修正Atwater係数等の種々のエネルギー換算係数を乗じて算出されてきたエネルギーについて，FAO/INFOODS*が推奨する，これら成分の組成成分値を用いる計算方法が導入された．これは，日本の食品成分表史上，画期的なことである．

1 ▶ 日本食品標準成分表2020年版（八訂）の概要

日本において日常摂取される食品は極めて多いが，成分表はそのうちの常用されている食品について，標準的な成分値を収載したものである．食品の成分は，原材料的なものでは生産環境や動・植物の種類，品種，収穫後の取り扱いなどによって，かなりの変動幅があるのが普通である．また，加工品にあっては，原材料の配合割合，加

* the International Network of Food Data Systems；食品データシステムの国際ネットワーク．1984年に設立され，食品組成データの品質，信頼性などの改善を目的とする．

工方法の相違などによって，成分値にかなりの変動がある．成分表はこのような数値の変動要因に十分配慮して，できるだけ標準的なサンプルから得られた分析値をもとに，各種文献，資料などを参考にして求めた，1食品1標準成分値が収載されている．なお，標準成分値とは，年間を通じて普通に摂取する場合の全国的な平均値を表すという概念に基づき求めた値である．

1）食品の分類，配列と食品番号

日本食品標準成分表2020年版（八訂）に収載されている食品数は食品成分表2015年版（七訂）より287食品増加し，2,478食品となっている．これらの食品は18の食品群に分類され，植物性食品，動物性食品，加工食品の順に**表2-1**のように配列されている．2015年版の「18．調理加工食品類」が「調理済み流通食品類」に名称変更されている．なお，一般の家庭等で小規模に調理する食品および原材料の大部分をその食品群の食品が占める調理済み食品は，その原材料食品が属する食品群に収載されている．また，調理後の食品に対する栄養推計の一助とするため，調理の概要と質量変化の記録および18群に収載する調理済み流通食品の成分値等の情報の充実が図られている．

それぞれの食品群のなかの食品は，大分類，中分類，小分類および細分の四段階に分類されている．大分類は，原則として動植物の名称をあて，五十音順に配列されている．ただし，“いも及びでん粉類”，“魚介類”，“肉類”，“乳類”，“し好飲料類”および，“調味料及び香辛料類”は大分類の前に副分類（＜　＞で表示）を設けて区分してある．また，食品によっては，大分類の前に類区分（（　）で表示）を五十音順に設けてある．

中分類（［　］で表示）および小分類は，原則として原材料的形状から順次加工度の高まる順に配列されている．ただし，原材料が複数からなる加工食品は，原則として主原材料の位置に置かれている．

各食品には5桁の食品番号がつけられており，初めの2桁は食品群の番号（**表2-1**）を表し，次の3桁は小分類，細分である．なお，本成分表では，食品の検索を容易にするために，各食品に索引番号（通し番号）が付けられている．

2）食品名

原材料的食品の名称は，学術名または慣用名が用いられており，加工食品の名称は一般に用いられているものや食品規格基準などにおいて公的に定められている名称を勘案して採用されている．また，広く用いられている別名，市販通称名などが備考欄に記載されている．

3）収載成分項目

項目の配列は，廃棄率，エネルギー，水分，タンパク質に属する成分，脂質に属する成分，「炭水化物」に属する成分，有機酸，灰分，無機質，ビタミン，その他（アルコールおよび食塩相当量），備考の順である（**表2-2**）．なお，それぞれの成分の測定は，「日本食品標準成分表2020年版（八訂）分析マニュアル」（文部科学省科学技術・学術審議会資源調査分科会食品成分委員会資料）による方法およびこれと同等以上の

表2-1　食品群別収載食品数

食品群	脂肪酸成分表編		アミノ酸成分表2020	食品成分表2020
	脂肪酸成分表（第1表）	脂肪酸成分表（第2表）（脂肪酸組成）		
穀類	180	69	178	205
いも及びでんぷん類	40	31	39	70
砂糖及び甘味料	0	0	2	30
豆類	96	62	101	108
種実類	45	35	47	46
野菜類	255	64	342	401
果実類	111	18	124	183
きのこ類	49	19	49	55
藻類	42	19	42	57
魚介類	453	450	427	453
肉類	307	283	274	310
卵類	23	19	19	23
乳類	56	51	53	59
油脂類	32	32	7	34
菓子類	126	20	124	185
し好飲料類	18	17	24	61
調味料及び香辛料類	83	31	97	148
調理済み流通食品類	5	5	4	50
合計	1,921	1,225	1,953	2,478

性能が確認できる方法でなされている．

1 **廃棄率**――廃棄率は，原則として，通常の食習慣において廃棄される部分を食品全体あるいは購入形態に対する質量の割合（%）で示してあり，廃棄部位は備考欄に記載してある．可食部は，食品全体あるいは購入形態から廃棄部位を除いたものである．

2 **エネルギー**――食品のエネルギー値は，原則として，FAO/INFOODSの推奨する方法に準じて，可食部100g当たりのアミノ酸組成によるタンパク質，脂肪酸のトリアシルグリセロール当量，利用可能炭水化物（単糖当量），糖アルコール，食物繊維総量，有機酸およびアルコールの量（g）に各成分のエネルギー換算係数（**表2-3**）を乗じて，100g当たりのkJ（キロジュール）およびkcal（キロカロリー）が算出された．

食品成分表2015年版（七訂）までは，kcal単位のエネルギーに換算係数4.184を乗じてkJ単位のエネルギーを算出していた．しかし，FAO/INFOODSでは，kJ単位あるいはkcal単位のエネルギーの算出は，それぞれに適用されるエネルギー換算係数を用いて行うことを推奨していることから，そのように変更された．

なお，成分項目群「利用可能炭水化物」については，成分値の確からしさを評価した結果等に基づき，エネルギーの計算には，利用可能炭水化物（単糖当量）あるいは，差引き法による利用可能炭水化物のどちらかが用いられている．成分値の確からしさの評価は，水分を除く一般成分等の合計量と100から水分を差引いた乾物量との比が一定の範囲にあるかどうかで評価されている．このため，エネルギーの計算にどちらの成分項目を用いたかを明示するため，エネルギーの計算に利用した収載値の右に「*」を付けた．このように，本成分表では食品によってエネルギー計算に用いる成分項目が一定していないので留意する必要がある．

表2-2　収載成分項目

食品番号	索引番号	可食部100 g当たり																										
		食品名	廃棄率	エネルギー		水分	たんぱく質		脂質			炭水化物						有機酸	灰分	無機質								
							アミノ酸組成によるたんぱく質	たんぱく質	脂肪酸のトリアシルグリセロール当量	コレステロール	脂質	利用可能炭水化物			食物繊維総量	糖アルコール	炭水化物			ナトリウム	カリウム	カルシウム	マグネシウム	リン	鉄	亜鉛	銅	マンガン
												利用可能炭水化物（単糖当量）	利用可能炭水化物（質量計）	差引き法による利用可能炭水化物														
		単位	%	kJ	kcal			g		mg				g										mg				

可食部100 g当たり																												備考
無機質				ビタミン																						アルコール	食塩相当量	
ヨウ素	セレン	クロム	モリブデン	ビタミンA						ビタミンD	ビタミンE				ビタミンK	ビタミンB_1	ビタミンB_2	ナイアシン	ナイアシン当量	ビタミンB_6	ビタミンB_{12}	葉酸	パントテン酸	ビオチン	ビタミンC			
				レチノール				β-カロテン当量	レチノール活性当量		α-トコフェロール	β-トコフェロール	γ-トコフェロール	δ-トコフェロール														
					α-カロテン	β-カロテン	β-クリプトキサンチン																					
					μg							mg			μg			mg			μg		mg	μg	mg	g		

3　**タンパク質**——タンパク質に属する成分は，アミノ酸組成によるタンパク質およびタンパク質である．アミノ酸組成によるタンパク質は，アミノ酸成分表2020年版の各アミノ酸量に基づき，アミノ酸の脱水縮合物の量（アミノ酸残基の総量）として算出したものである．タンパク質とは従来より収載されていた，基準窒素量に窒素-タンパク質換算係数を乗じて計算したものである．なお，基準窒素とは，全窒素量から，野菜類は硝酸態窒素量を，茶類は硝酸態窒素量およびカフェイン由来の窒素量を，コーヒーはカフェイン由来の窒素量を，ココアおよびチョコレート類はカフェインおよびテオブロミン由来の窒素量を，それぞれ差引いて求めたものである．したがって，硝酸態窒素，カフェインおよびテオブロミンを含まない食品では，全窒素量と基準窒素量とは同じ値である．

4　**脂質**——脂質に属する成分は，脂肪酸のトリアシルグリセロール当量，コレステロールおよび脂質である．トリアシルグリセロール当量とは脂肪酸成分表2020年版に収載の各脂肪酸をトリアシルグリセロールに換算して合計したものである．また，脂質（lipid）とは，従来よりの，有機溶媒可溶物を分析で求めたものである．なお，食品成分表2015年版（七訂）において本表に記載されていた飽和・不飽和脂肪酸等の詳細な成分値については，脂肪酸成分表2020年版に収載されている．

表2-3　適用したエネルギー換算係数

成分名	換算係数		備考
	(kJ/g)	(kcal/g)	
アミノ酸組成によるタンパク質／タンパク質*[1]	17	4	
脂肪酸のトリアシルグリセロール当量／脂質*[1]	37	9	
利用可能炭水化物（単糖当量）	16	3.75	
差引き法による利用可能炭水化物*[1]	17	4	
食物繊維総量	8	2	成分値はAOAC.2011.25法，プロスキー変法又はプロスキー法による食物繊維総量を用いる．
アルコール	29	7	
糖アルコール*[2]			
ソルビトール	10.8	2.6	
マンニトール	6.7	1.6	
マルチトール	8.8	2.1	
還元水あめ	12.6	3	
その他の糖アルコール	10	2.4	
有機酸*[2]			
酢酸	14.6	3.5	
乳酸	15.1	3.6	
クエン酸	10.3	2.5	
リンゴ酸	10	2.4	
その他の有機酸	13	3	

注：*[1]アミノ酸組成によるタンパク質，脂肪酸のトリアシルグリセロール当量，利用可能炭水化物（単糖当量）の成分値がない食品では，それぞれタンパク質，脂質，差引き法による利用可能炭水化物の成分値を用いてエネルギー計算を行う．利用可能炭水化物（単糖当量）の成分値がある食品でも，水分を除く一般成分等の合計値と100 gから水分を差引いた乾物値との比が一定の範囲に入らない食品の場合には，利用可能炭水化物（単糖当量）に代えて，差引き法による利用可能炭水化物を用いてエネルギー計算をする．

*[2]糖アルコール，有機酸のうち，収載値が1 g以上の食品がある化合物で，エネルギー換算係数を定めてある化合物については，当該化合物に適用するエネルギー換算係数を用いてエネルギー計算を行う．

■文部科学省：日本食品標準成分表2020年版（八訂）．

5　炭水化物——炭水化物に属する成分は，成分項目群「利用可能炭水化物」，食物繊維総量，糖アルコールおよび炭水化物である．なお，利用可能炭水化物は，利用可能炭水化物（単糖当量），利用可能炭水化物（質量計），差引き法による利用可能炭水化物から構成されている．

エネルギー計算に用いる利用可能炭水化物（単糖当量）は，消化吸収できる単糖類，少糖類，多糖類等を直接分析して，それぞれの成分に所定の係数を乗じて遊離の単糖類に換算して合計した値である．利用可能炭水化物（質量計）はこれらの分析値をそのまま，単糖換算しないで合計した値である．

差引き法による利用可能炭水化物は100 gから，水分，アミノ酸組成によるタンパク質（この収載値がない場合には，タンパク質），脂肪酸のトリアシルグリセロール当量として表した脂質（この収載値がない場合には，脂質），食物繊維総量，有機酸，灰分，アルコール，硝酸イオン，ポリフェノール（タンニンを含む），カフェイン，テオブロミン，加熱により発生する二酸化炭素等の合計（g）を差し引いた値である．

食物繊維については，本表では，エネルギー計算に関する成分として，食物繊維総量のみが併記してある．これは，プロスキー変法による高分子量の「水溶性食物繊維（soluble dietary fiber）」と「不溶性食物繊維（insoluble dietary fiber）」を合計した「食物繊維総量（total dietary fiber）」，プロスキー法による食物繊維総量，あるいは，AOAC 2011.25法による「低分子量水溶性食物繊維（water：alcohol soluble dietary fiber）」，「高分子量水溶性食物繊維（water：alcohol insoluble dietary fiber）」および「不溶性食物繊維」を合計した食物繊維総量のいずれかである．炭水化物成分表2020年版の別表1に双方の収載値がある食品の場合には，本表にはAOAC 2011.25法によるものが収載されている．

糖アルコールが成分項目群「炭水化物」に，新たにエネルギー産生成分として収載された．FAO/INFOODSやコーデックス食品委員会では，糖アルコールはpolyol（s）と呼び，sugar alcohol（s）とは呼ばない．しかし，化学用語としてのポリオール（多価アルコール）が「糖アルコール」以外の化合物を含む名称であり，ポリオールを糖アルコールの意味に用いることは不適切であるとし，「ポリオール」を用いずに，「糖アルコール」を用いている．ソルビトール，マンニトール，マルチトール及び還元水飴，その他がこれに当たる．

炭水化物は，従来同様いわゆる「差引き法による炭水化物」，すなわち，水分，タンパク質，脂質，灰分等の合計（g）を100 gから差し引いた値である．硝酸イオン，アルコール，酢酸，ポリフェノール（タンニンを含む），カフェインまたはテオブロミンを多く含む食品や，加熱により二酸化炭素等が多量に発生する食品ではこれらも差し引いて算出する．ただし，魚介類，肉類及び卵類のうち原材料的食品はアンスロン-硫酸法による全糖の分析値が相当している．

6 有機酸——酢酸以外の有機酸は，食品成分表2015年版（七訂）までは便宜的に炭水化物に含められていたが，すべての有機酸をエネルギー産生成分として扱う観点から，有機酸が独立して配列された．個別の有機酸量は炭水化物成分表2020年版の別表2に収載されている．

7 無機質——無機質の成分項目の配列は，各成分の栄養上の関連性を配慮し，ナトリウム，カリウム，カルシウム，マグネシウム，リン，鉄，亜鉛，銅，マンガン，ヨウ素，セレン，クロム，モリブデンの順である．

8 ビタミン——ビタミンは，脂溶性ビタミンと水溶性ビタミンに分けて配列してある．脂溶性ビタミンはビタミンA，ビタミンD，ビタミンE，ビタミンKの順に，また，水溶性ビタミンはビタミンB_1，ビタミンB_2，ナイアシン，ナイアシン当量，ビタミンB_6，ビタミンB_{12}，葉酸，パントテン酸，ビオチン，ビタミンCの順にそれぞれ配列されている．このうち，ビタミンAの項目にはレチノール，α-およびβ-カロテン，β-クリプトキサンチン，β-カロテン当量，レチノール活性当量がある．また，ビタミンEの項目は，α-，β-，γ-およびδ-トコフェロールとなっている．なお，ナイアシン当量の項目は，今改訂で初めて収載されたものである．

9 アルコール，食塩相当量——アルコールは，従来と同様，エネルギー産生成分と位置付けられ，し好飲料及び調味料に含まれるエチルアルコールの量が収載されている．

食塩相当量とは，食塩の生理的影響は主にそのナトリウムイオンに起因するとの考えにより，食品中のナトリウム量に2.54を乗じて算出されたものである．

⑩ **備考欄**――食品の内容と各成分値等に関連の深い，以下の事項についての記載がある．

○食品の別名，性状，廃棄部位，あるいは加工食品の材料名，主原材料の配合割合，添加物等．

○硝酸イオン，カフェイン，ポリフェノール，タンニン，テオブロミン，ショ糖，調理油（nitrate ion，caffeine，polyphenol，tannin，theobromine，sugar，cooking oil）等の含量．なお，備考欄に記載されているショ糖は文献値である．

4）成分識別子（component identifier）

各成分項目には成分識別子が付けてある．成分識別子には，原則としてFAO/INFOODSのTagname*が用いられている．

5）数値の表示方法

成分値の表示は，すべて可食部100g当たりの値である．それらの単位は**表2-2**に示してある．各成分において，「—」は未測定であること，「0」は食品成分表の最小記載量の1/10（ヨウ素，セレン，クロムおよびモリブデンにあっては3/10，ビオチンにあっては4/10．以下同じ）未満または検出されなかったこと，「Tr（微量，トレース）」は最小記載量の1/10以上含まれているが5/10未満であることをそれぞれ示している．ただし，食塩相当量の0は算出値が最小記載量（0.1g）の5/10未満であることを示している．また，文献等により含まれていないと推定される成分については測定をしていない場合が多い．しかし，何らかの数値を示して欲しいとの要望も強いことから，推定値として「(0)」と表示されている．同様に微量に含まれていると推定されるものについては「(Tr)」と記載されている．「アミノ酸組成によるたんぱく質」，「脂肪酸のトリアシルグリセロール当量」および「利用可能炭水化物（単糖当量）」については，原則としてアミノ酸成分表2020年版，脂肪酸成分表2020年版または炭水化物成分表2020年版の収載値に基づき個別の組成成分値から算出されている．

2 ▶ その他の成分表

1）アミノ酸成分表2020年版

タンパク質はアミノ酸の重合体であり，体組織や酵素，ホルモン等の材料となるほか，栄養素およびエネルギー源としても不可欠な物質である．タンパク質の栄養価は主に構成アミノ酸の種類と量（組成）によって決まるため，その摂取に当たっては，アミノ酸の総摂取量（タンパク質摂取量）のほか，不可欠アミノ酸推定平均必要量を摂取することやアミノ酸組成のバランスが重要である．本成分表は，食品成分表2020年版（八訂）の収載食品のうち，1,953食品を対象として，可食部100g当たりの成分値を示す第1表，および基準窒素1g当たりの成分値を示す第2表からなっている．また，同

* Identification of Food Components for INFOODS Data Interchange；http://www.fao.org/infoods/infoods/standards-guidelines/food-component-identifiers-tagnames/en/

じデータに基づいたアミノ酸組成によるタンパク質1g当たりの成分値（第3表）および（基準窒素による）タンパク質1g当たりの成分値（第4表）が収載されている．「アミノ酸組成によるたんぱく質」は第1表の各アミノ酸量の脱水縮合物（アミノ酸残基）の総量として算出したものである．

2）脂肪酸成分表 2020 年版

脂肪酸は，脂質の主要な構成成分であり，食品のエネルギーとなるほか，その種類によりさまざまな生理作用を有する重要な栄養成分である．脂肪酸成分表は，国民が日常摂取する食品の脂肪酸組成に関する基礎データとして，関係方面での幅広い利用に供することを目的として作成されたものである．本成分表は，食品成分表2020年版（八訂）に対応した1,921食品の可食部100g当たりの成分値（第1表：水分，脂肪酸のトリアシルグリセロール当量で表した脂質，脂質，脂肪酸総量，飽和脂肪酸，一価不飽和脂肪酸，多価不飽和脂肪酸，n-3系多価不飽和脂肪酸，n-6系多価不飽和脂肪酸及び各脂肪酸），および脂肪酸総量100g当たりの成分値（第2表）を収載してある．このほか，第3表として脂質1g当たりの成分値が算出されている．

3）炭水化物成分表 2020 年版

炭水化物成分表2020年版は，差引き法による炭水化物に含まれる成分の組成をよりきめ細かく収載するため，新たに編纂されたものである．本表に，デンプン，単糖類，二糖類および糖アルコールのほかに，食品によっては，備考欄に，80%エタノールに可溶性のマルトデキストリン，マルトトリオース等のオリゴ糖類，イソマルトースが記載されている．また，ここには利用可能炭水化物より単糖当量も計算して収載してある．「別表1」には食物繊維の成分値，すなわち従来法（プロスキー変法等）に基づく成分値として，「水溶性食物繊維」，「不溶性食物繊維」および「食物繊維総量」を，またAOAC. 2011.25法に基づく成分値として，「低分子量水溶性食物繊維」，「高分子量水溶性食物繊維」，「不溶性食物繊維」，「難消化性でんぷん」および「食物繊維総量」を収載してある．また，「別表2」には酢酸をはじめとする22種の有機酸の成分値が収載されている．本成分表の収載食品数は，本表（可食部100g当たりの炭水化物成分表（利用可能炭水化物および糖アルコール）が1,075，別表1（可食部100g当たりの食物繊維成分表）で1,416，別表2（可食部100g当たりの有機酸成分表）は409である．

3 ▶ 緑黄色野菜表

栄養指導の分野では，従来よりカロテン含量の多いものを緑黄色野菜として取り扱っており，分類基準は可食部100g当たりのβ-カロテン当量が600μg以上とされている．しかし，β-カロテン当量がそれに満たなくても，果皮や果肉が緑色，赤色，黄色などの色が濃い野菜は，その他の淡色野菜に比べてビタミンやミネラルが豊富であるなどの指導を行うことができ，栄養指導上効果的である．そこで，摂取量や頻度を勘案して，β-カロテン当量が600μgに満たない数種類の野菜を緑黄色野菜に加えている．

四訂成分表ではカロテン600μg以上のものを有色野菜として備考欄に表示があったが，五訂成分表（初版，増補）以降では表示がなされていない．ここでは，参考のため

表2-4　緑黄色野菜

あさつき　葉　生
あしたば　茎葉　生
アスパラガス　若茎　生*
いんげんまめ　さやいんげん　若ざや　生*
うるい　葉　生
エンダイブ　葉　生
(えんどう類) トウミョウ　茎葉　生
(えんどう類) トウミョウ　芽ばえ　生
(えんどう類) さやえんどう　若ざや　生*
おおさかしろな　葉　生
おかひじき　茎葉　生
オクラ　果実　生*
かぶ　葉　生
(かぼちゃ類) 日本かぼちゃ　果実　生
(かぼちゃ類) 西洋かぼちゃ　果実　生
からしな　葉　生
ぎょうじゃにんにく　葉　生
キンサイ　茎葉　生
クレソン　茎葉　生
ケール　葉　生
こごみ　若芽　生
こまつな　葉　生
コリアンダー　葉　生
さんとうさい　葉　生
ししとう　果実　生*
しそ　葉　生
しそ　実　生
じゅうろくささげ　若ざや　生
しゅんぎく　葉　生
すいぜんじな　葉　生
すぐきな　葉　生
せり　茎葉　生
タアサイ　葉　生
(だいこん類) かいわれだいこん　芽ばえ　生
(だいこん類) 葉だいこん　葉　生
(だいこん類) だいこん　葉　生
(たいさい類) つまみな　葉　生
(たいさい類) たいさい　葉　生
たかな　葉　生
(たまねぎ類) 葉たまねぎ　りん茎及び葉　生
たらのめ　若芽　生*
ちぢみゆきな　葉　生
チンゲンサイ　葉　生
つくし　胞子茎　生
つるな　茎葉　生
つるむらさき　茎葉　生
とうがらし　葉・果実　生
とうがらし　果実　生
(トマト類) 赤色トマト　果実　生*
(トマト類) 赤色ミニトマト　果実　生
とんぶり　ゆで
ながさきはくさい　葉　生
なずな　葉　生
(なばな類) 和種なばな　花らい・茎　生
(なばな類) 洋種なばな　茎葉　生
(にら類) にら　葉　生
(にら類) 花にら　花茎・花らい　生
(にんじん類) 葉にんじん　葉　生
(にんじん類) にんじん　根　皮つき　生
(にんじん類) にんじん　根　皮なし　生
(にんじん類) きんとき　根　皮むき　生
(にんじん類) きんとき　根　皮なし　生
(にんじん類) ミニキャロット　根　生
(にんにく類) 茎にんにく　花茎　生
(ねぎ類) 葉ねぎ　葉　生
(ねぎ類) 九条ねぎ　葉　生
(ねぎ類) こねぎ　葉　生
(ねぎ類) めねぎ　葉　生
のざわな　葉　生
のびる　りん茎葉　生
パクチョイ　葉　生
バジル　葉　生
パセリ　葉　生
はなっこりー　生
(ピーマン類) 青ピーマン　果実　生*
(ピーマン類) 赤ピーマン　果実　生
(ピーマン類) オレンジピーマン　果実　生
(ピーマン類) トマピー　果実　生
ひのな　根・茎葉　生
ひろしまな　葉　生
ふだんそう　葉　生
ブロッコリー　花序　生
ブロッコリー　芽ばえ　生
ほうれんそう　葉　生
みずかけな　葉　生
みずな　葉　生
(みつば類) 切りみつば　葉　生
(みつば類) 根みつば　葉　生
(みつば類) 糸みつば　葉　生
みぶな　葉　生
めキャベツ　結球葉　生
めたで　芽ばえ　生
モロヘイヤ　茎葉　生
ようさい　茎葉　生
よめな　葉　生
よもぎ　葉　生
ルッコラ　葉　生
(レタス類) レタス　水耕栽培　結球葉　生
(レタス類) サラダな　葉　生
(レタス類) リーフレタス　葉　生
(レタス類) サニーレタス　葉　生
(レタス類) サンチュ　葉　生
わけぎ　葉　生

令和3年8月4日付け健健発0804第1号厚生労働省健康局健康課長通知（「日本食品標準成分表2020年版（八訂）」の取扱いについて）の別表に示された緑黄色野菜をもとに作表.

* β-カロテン当量が600 μg/100 g未満のもの.

表2-4に緑黄色野菜の一覧表を示しておく.

2　水　分

最初の生命は海に誕生したといわれる．そのためかすべての生物体は非常に多くの水を含んでおり，体構造の維持，安定化や代謝などの生命維持の反応のほとんどに関係しており，水は生物体の構成に基本的な成分である．このことは生物体を材料としている食品においても同様であり，食品の保存性，調理加工時の成分変化，歯ざわりや味などの嗜好性などに対し，水は重要な関わりをもっている．

水はH_2Oという簡単な分子式で表される化合物であるが，構造や性質は簡単なものではなく，未知の問題も残された複雑なものである．

1 ▶ 水の構造と性質

1）水はなぜ沸点が高いか

液体の状態の物質は，分子間力といわれる引力で，お互いを束縛しあいながら運動している．これに対し，気体は分子間にほとんど力が働かず，空間を自由に速い速度で運動している状態である．液体に熱を加えると，分子の運動速度が激しくなり，気体となろうとする圧力（蒸気圧）が高くなる．さらに熱を加えると，ついには蒸気圧が大気圧と等しくなり，沸騰するようになる．この時の温度が沸点である．

分子間力が大きければ蒸気圧は低くなり，沸点は高くなる．つまり分子間力の束縛を逃れるために，大きなエネルギーが必要となるのである（**図2-1**）．どのような物質にもある分子間力[*1]は質量が大きいほど強くなることがわかっているが，水はそれよりも分子量の大きい酸素分子O_2（分子量32，沸点－183℃），ブタンC_4H_{10}（分子量58，沸点－0.5℃）などに比べて，非常に沸点が高く，何か別の強い分子間力が存在していることがわかる．水の分子間力が異常に大きいということが，水の特異的な性質，たとえば，比熱，融解熱，表面張力などが異常に大きいことの原因となっているのである．

2）水の分子間力はなぜ強いか

水の実際に近い形は，**図2-2**のような半径約0.14 nm（1.4 Å）の球と考えてよいが，水分子は直線状でなく，104.5°の角度をもっている．

水素と酸素の共有結合の電子対は，酸素の電子を引きつける力[*2]が水素より大きいため，酸素のほうに偏っている．このため酸素が負，水素が正に帯電している．もしこの時，水が直線状であるなら，負の電荷はもちろん，正の電荷の中心も真ん中の酸素上にあることになるが，曲がっていることにより，正の電荷の中心は2つの水素の重心の位置に存在する（**図2-3**）．すなわち正負の電荷の中心がずれて存在することになる．このような性質を極性という．極性のある分子は正と負の電荷の間で，静電的な引力を生じるので，極性のない分子よりも分子間力が強くなる．

水の分子間力が強くなる原因はもうひとつある．それは水分子間に水素結合とよばれる特殊な結合が生じるからである．

3）水素結合

水分子の酸素は最外殻の電子が6個ある．このうち水素との共有結合に2個使われるが，残りの4個の電子は結合に参加せず，2つずつの対になって，原子の周りに存在する．このような電子対を孤立電子対といい，周囲に強い負の電場を作っている．

---

*1 ファンデルワールス力
*2 電気陰性度

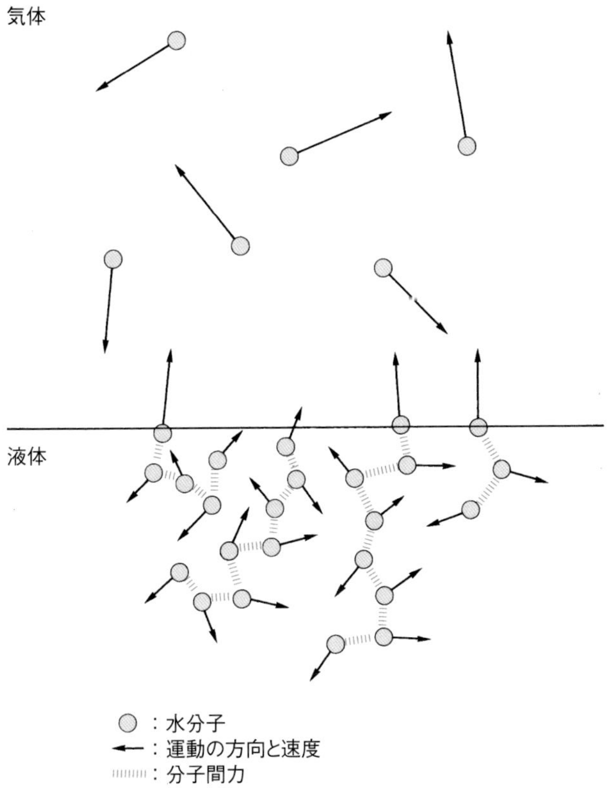

図2-1　水の運動と分子間力

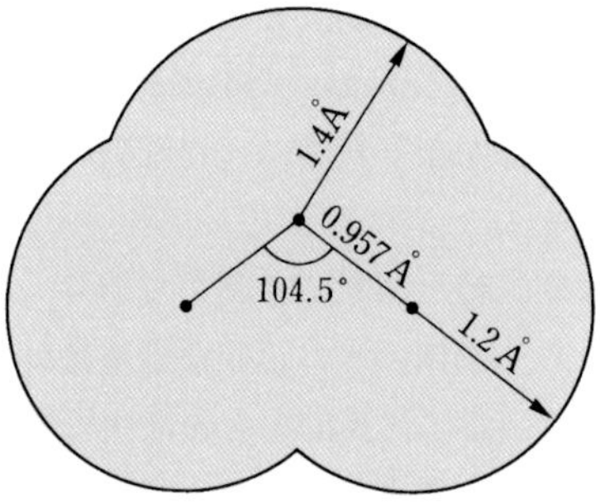

図2-2　水分子の形
ほとんど丸い（直径約3Åの球）

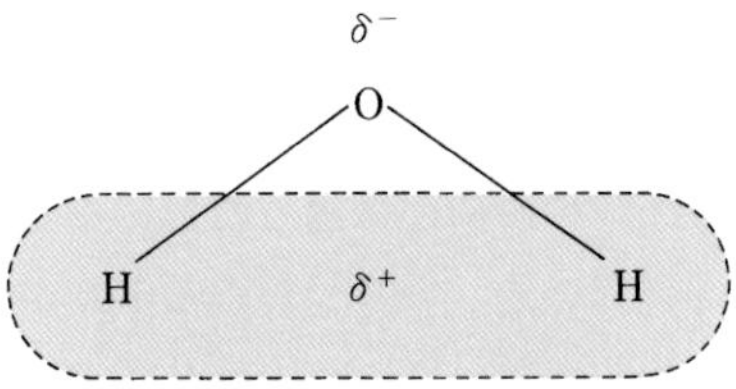

図2-3　水分子の極性

水分子の水素は上記したように，電子が酸素のほうに引き寄せられ，酸素と反対側は強い正の電場となっている．このため，水分子の酸素が他の水分子の水素の近くにくると，これらの正負の電場が引き合い，強い力の結合が生じる．これを水素結合という（**図2-4**）．ひとつの水分子は，最大4個の水素結合をすることができる．

水以外にも，酸素や窒素，ハロゲンなどの孤立電子対をもつ原子に水素が結合して，極性となっている分子や官能基は，水素結合をすることができる*.

* 水酸基，アミノ基，ハロゲン化水素など．

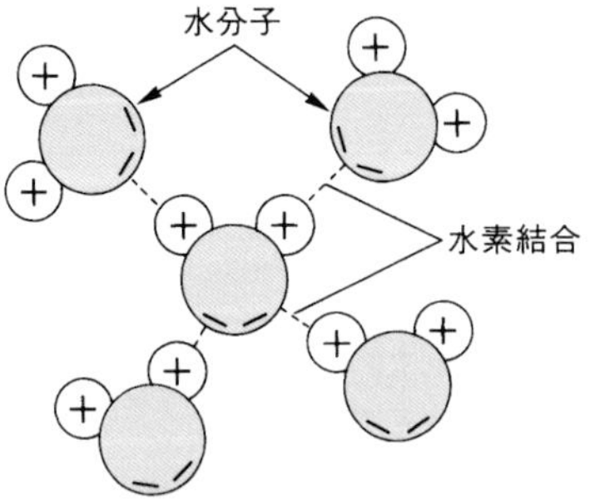

図2-4　水の水素結合

■野口　駿：食品と水の科学．幸書房，1992.

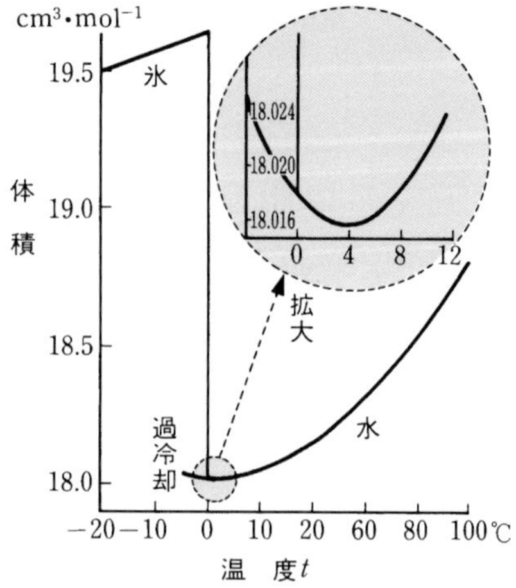

図2-5　水の体積（１モルの）

■野口　駿：食品と水の科学．幸書房，1992.

4）氷はなぜ水より軽いか

同じ重さの氷は，水より体積が大きいので，軽くなるが，ではなぜ体積が大きいのであろうか．また，普通の液体は温度が上昇するに従って密度が減少するが，水の密度は4℃で最大となり，0℃までは温度の低下により減少する．なぜであろうか（**図2-5**）．

氷は水の結晶である．結晶のなかの分子は規則正しく並んで配列されており，それぞれの分子はその位置で振動することはできるが，移動することはできない．氷は**図2-6**のように，水分子の酸素を正4面体の中心においた形の結晶であり，全体が水素結合で結ばれた構造をしている．この形はかなりかさばった配列の仕方であり，すき間の多い並び方である．

液体の水の分子は氷の場合と異なり，絶え間なく移動しており，ある瞬間の形は次の瞬間には違った形になる．このため，液体の水の正確な構造はいまだ明らかではないが，いくつかのモデルが提案されている．代表的なものは次のとおりである．

①いくつかの水分子が氷と同じようなかさ高な形に，水素結合で結ばれた団体を作り（クラスターとよばれる），その間に水素結合をしていない，密に詰まった水分子が混ざっている．

②クラスターのなかのすき間に，水素結合していない自由な水分子が入り込んでいる．

③水全体が水素結合で結ばれているが，氷のように規則的でなく歪んでいる．

これらのどの考え方でも，氷よりも液体の水のほうが密に詰まっており，体積が小さいことを説明できる．また，水が4℃で最も密度が大きいのは，氷が融解してもなお氷様の規則的な構造を残しているからであると説明されている．

冷凍した野菜を解凍すると，ドロドロになってしまうことがあるが，これは氷の体積が水より大きいため，細胞のなかや細胞と細胞の間にできた氷が，野菜の組織を壊し，溶出した酵素によって，自己消化が起こるためである．

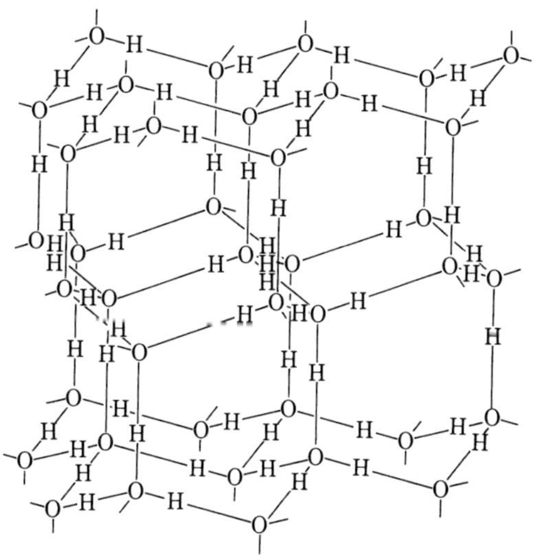

図2-6　氷-Ⅰ構造
■荒川 弘：4℃の謎．北海道大学図書刊行会，1991.

2 ▶ 食品中の水

1）しおからやジャムはなぜ腐らないか

米や干ししいたけのように乾燥した食品は保存性があり，簡単に腐ったりはしない．これは，腐敗を起こす細菌やカビなどが生育する時，水を必要としているからであると理解できる．ではなぜ，水分の多いしおからや荒巻ざけ，ジャムやようかんは腐らないのであろうか．

食塩（塩化ナトリウム）は水に溶けると，ナトリウムイオン（Na^+）と塩素イオン（Cl^-）に解離している．この時，極性のある水分子は，陽イオンであるナトリウムイオンに対しては，負に帯電している酸素のほうを前にし，また陰イオンの塩素イオンに対しては，正に帯電している水素を前に向けて強く引きつけられ，それらを取り囲んでいる．これを水和という（**図2-7**）．イオンの水を引きつける力が強いので，水和している水は一重ではなく，何層にも取り囲んでいるが，一番内側はとくに強く引きつけられているので，これを単分子層の水ともいう．

砂糖（ショ糖）の化学構造には，いくつもの水酸基（－OH基）が存在している．砂糖が水に溶ける時には，この水酸基に水分子が水素結合して水和する（**図2-8**）．

このように溶液中の水の一部は，静電引力や水素結合により，溶質のイオンや極性のある基に引きつけられたり，結合している．そのためにこれらの水は，自由に運動できない束縛された状態にある．このような水を結合水という．

腐敗を起こす細菌やカビなどの微生物は，結合水を生育のために利用できない．溶質に強く引きつけられているため，そこから引き離せないからである．しおからやジャムは食塩や砂糖を大量に溶かすことにより，結合水を多くし，腐敗を防いでいるのである（**図2-9**）．

2）自由水と結合水

食品の多くは70％以上の水を含んでいる．食品中の水の一部は，食品を構成している炭水化物やタンパク質，イオンなどの成分に結合したり，あるいは組織の毛細間隙

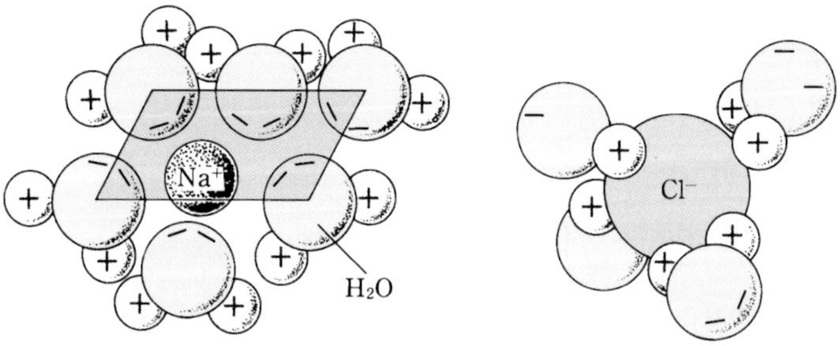

図2-7　イオンの水和
■野口　駿：食品と水の科学．幸書房，1992.

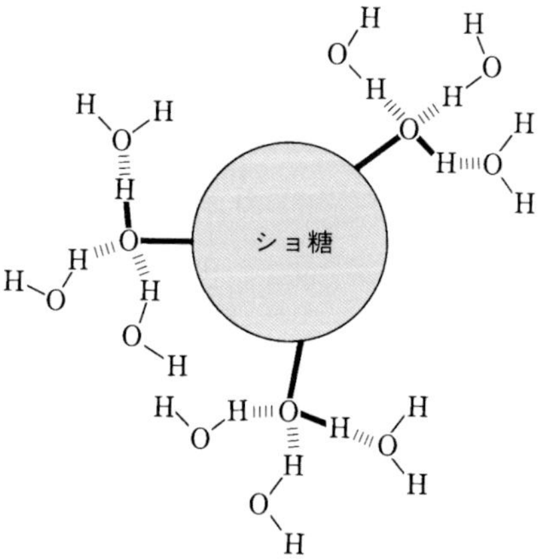

図2-8　ショ糖の水和

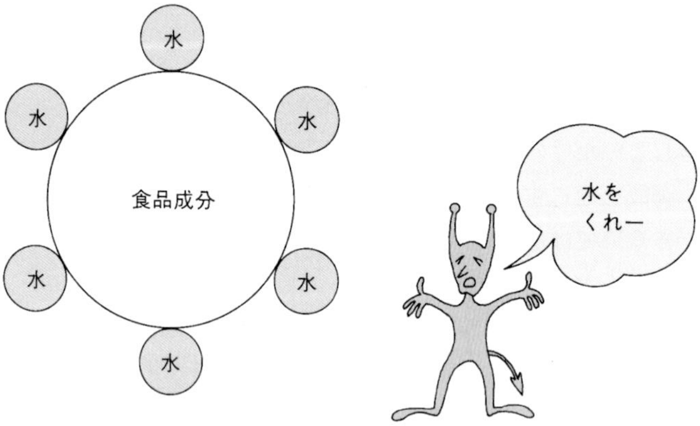

図2-9　結合水を細菌などは利用できない

に閉じこめられて束縛されている．このような水を結合水というが，これら以外の束縛を受けていない水を自由水という．

自由水は食品組織に機械的に保持された水であり，可溶性成分の溶媒となり，乾燥などにより比較的簡単に除ける水である．また，食品を冷凍した時，氷となるのも自由水である．

氷は水の結晶であり，水の分子が整列して並んでいるが，強く束縛されている結合水は動けないため，整列ができず，凍ることができない．このため結合水のことを不凍水ということもある．

では食品中の水は，自由水と結合水とに明確に分けられるのであろうか．イオンに対する水の水和のところでみたように，イオンに直接水和している単分子層吸着水は強く結合されているが，周りの多層吸着水も徐々に束縛の度合いは薄れながらも結合されている水であり，自由水との明らかな境界はない．また，不凍水の量も凍結する温度で異なっている．このように食品中の水は，非常に強く束縛を受けているものから，ほとんど束縛されないものまでの，連続的状態の水が混在しているものである（**図2-10**）．

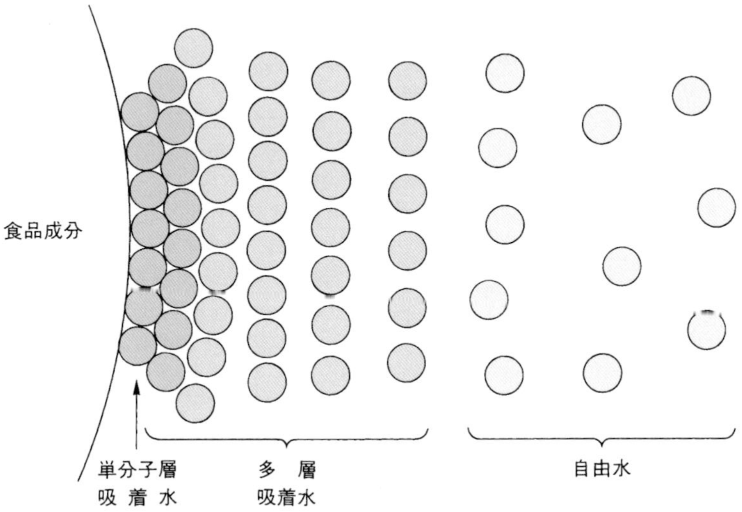

図2-10 結合水と自由水

3）水分活性

結合水などの束縛の強い水は，微生物などにも利用されない活性のないものだとすると，自由水は活性の高い水ということになる．食品中の水の平均の活性を示す方法に，水分活性（A_W）*がある．食品や溶液中では水の濃度（モル分率）が低く，その分利用されにくいので活性が低くなる．さらに，束縛された水，すなわち結合水が多くなると活性が低下する．これらはどちらも，純水に較べ水蒸気圧を低下させることになる．つまり，食品の水蒸気圧は水の活性を示すのである．水分活性は，純水の水蒸気圧を1とした時，同じ温度での食品の水蒸気圧で表される．

$$A_W = P/P_0$$

P ：食品の水蒸気圧

P_0：純水の水蒸気圧

この値は食品を密閉した容器に入れて放置し，平衡となった時の容器内の相対湿度（関係湿度ともいう）の1/100に等しい．すなわち，

$$A_W = RH/100$$

RH：相対湿度（relative humidity）

この湿度以上の環境に食品を置けば，その食品は湿気てしまう．また，この湿度以下に保存すれば，食品は乾燥する．いくつかの食品の水分活性を**表2-5**に示す．

食品の保蔵に関係する，微生物による腐敗，酵素による変質などは，水分活性に大きな影響を受ける．一般の細菌ではA_W 0.90以上，酵母では0.88以上，カビでは0.80以上でないと発育しない．また酵素活性などの反応も水分活性が低くなると抑制される（**表2-6**）．

食品を乾燥したり，食塩や糖を加えることは，水のモル分率を低下させ，さらに結合水の比率を増加させて，水分活性を低くし，食品の貯蔵性を高めるものである．ま

* water activity

表2-5　各種の食品および塩化ナトリウム，ショ糖溶液の*A*wの概略値

*A*w	NaCl（%）	ショ糖（%）	食　品
1.00〜0.95	0〜8	0〜44	新鮮肉，果実，野菜，シロップ漬けの缶詰果実，塩漬けの缶詰野菜，フランクフルトソーセージ，レバーソーセージ，マーガリン，バター，低食塩ベーコン
0.95〜0.90	8〜14	44〜59	プロセスチーズ，パン類，高水分の干しプラム，生ハム，ドライソーセージ，高食塩ベーコン，濃縮オレンジジュース
0.90〜0.80	14〜19	59〜飽和 （*A*w 0.86）	熟成チェダーチーズ，加糖練乳，ハンガリアサラミ，ジャム，砂糖漬けの果実の皮，マーガリン
0.80〜0.70	19〜飽和 （*A*w 0.75）		糖蜜，生干しのいちじく，高濃度の塩蔵魚
0.70〜0.60			パルメザンチーズ，乾燥果実，コーンシロップ
0.60〜0.50			チョコレート，菓子，蜂蜜，ヌードル
0.4			乾燥卵，ココア
0.3			乾燥ポテトフレーク，ポテトチップス，クラッカー，ケーキミックス
0.2			粉乳，乾燥野菜，くるみの実

■J.A. Troller, J.H.B. Christian：食品と水分活性．学会出版センター．

表2-6　微生物の発育と*A*wとの関係

微生物	発育の最低*A*w
普　通　細　菌	0.90
普　通　酵　母	0.88
普　通　カ　ビ	0.80
好　塩　細　菌	≦0.75
耐 乾 性 カ ビ	0.65
耐滲透圧性酵母	0.61

■日本水産学会：食品の水．恒星社厚生閣，1973.

た，冷凍の貯蔵性が高いのは，低温であるためだけでなく，自由水が凍って，結合水の割合が増加することも原因である．

3 ▸ 水分の定量法

食品中の水分量は通常，食品を乾燥し，その減量分を測定し，水分含量としている．従来より，105℃で乾燥することが一般的であるが，食品によっては十分に乾燥しなかったり，温度が高すぎて変質したりするため，日本食品標準成分表では，より正確に測定するため，食品ごとの乾燥温度や条件（常圧，減圧）を定めている．

乾燥による方法では，強く結合している水は完全には除けないので*，真の水分量や非常に少ない水分を測定する場合には，化学的な水の分析法であるカールフィッシャー法が用いられる．

* 105℃乾燥法で求める穀物の水分含量は，真の水分量より約1%少ないと考えられている．

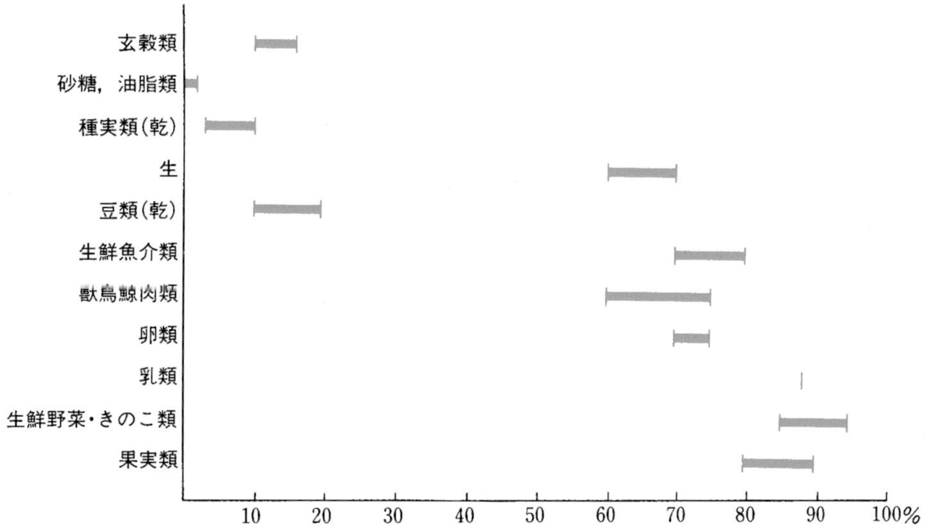

図2-11　食品の水分量

4 ▶ 食品中の水分量

食品の水分量は収穫や製造の条件，貯蔵時の環境などによりかなりの変動がみられる．主な食品群の水分量の目安は以下のようである（**図2-11**）．

穀類中，玄穀は乾燥されているため，10～15.5%，13%前後のものが多い．

砂糖や油脂は，液糖や畜肉の脂身を除き，ほとんど0%である．

種実類の乾燥品は，数%と少ないものが多く，生のものは，くりやぎんなんで60数%である．

豆類の乾燥品は，ほとんどが10数%である．

生鮮魚介類は，70～80%のものが大部分であるが，うなぎやいわしなど，油が多いもので60数%である．

獣鳥鯨肉類は，脂身の多いもので少ないが，大部分は60～75%である．

卵類は，70～75%，牛乳は，88%である．

生鮮野菜類は，90%前後のものが大部分であるが，ごぼう，枝豆，そら豆などは，80%以下と少なめである．また，乾燥したものを除き，きのこ類も90%前後のものが多い．

果実類は，野菜よりもいくぶん少なく，85%前後のものが多い．

3 タンパク質

頭のてっぺんから爪先までとは，全身を表す言葉であるが，髪の毛も足の指先の爪もタンパク質である．われわれの体は，文字どおり全身タンパク質よりなっている．タンパク質の形態は，爪のように堅いものや，水に溶けるものなど，さまざまであり，またその働きは体の構造の維持，生体反応など，ほとんどすべての生命現象に関与している．

食品としてのタンパク質は，重要な栄養素としてばかりでなく，食品の種々の性質に，決定的な影響をもつ成分である．

1 ▶ タンパク質とはどのようなものか

たいていの人は子供の時に，ブロックや積み木で遊んだ経験をもっているであろう．とくにブロックは工夫によってさまざまな形のものが造れるため，長くのびた形や固まり状のものなど，自由に組み立てることが可能である．

タンパク質はアミノ酸というブロックで造った造形物に比較される．ブロックの部品は20種，何個使っても構わないとなれば，数え切れないほどの形を組み立てることが可能である．

髪の毛や絹のように長くのびた形のものは，繊維状タンパク質，牛乳や卵のなかにあるタンパク質は，固まり状の球状タンパク質である．個々のタンパク質は，それぞれ異なる形をしており，形により，働きや役割が異なっている．それぞれの機能にあった形をしているといえる．ほとんどのタンパク質は，200個以上のアミノ酸よりできており，大きいものは何千個ものアミノ酸が結合している．また，このようなタンパク質がいくつか合体して，さらに大きなタンパク質になっているものもある．

1）アミノ酸

アミノ酸はひとつの分子のなかに，アミノ基（$-NH_2$）とカルボキシル基（$-COOH$）をもつ化合物である．カルボキシル基は水に溶けた時，解離して水素イオンを生成する酸であることから，アミノ酸*の名称がつけられている．

$$-COOH \rightleftarrows -COO^- + H^+$$

またアミノ基は水に溶けた時，水酸化物イオンを生成する塩基（アルカリ）である．

$$-NH_2 + H_2O \rightleftarrows -NH_3^+ + OH^-$$

すなわち，アミノ酸はひとつの分子のなかに，酸と塩基を両方もっており，このような物質を両性化合物という．

アミノ酸は，天然に700種以上もあることが確認されているが，タンパク質を作っているのは，そのうちの20種類ほどである．タンパク質構成アミノ酸は，カルボキシル基の結合している炭素（α位）に，アミノ基が結合しているα-アミノ酸であり，**図2-12**のような構造式で表される．この構造のRの部分を側鎖といい，それぞれのα-アミノ酸の違いは，この側鎖部分の違いによる．

1　L型，D型——α-アミノ酸のα位の炭素には，カルボキシル基，アミノ基，水素および側鎖の4種類の異なる原子，あるいは原子団が結合している．このような炭素原子を不斉炭素原子という．

不斉炭素を中心にして，これら4種のものを空間に等分に配置すると，**図2-12**のような2つの異なった立体構造のものが存在する．これら2つのものはまったくそっくりであるが，ちょうど右手と左手のように，重ね合わすことのできない異なったものであり，鏡像異性体とよばれる立体異性体である．このような異性体を区別して，L型，

* プロリンとオキシプロリンはイミノ基（NH）であるので，イミノ酸ともいわれる．

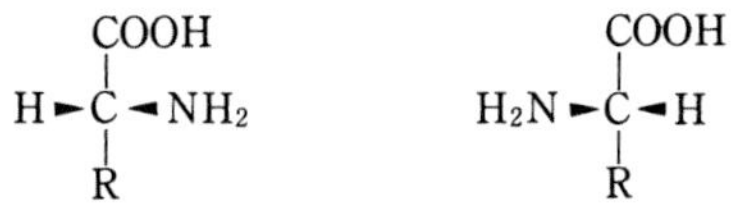

D型　　L型

図2-12　アミノ酸の立体異性体

D型と表示する*．グリシンは側鎖が水素原子であり，立体異性体がないが，それ以外のタンパク質構成アミノ酸（**図2-13**）は，すべてL型である．

[2]　アミノ酸の性質と分類――両性電解質であるアミノ酸を水に溶かすと，**図2-14**のような分子内塩，すなわち，双性イオン（zwitter ion）として存在する．低いpHのもとでは，アミノ基は$-NH_3^+$となり，逆に高いpHでは，カルボキシル基が，$-COO^-$イオンとなる．また，適当なpHのもとでは，正負の電荷が等しくなり，このpHを等電点とよぶ．等電点は各アミノ酸に固有の値である．

中性アミノ酸，酸性アミノ酸，塩基性アミノ酸という分類は，側鎖にカルボキシル基やアミノ基などの解離性の官能基をもっているかいないかによる．もっていないものが中性アミノ酸，カルボキシル基のような酸基をもつものが酸性アミノ酸，アミノ基のような塩基をもつものが塩基性アミノ酸である．中性アミノ酸の等電点はpH5～6，酸性アミノ酸ではpH 3付近，塩基性アミノ酸はpH 9～10の値である．

親水性アミノ酸，疎水性アミノ酸という分類は，側鎖に水酸基，カルボキシル基，アミノ基のような親水性官能基をもつかどうかにより分類される．親水性官能基をもたない炭化水素の側鎖をもつものを疎水性アミノ酸といい，バリン，ロイシン，イソロイシンのように炭素数の多い炭化水素鎖や，フェニルアラニンのようにベンゼン環をもつアミノ酸は疎水性が強い．一般に親水性のアミノ酸は水に溶けやすく，疎水性のアミノ酸は水に溶けにくい．

[3]　遊離アミノ酸――タンパク質になっているアミノ酸のように，互いに結合しているアミノ酸を結合アミノ酸というのに対して，他のものと結合していない，遊離の状態で存在するアミノ酸を遊離アミノ酸という．

アミノ酸はそれぞれ異なった味があり（**表2-7**），食品中に存在する遊離アミノ酸は，その食品の味を作り出す重要な成分である．L-グルタミン酸はこんぶの旨味物質であり，グリシンやL-アラニンはえびの甘味となることが知られているが，他の大部分の食品でもアミノ酸は大きな役割をもっている．とくに，みそ，しょうゆ，チーズなどの発酵食品の複雑でこくのある味は，そのなかに存在する旨味や甘味，あるいは苦味などをもつアミノ酸類の調和により成り立っている．

2）タンパク質の構造と性質

タンパク質は多数のアミノ酸が結合してできているものであるが，その結合をペプチド結合という．タンパク質には髪の毛，羊毛，爪，皮革，絹，クモの糸，うろこな

* 紙面上に不斉炭素を置き，上にカルボキシル基，下に側鎖を書き，これらを紙面の奥にする．左右のアミノ基と水素を紙面の手前とした時，アミノ基が左側のものをL型，右側のものをD型とする（フィッシャー投影法）．

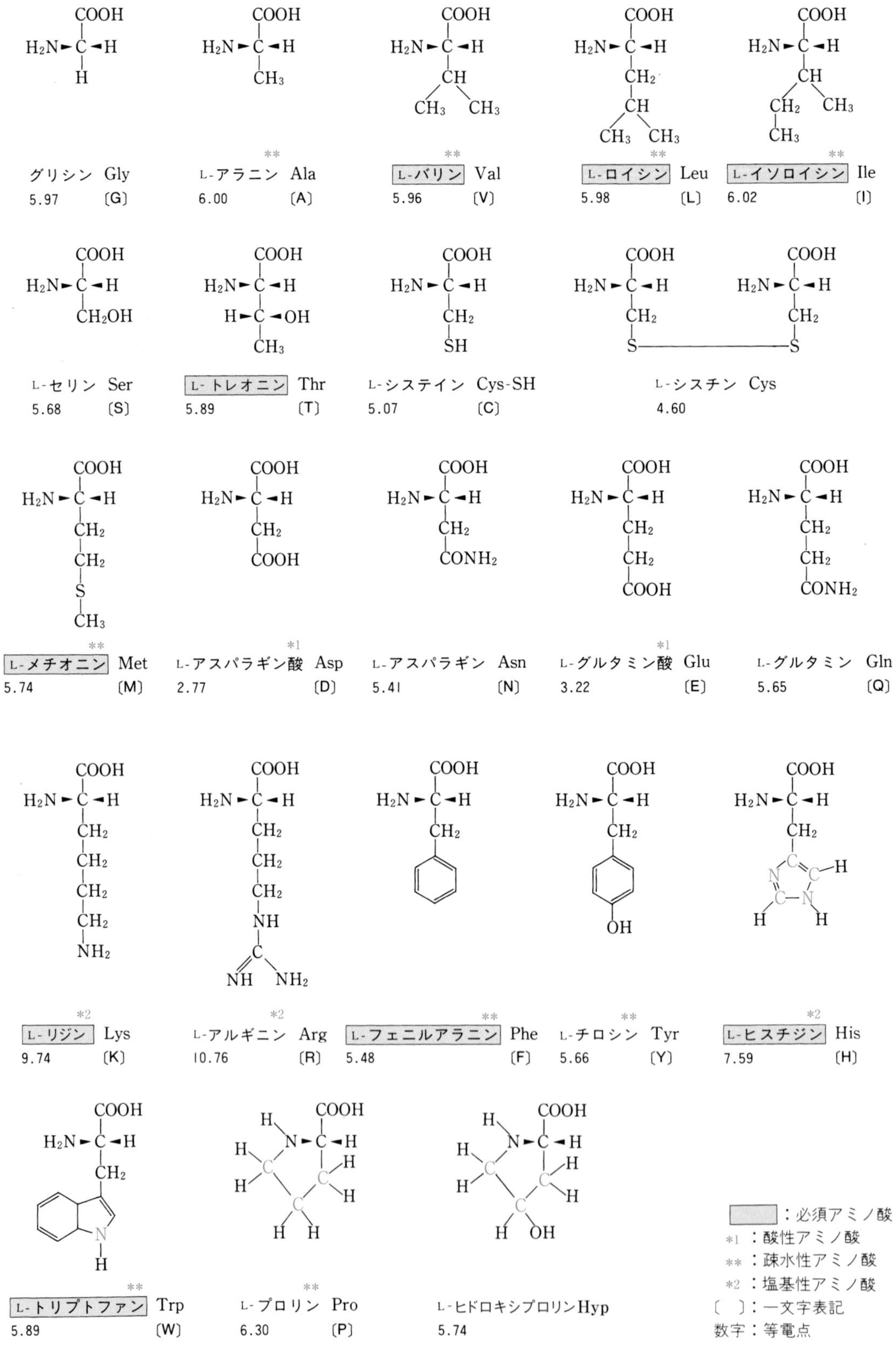

図2-13　タンパク質に含まれるアミノ酸

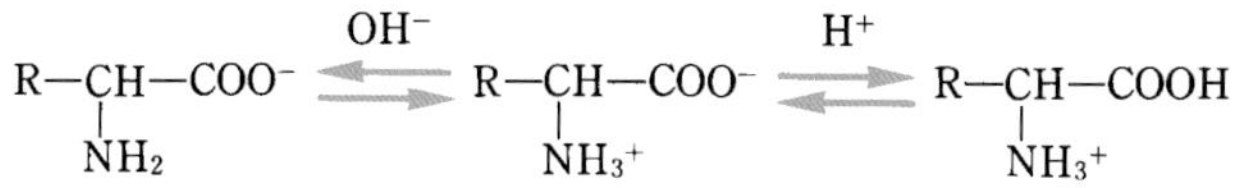

図2-14　アミノ酸の解離

表2-7　アミノ酸の味

アミノ酸	L-体	D-体
グリシン	甘味	
アラニン	甘　味 (1)	強甘味 (3)
セリン	微甘味	強甘味
α-アミノ酪酸	微甘味	甘　味
トレオニン	微甘味	弱甘味
ノルバリン	苦　味	甘　味
バリン	苦　味	強甘味
ノルロイシン	微苦味	甘　味
ロイシン	苦　味	強甘味
イソロイシン	苦　味	甘　味
メチオニン	苦　味	甘　味
ヒスチジン	苦　味	甘　味
オルニチン	苦　味	弱甘味
リシン	苦　味	弱甘味
アルギニン	微苦味	弱甘味
アスパラギン	無　味	甘　味
フェニルアラニン	微苦味	強甘味 (5)
トリプトファン	苦　味	強甘味 (35)

カッコ内の数字はショ糖を1とした時の甘味度.
■日本化学会編：味とにおいの化学．学会出版センター，1974.

どの繊維状タンパク質，生体反応を触媒する酵素や血液中のヘモグロビンなどのように，水にコロイド状に分散する球状タンパク質があり，その形が異なることにより，働きも異なっている．ではなぜタンパク質はこのようないろいろな形になるのであろうか．その秘密はペプチド結合にある．

1　ペプチド結合——ペプチド結合とは，アミノ酸のカルボキシル基と他のアミノ酸のアミノ基より，水がとれてできる結合である（**図2-15**）．この結合により，アミノ酸が連なったものがペプチドである．アミノ酸が2つ結合したものをジペプチド（dipeptide），3つ結合したものをトリペプチド（tripeptide）などといい，これらを含め，少数のアミノ酸よりなるペプチドをオリゴペプチド（origopeptide）という．また，タンパク質は多数のアミノ酸が結合したものであり，これをポリペプチド（polypeptide）という．オリゴペプチドの性質はアミノ酸に類似しており，生体中でホルモンなどとして特殊な働きを示すものがあるほかに，発酵食品の複雑な味の発現などに関係している．

ペプチド結合の特徴のひとつは，普通の結合と異なり自由な回転が束縛されていることである，したがってアミノ酸とアミノ酸の間にある角度が存在する．このためアミノ酸が何個もつながっていくと，同じ方向に曲がった場合にはらせん状になり，交互に曲がるとジグザグになる．どちらになるかは各アミノ酸の側鎖の形により決まっ

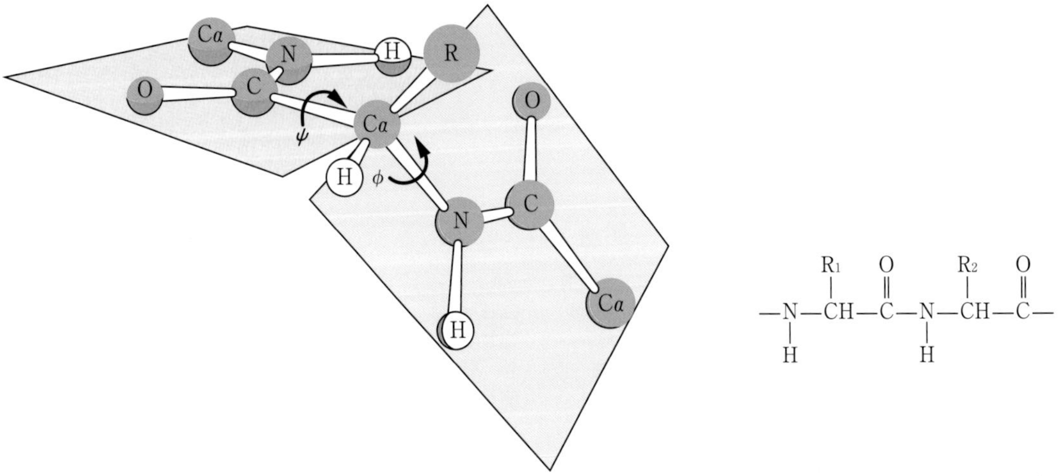

図2-15　ペプチド結合

■田宮・他訳：ストライヤー生化学．東京化学同人，1977.

てくるので，アミノ酸がどのような順番で結合しているかにより自然に定まってくる．

ペプチド結合のもうひとつの特徴は，イミノ基（−NH−）とカルボニル基（−CO−）が水素結合をすることである．水素結合によりらせん状やジグザグの形が固定されて安定化される．

[2] アミノ酸配列——ペプチドやタンパク質のアミノ酸の結合順序のことを，アミノ酸配列という．アミノ酸配列により，自然にポリペプチド鎖の形が定まり，したがってそのタンパク質の機能も定まるので，アミノ酸配列のことをタンパク質の一次構造（primary structure）という．ペプチド鎖にはアミノ基が結合していない端と，カルボキシル基が結合していない端があり，それぞれアミノ末端（N末端），カルボキシル末端（C末端）という．

[3] 繊維状タンパク質——アミノ酸が多数結合すると，自然にらせん状やジグザグな形になると述べたが，その典型的なタンパク質が繊維状タンパク質である．髪の毛，羊毛，爪，皮革などのタンパク質であるα-ケラチンは，アミノ酸約3.6個で右回りに一巻きするらせん状のポリペプチド鎖，これをα-ヘリックス（α-helix，**図2-16**）というが，これが数本ロープのようによじれ，互いにシスチンのジスルフィド結合で結合した構造をしている（**図2-17**）．α-ヘリックスの内部では，ペプチド結合のカルボニル基が4つ先のイミノ基と水素結合し，らせん構造が安定化されており，側鎖は周囲に突き出ている．筋肉のタンパク質であるミオシンもα-ヘリックス構造をしている．

絹のタンパク質であるフィブロインやクモの糸，うろこのタンパク質は，β-ケラチンとよばれる．これらのタンパク質ではポリペプチド鎖がジグザグになっており，2本以上のポリペプチド鎖が平行，あるいは逆平行に並び，互いのカルボニル基とイミノ基が水素結合で結びついている．このような構造をβ-構造（β-structure，**図2-18**），またはひだ状になっているという意味で，β-プリーツシート（β-pleated sheets）という．

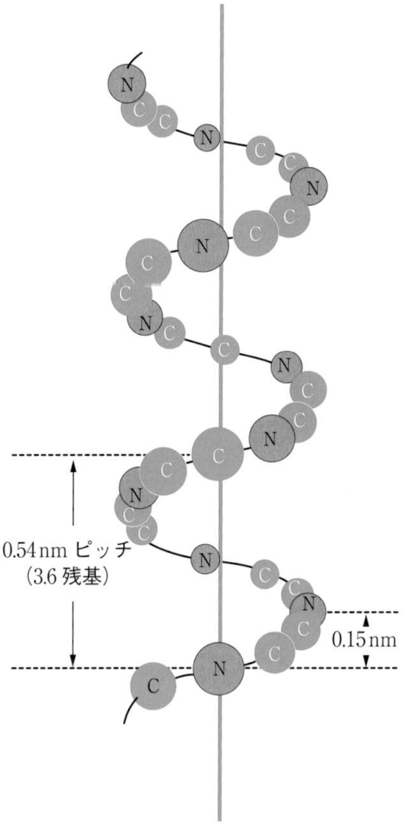

α-ヘリックス

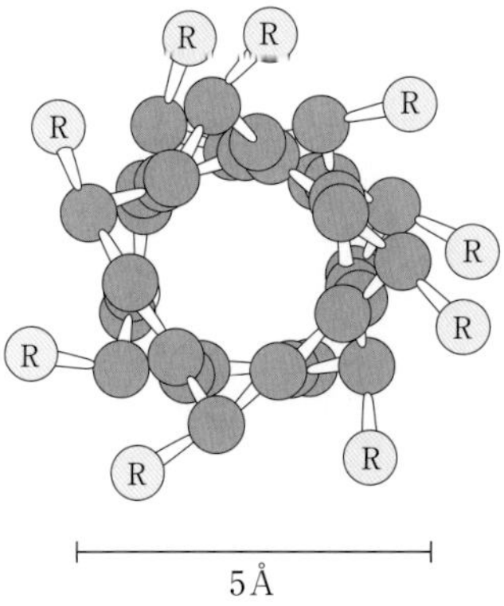

α-ヘリックス軸を上から見た図.
側鎖（R）はヘリックスの外側にある.

■Stryer L：*Biochemistry*. 2nd ed, Freeman, 1981.

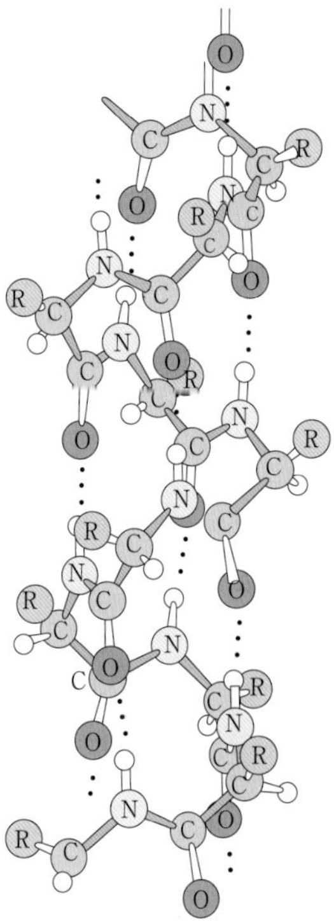

α-ヘリックスの水素結合
■Pauling L：*The Nature of the Chemical Bond*. 3rd ed, 1960.

図2-16　α-ヘリックスの構造

哺乳動物の結合組織，腱，皮膚，角膜に含まれるコラーゲンは，哺乳動物の体の全タンパク質の約1/4を占めるといわれている．また，これを長時間加熱して変性させたものがゼラチンである．コラーゲンは約1/3がグリシン，残りがプロリンとオキシプロリンおよびその他のアミノ酸よりなる繊維状タンパク質である．コラーゲンの分子はアミノ酸3個で，一巻きの左巻きらせん（α-ヘリックスではない）となっており，さらにこの3本が絡み合って，右巻きの3本鎖らせんを形成している（**図2-19**）．これらは互いのポリペプチド鎖の間で水素結合し，安定になっている．

[4]　球状タンパク質（globular protein）――水や塩類溶液に溶けるタンパク質を球状タンパク質という．球状タンパク質はα-ヘリックスや，β-構造をしたペプチド鎖が折りたたまれて組み合わさり，全体として一定の立体的な形となったものである．この時，α-ヘリックスやβ-構造はタンパク質の部分的な構造となるものであり，二次構造とよばれる．またそれらが組み合わさって，立体的な形となったものをタンパク質の三次構造という（**図2-20**）．

三次構造をしたポリペプチド鎖の内部には，疎水性のアミノ酸が多く集まり，疎水結合し，ところどころにできるシスチンのジスルフィド結合などとともに，構造を安定化させている．また，周囲には親水性のアミノ酸が多く集まり，水和されている．

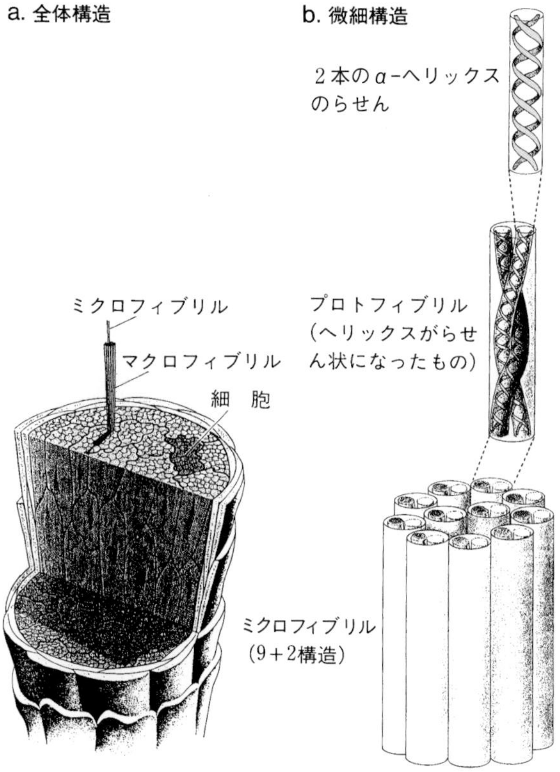

図2-17　髪の毛の構造

■田宮・他訳：ヴォート生化学．東京化学同人，1992.

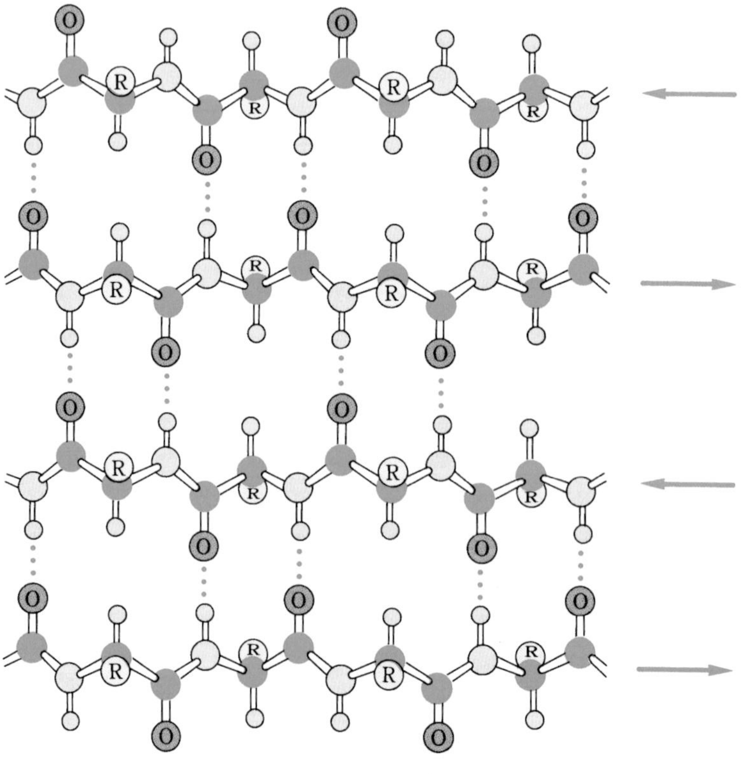

図2-18　β-構造　■上代淑人・監訳：ハーパー生化学．丸善，1993.

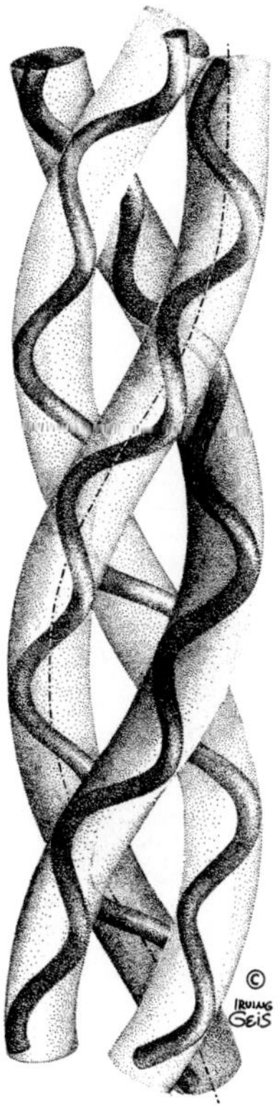

図2-19　コラーゲンの3本鎖らせん

左巻きポリペプチド鎖3本が集まり右巻き超らせん構造を作る．鋼やワイヤーロープも反対にねじれた繊維をより合わせて作る．各ヘリックスは3.3残基で1回転，ピッチ10.0 Å（ポリプロリンⅡは1回転3.0残基，ピッチ9.4 Å．コラーゲン3本らせんは1周りごとにGly-X-Y10回で，ピッチ86.1 Å．

■©by Irving Geis.

■田宮・他訳：ヴォート生化学．東京化学同人，1992.

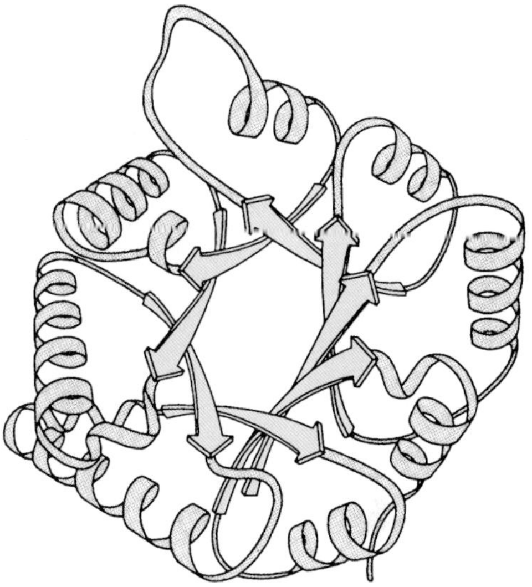

図2-20　タンパク質の三次構造

トリオースリン酸イソメラーゼの正面像．

■J. Richardson の好意による．

■上代淑人・監訳：ハーパー生化学．丸善，1993.

このようなタンパク質の形は，そのタンパク質の生体内での機能の発現に合った構造であり，形が機能を決定しているともいえる．

5　四次構造——多くのタンパク質は，三次構造をした複数のポリペプチド鎖が水素結合や静電結合により会合し，より大きなタンパク質となっている．これをタンパク質の四次構造という（**図2-21**）．たとえば，血液の赤血球に存在するヘモグロビンは，α，βの2種のポリペプチドが，それぞれ2つずつ会合した巨大分子である．これらひとつひとつのポリペプチド鎖のことを，サブユニット（sub unit）という．

3）タンパク質の種類と分類

タンパク質はポリペプチド鎖だけからできている単純タンパク質と，ポリペプチド鎖と炭水化物や脂質などの非タンパク性の物質が結びついている複合タンパク質に分類される．

単純タンパク質は溶解性に基づき，**表2-8**のようにアルブミン，グロブリン，プロラミンなどに分類されるが，同じアルブミンでも，卵アルブミンと乳アルブミンは異なるものである．

複合タンパク質は**表2-8**のように，ポリペプチド鎖でない部分，補欠分子族の種類により分類される．

1　食品中のタンパク質——生物が生命を維持するために，無数のタンパク質が機能している．食品はほとんどが生物体であり，多くの種類のタンパク質を含んでいる．**表2-9**に代表的な食品の主なタンパク質の組成を示したが，当然，これにあげられて

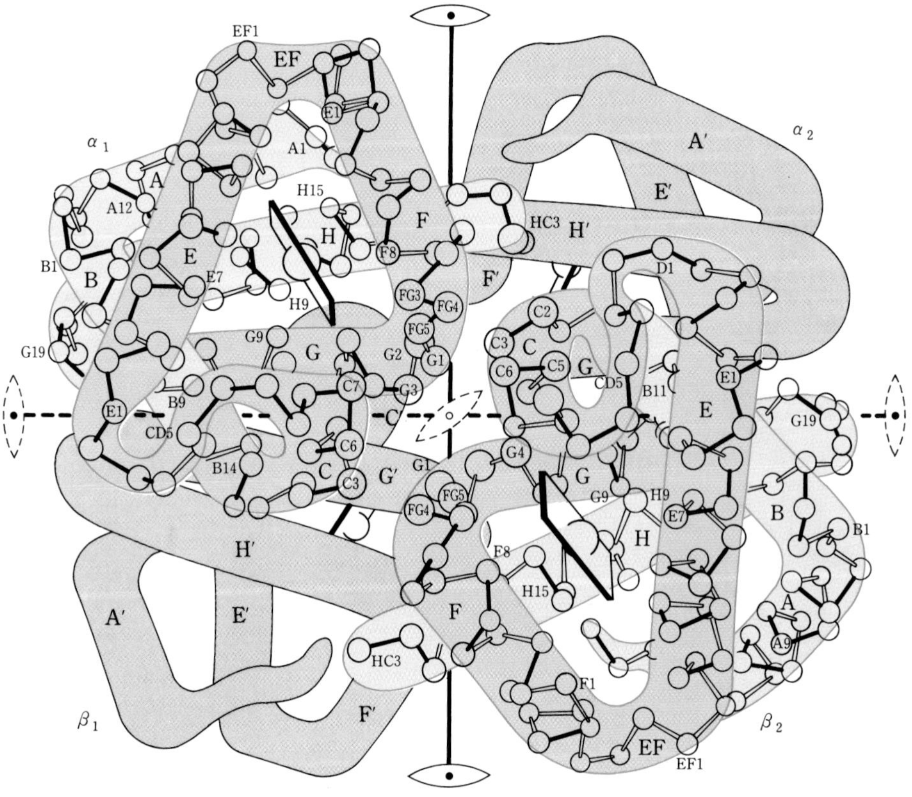

図2-21　タンパク質の四次構造（ヘモグロビン）

■日本生化学会編：生化学データブックⅠ．東京化学同人，1979.

いない少量のタンパク質が無数に存在する．大量に存在するタンパク質は，食品の物理的な性質や栄養的な価値を左右する重要な存在であるが，少量存在するタンパク質も種々の働きがあり，たとえば，酵素は食品の貯蔵，加工，調理などのあらゆる場面で成分の変化に関係し，食品の栄養，嗜好性などの品質に影響する．

4）タンパク質の働き

植物の体を支える成分が，炭水化物でできているのに対して，哺乳動物や魚の体構造を支えているのは，タンパク質である．体表面の皮膚や毛髪，爪，魚のうろこなどはケラチンやコラーゲンなどの繊維状タンパク質であるが，体内の構造も筋肉のミオシンやコラーゲンなど，強い強度をもつ繊維状タンパク質で構成されている．また，骨もコラーゲン線維とリン酸カルシウムで形成されている．

動物，植物にかかわらず，生物体内での物質代謝などの生体反応は，酵素とよばれるタンパク質により行われている．血液中にあって，肺より体内の各細胞に酸素を運搬する働きをもつヘモグロビンはタンパク質であり，また，体を防御するための免疫反応などもタンパク質の働きである．タンパク質の生体中での役割を**表2-10**に示す．

[1] 酵　素——生体内の反応を触媒するタンパク質を酵素という．酵素の触媒としての特徴は，温和な条件で反応を進めることができることと，ある酵素はある特定の対象物質（基質）に対してのみ作用する，いわゆる基質特異性を有することである．た

表2-8　単純タンパク質・複合タンパク質の分類

単純タンパク質

属	溶解性	特　性	名　称	備　考
アルブミン albumin	水, 塩類溶液, 酸, アルカリに可溶	熱により凝固 $(NH_4)_2SO_4$ 飽和で沈殿	卵アルブミン 乳アルブミン 血清アルブミン ロイコシン レギュメリン	卵白 牛乳 血清 小麦 大豆, 小豆
グロブリン globulin	水に不溶 塩類溶液, 酸, アルカリに可溶	熱により凝固 $(NH_4)_2SO_4$ 1/2飽和で沈殿	卵グロブリン ミオシン エディスチン グリシニン	卵黄 筋肉 大麻種子 大豆
グルテリン glutelin	水, 中性塩溶液に不溶 希酸, アルカリに可溶		グルテニン オリゼニン	小麦 米
プロラミン prolamin	水, 中性塩溶液に不溶 希酸, アルカリに可溶	70〜90%エタノールに可溶	ツェイン グリアジン ホルディン	とうもろこし 小麦 大麦
アルブミノイド albuminoid (別名硬タンパク質)	水, 塩類溶液, 酸, アルカリに不溶	普通の溶媒に不溶, 酸などに作用されない	フィブロイン ケラチン エラスチン コラーゲン (ゼラチン)	絹糸 角, 爪, 毛, 蹄 靭帯, 羽毛 骨, 爪, 蹄 コラーゲンの誘導体
ヒストン histon	水, 希酸, 濃アルカリに可溶, 希アンモニアに不溶	熱で凝固しない塩基性のタンパク質	グロビン チムスヒストン	血球 脳腺
プロタミン protamin	水, アンモニア溶液に可溶	熱で凝固しない強塩基性のタンパク質	サルミン スツリン クルペイン スコンブリン	サケ精液 チョウザメ精液 ニシン サバ精液

複合タンパク質

属	溶解性	特　性	名　称	備　考
核タンパク質 nucleoprotein	水・希酸に不溶. 希アルカリに可溶	核酸を含む	ヌクレイン クロマチン	細胞核 魚類精液
糖タンパク質 glycoprotein	水・希アルカリに可溶	粘性をもち, アミノ糖を含む	コンドロプロテイド ムコイド	軟骨 粘液腺, 水晶体
リンタンパク質 phosphoprotein	希アルカリに可溶	リン酸をエステル型で含みエステラーゼによって分解される	カゼイン ビテリン	牛乳 卵黄
色素タンパク質 chromoprotein		有色で, 希酸により色素部を分離する	ヘモグロビン ミオグロビン ヘモシアニン フィコエリスリン フィコシアン	血球 筋肉 無脊椎動物 海藻 海藻
リポタンパク質 lipoprotein		複合脂質を含む	レシトプロテイン	細胞質

■菅原龍幸・他：食品学総論．建帛社，1987.

表2-9　食品タンパク質の組成

大豆		小麦		卵白	
グリシニン	36.5%	アルブミン＋グロブリン	15.4%	オボアルブミン	54%
β-コングリシニン	27.8	グリアジン	38.4	オボトランスフェリン	12〜13
(7Sグロブリン)		グルテニン	31.8	オボムコイド	11
γ-コングリシニン	6.2			(トリプシンインヒビター)	
(7Sグロブリン)				オボムシン	3.5
塩基性7Sグロブリン	3.0			グロブリンG2	4.0
トリプシンインヒビター	2.9			グロブリンG3	4.0
(2Sグロブリン)				リゾチーム	3.4
				オボインヒビター	1.5
				(トリプシンインヒビター)	
牛乳		**畜肉**		**魚肉**	
カゼイン		**筋原線維**	55% (100)	**筋原線維**	65〜70%
α_s	37.6%	ミオシン	(55)	ミオシン	
β	25.1	アクチン	(20)	アクチン	
κ	12.5	トロポミオシン	(5)	パラミオシン	
γ	3.1	トロポニン	(3)	トロポミオシン	
		α-アクチン	(2)	**筋形質**	20〜30
乳清		コネクチン	(5)		
β-ラクトグロブリン	9.4	**筋形質**	30	**肉基質**	3〜5
α-ラクトアルブミン	3.8	ミオグロビン		コネクチン	
		ヘモグロビン		コラーゲン	
		肉基質	15	エラスチン	
		コラーゲン		エラストイジン	
		レティキュリン			
		エラスチン			

表2-10　タンパク質の機能別分類と役割

種類	役割	所在（カッコ内はタンパク質の名前）
構造タンパク質	動物の体や組織を作る	毛，羊毛，羽毛（ケラチン）；結合組織（コラーゲン，エラスチン）；筋肉（ミオシン）；絹糸（フィブロイン）
貯蔵タンパク質	子孫の栄養	牛乳（カゼイン）；卵（オボアルブミン）；大豆（グロブリン）；小麦（グルテリン）；とうもろこし（ツェイン）
酵素	生体物質の合成反応，分解反応，酸化反応などの触媒作用	消化液（プロテアーゼ，アミラーゼ，リパーゼ）；クレブス回路；脂肪の合成；デンプンの合成
呼吸タンパク質	酸素の運搬や貯蔵，電子の伝達	血液（ヘモグロビン）；筋肉（ミオグロビン）；細胞内（チトクローム）
防御性タンパク質	生体の防御	血液（抗体グロブリン）；血液凝固（フィブリノーゲン）
核タンパク質	遺伝の調節	染色体（ヒストン）；精子（プロタミン）
ホルモン	代謝の調節	膵臓（インスリン，グルカゴン）
毒素タンパク質		病原菌（ボツリヌス菌毒素）；ヒマ種子（リシン）

オボアルブミンは卵アルブミンともいう．

■安本教伝・他：エスカ食品学総論．同文書院．

とえば，デンプンを加水分解する酵素をアミラーゼというが，この酵素はタンパク質を加水分解することはない．また，タンパク質を加水分解するプロテアーゼはデンプンを加水分解できない．しかしながら，酵素の基質特異性には非常に厳密なものと，比較的緩やかなものがあり，たとえば，チーズを製造する時用いるキモシン，別名レンニンは牛乳のタンパク質のひとつであるκ-カゼインのアミノ酸配列のうち，105番目のフェニルアラニンと，106番目のメチオニンの間のペプチド結合を加水分解する，非常に厳密な基質特異性をもっている．これに対して，消化酵素のひとつであるペプシンは種々のタンパク質のいろいろな箇所を加水分解できる．

酵素に厳密な基質特異性があることは，生命を維持するための無数の反応を，秩序立ててコントロールするために，必要不可欠である．

2 酵素の名称と分類——酵素の名称は，触媒する反応の語尾にアーゼ（−ase）をつけたものが多く，たとえば，タンパク質を加水分解する酵素はプロテアーゼ，デンプンを加水分解する酵素はアミラーゼなどである．

酵素は反応の種類により，次の6群に分類されている．

酸化還元酵素（EC-1），転移酵素（EC-2），加水分解酵素（EC-3），リアーゼ（EC-4），異性化酵素（EC-5），リガーゼ（EC-6）．

5）タンパク質の性質

1 等電点（表2-11）——タンパク質を構成するアミノ酸の側鎖には，アミノ基やカルボキシル基をもつものがある．このためタンパク質も両性化合物であり，等電点がある．等電点では水和量が少なくなり，最も溶解度が低くなる．タンパク質によっては等電点で沈殿するものがあり，これを等電沈殿という．牛乳に酸を加え微酸性にすると，カゼインが等電沈殿する．ヨーグルトなどはこの原理で製造される．

2 塩溶と塩析——タンパク質の溶液に塩類を加えると，塩の濃度が薄い時には，タンパク質の溶解度を増加させる（塩溶効果）が，さらに塩濃度を増加させると沈殿する．これを塩析という．硫酸アンモニウムはこの効果が強く，タンパク質の種類により沈殿する濃度が異なるため，タンパク質の分離や精製に用いられる．

3 変　性——タンパク質は，加熱，凍結，乾燥，攪拌《かくはん》などの物理的刺激や，酸，アルカリ，有機溶媒，重金属などの化学的処理により，沈殿や凝固，ゲル化などを起こし，性状が変化する．また，酵素などはその活性が失われる（失活という）．このようなタンパク質の変化を変性（denaturation）という．変性はコンパクトにまとまったタンパク質の立体構造がほぐれたり，天然状態と異なる位置に疎水結合やジスルヒド結合を形成した状態とされており，一次構造の変化を伴わない変化である．

コラーゲンの変性によるゼラチンの生成，豆腐やかまぼこ，チーズの製造など，変性によるタンパク質の変化は，食品の調理，加工，製造などに利用されている．

表2-11　タンパク質の等電点

タンパク質	等電点
卵アルブミン	4.7〜4.9
血清アルブミン	4.88
ヘモグロビン	6.79〜6.83
ゼラチン	4.80〜4.85
カゼイン	4.6
エデスチン	5.5〜6.0
プロタミン	12.0〜12.4
トリプシン	5.0〜8.0

2 ▶ タンパク質の栄養

西アフリカのガーナ地方にクワシオルコル（Kuwashiorkor）とよばれる原因不明の，死亡率の高い疾患があった．この疾患は現在では，良質タンパク質の摂取不足が主因となり，これにエネルギー不足が加わったものであることが明らかにされており，「タンパク質エネルギー栄養障害（protein energy malnutrition，PEM）」として取り扱われている．そして現在でもなおこの疾患は，世界的にみて最も重要で，広範囲に及ぶ栄養問題となっている．

1）必須アミノ酸

体を構成しているタンパク質はアミノ酸を材料として造られているが，20種類のアミノ酸のうち，ヒトは9種類のアミノ酸を他の材料から作ることができない，すなわち食物として摂取しなければならない．これらのアミノ酸を必須アミノ酸，または不可欠アミノ酸とよんでいる（**図2-13参照**）．これらのアミノ酸が欠乏することにより，クワシオルコルのような栄養障害が発生するのである．タンパク質の栄養的な役割は，必須アミノ酸を供給することであり，その栄養価はいかに効率よく，必須アミノ酸を供給するかにより決定される．

2）タンパク質の栄養評価

タンパク質の栄養価の評価には，生物学的評価法と化学的評価法がある．

生物学的な方法では，試験動物の体重増加率から求めるタンパク質効率（protein efficiency ratio，PER）と，正味タンパク質比（net protein ratio，NPR），また吸収された窒素と尿中に排泄された窒素から，試験タンパク質の体内利用効率を求める生物価（biological value，BV），生物価に消化率を乗じた正味タンパク利用率（net protein utilization，NPU）がある．

タンパク質効率は，摂取タンパク質1g当たりの試験動物の体重増加量で表され，また正味タンパク質比は，この時の体重増加量から無タンパク質食摂取時の体重増加量を差し引いたものである．

生物価および正味タンパク質利用率は次式のように表される．

生物価＝体内保留窒素量/吸収窒素量×100
吸収窒素量＝摂取窒素量－（タンパク食糞中窒素量－無タンパク食糞中窒素量）
体内保留窒素量＝吸収窒素量－（タンパク食尿中窒素量－無タンパク食尿中窒素量）
正味タンパク質利用率＝生物価×消化率＝体内窒素保留量/摂取窒素量×100

化学的評価法は，食品タンパク質の必須アミノ酸組成を測定し，それをヒトの必須アミノ酸必要量のパタンと比較して求められる．この方法で求められた算定値は一般的に化学価（ケミカルスコア，chemical score）とよばれるものである．

最初のケミカルスコアは，1957年にFAOにより提案されたもので，ヒトの必須アミノ酸必要量についての，多くの研究に基づいた比較タンパク質を設定し，このアミノ酸パターンとの比較により栄養価を算出するもので，タンパク価（プロテインスコア）

表2–12　アミノ酸評点パターン

アミノ酸（略号）		タンパク質当たりの必須アミノ酸（mg/gタンパク質*）						
		1985年（FAO/WHO/UNU）				2007年（FAO/WHO/UNU）		
		乳児	学齢期前 2〜5歳	学齢期 10〜12歳	成人	1〜2歳	3〜10歳	18歳以上
ヒスチジン	His	26	19	19	16	18	16	15
イソロイシン	Ile	46	28	28	13	31	30	30
ロイシン	Leu	93	66	44	19	63	61	59
リシン	Lys	66	58	44	16	52	48	45
メチオニン＋シスチン：含硫アミノ酸（SAA）	Met＋Cys	42	25	22	17	25	23	22
フェニルアラニン＋チロシン：芳香族アミノ酸（AAA）	Phe＋Tyr	72	63	22	19	46	41	38
トレオニン	Tyr	43	34	28	9	27	25	23
トリプトファン	Typ	17	11	9	5	7.4	6.6	6
バリン	Val	55	35	25	13	41	40	39
合計								
ヒスチジン込み		460	339	241	127	310.4	290.6	277
ヒスチジン除く		434	320	222	111	292.4	274.6	262

*この場合のタンパク質量は，「窒素量×6.25」である．

とよばれた．続いて，アミノ酸評点パターンや計算法が異なる卵価，人乳価などが提案された．その後，FAO/WHOが1973年に提案したアミノ酸評点パターンによる化学価は，アミノ酸スコア（アミノ酸価）とよばれ，1985年ついで2007年にFAO/WHO/UNUにより改良されたアミノ酸パターンが提案され，現在に至っている．

アミノ酸評点パターンは，各アミノ酸の必要量を年齢別のタンパク質必要量で除して算定される．また，タンパク質の栄養価には消化吸収率も考慮する必要があるので，1991年FAOはタンパク質消化率補正アミノ酸評点パターン（protein digestibility corrected amino acid score，PDCAAS）を推奨している．

アミノ酸スコアの算定方法は，食品の各必須アミノ酸含量（mg/gN）を**表2–12**のアミノ酸評点パターンのそれぞれの数値（mg/gN）で除して%を求め，その最も低い値をアミノ酸スコアとしている．この値が100より低いアミノ酸は制限アミノ酸であり，低いものより順に第一制限アミノ酸，第二制限アミノ酸という．

表2–13にいくつかの食品の生物価，正味タンパク質利用率，アミノ酸スコアを示したが，アミノ酸スコアは生物学的評価法とほぼ一致しており，タンパク質の栄養価をほぼ正しく評価できるものである．

3）食品タンパク質の栄養価

主な食品群のアミノ酸スコアと制限アミノ酸を示したものが**表2–14**である．穀類を含め一般に植物性食品のアミノ酸スコアは低く，動物性食品は高い．しかし通常われわれはいくつもの食品を組み合わせた献立の食事をしており，ある食品タンパク質の栄養価が低くても，他の食品により不足分が補われている．このような効果を補足効果

表2-13　食品タンパク質の生物学的評価とアミノ酸スコア

食品	生物価	正味タンパク質利用率	タンパク質効率	アミノ酸スコア(第一制限アミノ酸)	
				'85評点パタン	'07評点パタン
精白米	64.0	57.2	2.18	61 (Lys)	93 (Lys)
小麦粉	52.0		0.6	39 (Lys)	56 (Lys)
とうもろこし：全粒	59.4	51.1	1.12	31 (Lys)	44 (Lys)
そば	76.6	64.6		100	100
じゃがいも	66.7			73 (Leu)	100
大豆	72.8	61.4	2.32	100	100
キャベツ	39.9	35.2		53 (Leu)	95
牛乳	84.5	81.6	3.09	100	100
全卵	93.7	93.5	3.92	100	100
牛肉	74.3	66.9	2.30	100	100
鶏肉	74.3			100	100
豚肉	74.0			100	100
魚肉	76.0	79.5	3.55	100	100

表2-14　食品群のアミノ酸スコア（1973年パタンによる）

食品群	アミノ酸スコア(平均)	第一制限アミノ酸	備考
穀類	29～76 (51)　*n*=8,92*	Lys, Ileu*	そば
いも類	68～88 (80)　*n*=3	Leu, Lys, Ileu	
種実類	41～82 (59)　*n*=12	Lys (*n*=9), 含硫 (*n*=2), Thr	
豆類	59～86 (76)　*n*=7	含硫 (*n*=6), Thr (*n*=1)	
魚介類	100　*n*=47		
獣鳥鯨肉類	100　*n*=10,90*	Val*	鯨
卵類	100		
乳類	100　*n*=4,92*	Thr*	チーズ
野菜類	27～92 (57) *n*=35	Leu (*n*=19), 含硫 (*n*=12), Thr (*n*=5)	
果実類	30～91 (41) *n*=18	Leu (*n*=12), 芳香 (*n*=4)	

* 備考欄の食品.

という.

3 食品中のタンパク質量

1）タンパク質の定量法

日本食品標準成分表2020年版（八訂）の，成分項目群「たんぱく質」に属する成分にはアミノ酸組成によるタンパク質とタンパク質の項目がある．アミノ酸組成によるタンパク質の項目は日本食品標準成分表2015年版（七訂）から登場したものである．これ以前の成分表ではタンパク質の項目だけであった．このタンパク質の定量はタンパク質の平均的な窒素含有率（**表2-15**）が16％であることから，食品中の窒素の大部分はタンパク質に由来するという前提に基づき，食品の窒素量に16％の逆数すなわち100/16＝6.25の，いわゆる「窒素-タンパク質換算係数」を乗じて算出されたのが始まりである．その後，食品タンパク質の違いにより窒素含有率が異なることや，食品中にはタンパク質以外の窒素含有成分が存在することなどより，食品ごとに異なる換算係数が提案され，用いられている．日本食品標準成分表2020年版（八訂）のタンパク質は，改良ケルダール法，サリチル酸添加改良ケルダール法または燃焼法（改良デュマ法）によって全窒素量を定量し，タンパク質に由来する窒素量に近づけるためにこれから，野菜類は硝酸態窒素量を，茶類は硝酸態窒素量およびカフェイン由来の窒素

表2-15 タンパク質の元素組成

元素	C	H	O	N	S	P, I
%	50〜55	6.9〜7.3	19〜24	15〜19	0.3〜2.4	微量

量を，コーヒーはカフェイン由来の窒素量を，ココアおよびチョコレート類はカフェインおよびテオブロミン由来の窒素量を，それぞれ差し引いて「基準窒素量」を求め，これに「窒素-タンパク質換算係数」を乗じている．なお，硝酸態窒素，カフェインおよびテオブロミンを含まない食品では，全窒素量と基準窒素量とは同じ値である．また，「窒素-タンパク質換算係数」はFAOの数字があるものはそれを用い，それ以外のものは6.25を用いている．

アミノ酸組成によるタンパク質は，タンパク質はアミノ酸が脱水縮合したものなので，結合により脱離する水分子を控除したアミノ酸残基の総量を求めたものである．日本食品標準成分表2020年版（八訂）収載のアミノ酸量をもとに計算されている．

また，日本食品標準成分表2020年版（八訂）では，この値をタンパク質に由来するエネルギーを計算するための成分と位置づけ，エネルギーの算定には，原則として，この収載値を用いている．

2）アミノ酸成分表2020年版

タンパク質はアミノ酸の重合体であり，体組織や酵素，ホルモン等の材料となるほか，栄養素およびエネルギー源としても不可欠な物質である．タンパク質の栄養価は主に構成アミノ酸の種類と量（組成）によって決まるため，その摂取に当たっては，アミノ酸の総摂取量（タンパク質摂取量）のほか，不可欠アミノ酸の必要量を摂取することやアミノ酸組成のバランスが重要である．

アミノ酸成分表2020年版は，八訂食品成分表の収載食品のうち，直接分析により，あるいは原材料配合割合や文献等からの推計により，1,953食品のアミノ酸成分値が決定され，収載されている．本成分表は，

第1表　可食部100 g当たりのアミノ酸成分表
第2表　基準窒素1 g当たりのアミノ酸成分表
第3表　アミノ酸組成によるタンパク質1 g当たりのアミノ酸成分表（ウェブで公開）
第4表　（基準窒素による）タンパク質1 g当たりのアミノ酸成分表（ウェブで公開）

より構成されている．

第1表の食品中のアミノ酸は，食品の可食部を分析試料として秤取り，加水分解等の処理をした後，アミノ酸分析計等で測定し，可食部100g当たりの遊離態のアミノ酸含量（mg）が収載されている．項目の配列は水分（g），タンパク質（g），アミノ酸組成によるタンパク質（g），各アミノ酸（g），アミノ酸合計（g），アンモニア（g）である．

第2表の基準窒素1 g当たりのアミノ酸成分表は，第1表の成分値を，食品成分表2020年版に収載したタンパク質量を求める際に利用した基準窒素量で除して作成されている（mg単位）．項目の配列は各アミノ酸，アミノ酸合計，アンモニア，アミノ酸組成によるタンパク質に対する窒素-タンパク質換算係数，である．

第3表は，第1表の成分値を，各アミノ酸に基づくアミノ酸の脱水縮合物（アミノ酸

残基）の総量として算出したアミノ酸組成によるタンパク質量で除して作成されている（mg単位）．項目の配列は各アミノ酸，アミノ酸合計，アンモニアである．

第4表は，第1表の成分値を，基準窒素量に窒素-タンパク質換算係数を乗じて算出したタンパク質量で除して作成されている（mg単位）．項目の配列は各アミノ酸，アミノ酸合計，アンモニアである．

なお，収載されているアミノ酸は，18種類（魚介類，肉類と調味料及び香辛料類は19種類）である．その内訳は，体内で合成されないか，または十分に合成されない不可欠アミノ酸（必須アミノ酸）として，イソロイシン，ロイシン，リシン（リジン），含硫アミノ酸（メチオニン，シスチン），芳香族アミノ酸（フェニルアラニン，チロシン），トレオニン（スレオニン），トリプトファン，バリン，ヒスチジン，その他のアミノ酸としてアルギニン，アラニン，アスパラギン酸，グルタミン酸，グリシン，プロリン，セリンである．このほか，魚介類等についてはヒドロキシプロリンが収載されている．

4 脂　質

脂質は水に難溶で，エーテル，クロロホルム，アセトンなどの有機溶媒に可溶な物質の総称であり，油や脂肪，ロウおよびそれらの関連物質など，さまざまな成分が属している．

1 脂質とはどのようなものか

代表的な脂質である油（サラダ油や天ぷら油）を水酸化ナトリウムのようなアルカリの水溶液と加熱すると，最初油滴となって浮いているが，次第に溶解してしまう．これは油がアルカリによって，加水分解を受け，油を構成している成分である脂肪酸とよばれるものと，グリセリンになるからである．

グリセリンは，もともと水によく溶ける三価のアルコールであり，脂肪酸はアルカリ中ではイオンとなって水に溶ける．脂肪酸のナトリウム塩が，洗剤として使われている石けんであり，このため，アルカリによる加水分解はケン化といわれる．

多くの脂質とよばれる物質の大部分は，この例のように，ケン化により脂肪酸とグリセリンまたはその他のアルコールになる．しかしながら，脂質のなかにはケン化を受けないものや，ケン化されても水に溶けない成分もあり，それらを不ケン化物とよんでいる．不ケン化物にはステロールや脂溶性ビタミン，カロテンなどが含まれている．

1）脂肪酸

脂肪酸は大部分の脂質の構成成分であり，脂質の性質や働きを理解するうえで，基本的な物質である．

鎖状の炭化水素にカルボキシル基がひとつついたモノカルボン酸を脂肪酸という．その炭化水素基が飽和しているもの（二重結合のないもの）を飽和脂肪酸，不飽和なもの（二重結合や三重結合のあるもの）を不飽和脂肪酸という．三重結合をもつ脂肪酸は，一般にはほとんど存在しない．不飽和脂肪酸は二重結合の数により，モノエン酸

表2-16 脂肪酸の種類

飽和脂肪酸			不飽和脂肪酸			
名 称	炭素数：二重結合数	融点℃	名 称	炭素数：二重結合数	融点℃	二重結合の位置
酪酸	4：0	−5.5	ミリストレイン酸	14：1	−4.5	⊿9
butyric acid			myristoleic acid			
ヘキサン酸*1	6：0	1.5	パルミトレイン酸	16：1	−0.5	⊿9
hyxanoic a.			palmitoleic a.		~0.5	
オクタン酸*1	8：0	16.5	オレイン酸	18：1	14	⊿9
octanoic a.			oleic a.			
デカン酸*1	10：0	31.4	◎リノール酸	18：2	−9	⊿9,12
decanoic a.			linoleic a.	(*n*-6)*2		
ラウリン酸	12：0	43.5	◎α-リノレン酸	18：3	−11（α-, γ-リノレン酸）	⊿9,12,
lauric a.			α-linolenic a.	(*n*-3)*2		15
ミリスチン酸	14：0	53.8	γ-リノレン酸	18：3		⊿6,9,12
myristic a.		および	γ-linolenic a.	(*n*-6)		
		57.5~58	ステアリドン酸	18：4		⊿6,9,12,
パルミチン酸	16：0		stearidonic a.	(*n*-3)		15
palmitic a.		63.0	○アラキドン酸	20：4		⊿5,8,
ステアリン酸	18：0		arachidonic a.	(*n*-6)		11,14
stearic a.		70.1	○イコサペンタエン酸	20：5		⊿5,8,
アラキジン酸	20：0		icosapentaenoic a.	(*n*-3)		11,14,17
arachidic a.		77.5	ドコセン酸（エルカ酸）	22：1		⊿13
			docosenoic a.			
ベヘン酸	22：0	83.0	(erucic a.)			
behenic a.			ドコサペンタエン酸	22：5		⊿7,10,
リグノセリン酸	24：0	84.2	docosapentaenoic a.	(*n*-3)		13,16,19
lignoceric a.			○ドコサヘキサエン酸	22：6		⊿4,7,10,
			docosahexaenoic a.	(*n*-3)		13,16,19

◎，○は必須脂肪酸，○印はリノール酸，リノレン酸から生体内で合成される．

*1 IUPAC，日本化学会，日本油化学協会は従来のカプロン酸（$C_{6:0}$），カプリル酸（$C_{8:0}$），カプリン酸（$C_{10:0}$）の名称を廃止した．

*2 カルボキシル基より最も離れた二重結合の位置が，*n*（炭素数）−6または3である．

(monoenoic acid，1つ)，ジエン酸（dienoic acid，2つ），トリエン酸（trienoic acid，3つ）などとよばれ，また2つ以上のものを総称して，多価不飽和脂肪酸，あるいはポリエン酸（polyenoic acid）という．また，炭素数6以下を短鎖脂肪酸，8と10を中鎖脂肪酸，12以上を長鎖脂肪酸という．ただし，炭素数12のラウリン酸は中鎖脂肪酸に分類されることもあり，曖昧なところがある．

1 天然に存在する脂肪酸——天然に多く存在する脂肪酸（**表2-16**）は，炭素数が偶数の直鎖状のものである．奇数炭素数のものや，枝分かれしたものはまれにみられるだけである．生物体中での脂肪酸の合成は，炭素数2個のアセチル基が単位となって行われており*，このため，天然に存在する脂肪酸は偶数炭素数のものが大部分となる．また，不飽和脂肪酸の二重結合の立体配置は，一般にシス（*cis*）型であり，トランス（*trans*）型のものはまれにしかみられない（**図2-22**）．しかし，油脂を化学的に加工した場合には，トランス型の酸が生成し，油脂の性質に影響する．

飽和脂肪酸の最も安定な形は，**図2-23**のようなジグザグな直線状であるが，不飽和

* アセチル-CoAを出発物質として，炭素数2個ずつ鎖を延長する．

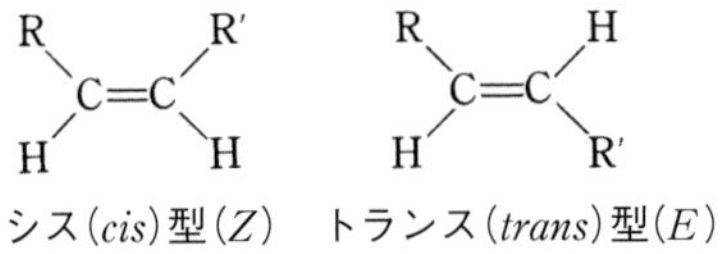

図2-22　シス-トランス異性体

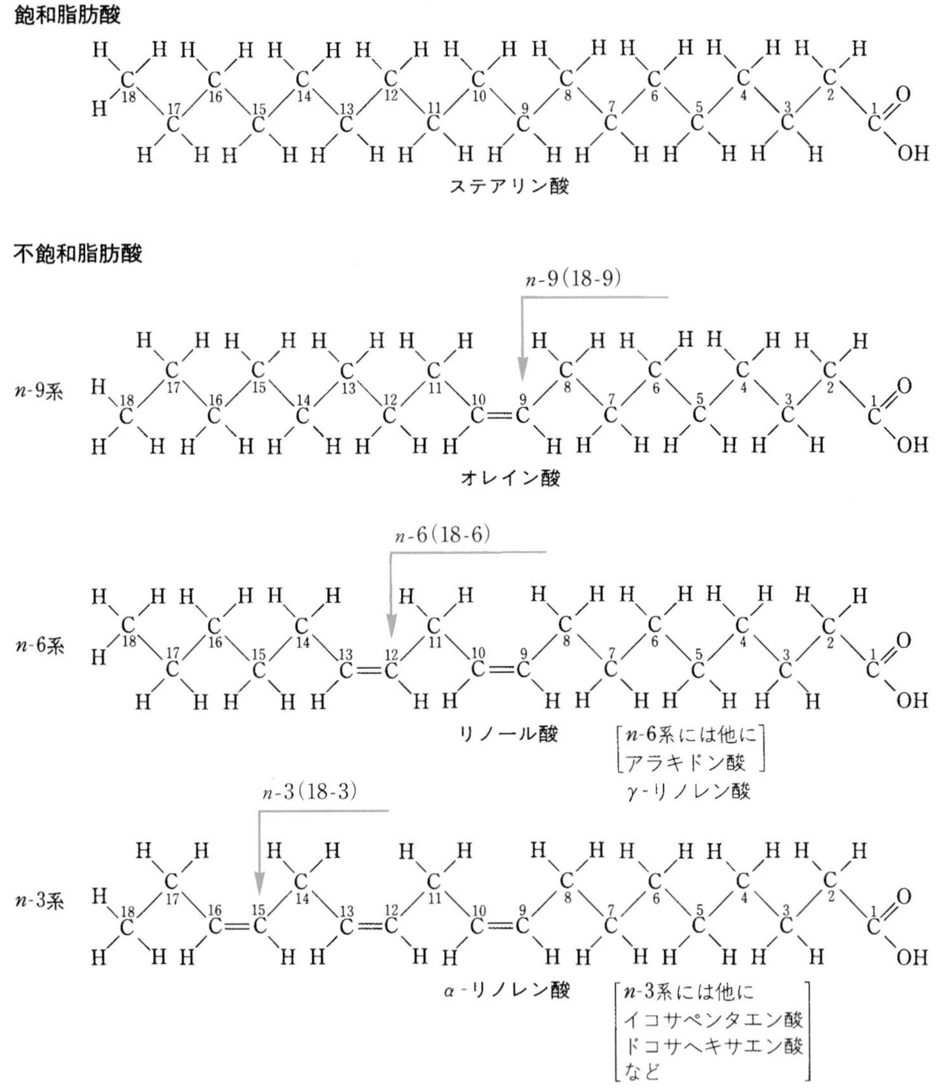

図2-23　脂肪酸の構造

脂肪酸では，シス型の二重結合の周りで，わずかに曲がる．ポリエン酸は，二重結合の間に，メチレン基が挟まれている1,4-ジエン型が大部分であるが，二重結合が4個のアラキドン酸や5個のイコサペンタエン酸などでは，かなり湾曲することになる．

2　**飽和脂肪酸と不飽和脂肪酸の性質**――一般に脂肪酸は炭素数が多くなるほど融点が高く，二重結合が多くなるほど融点が低くなる．このことは脂肪酸の性質が強く反映される油脂の性質に決定的な影響を与える．

表2-17　脂質の分類

分　類	名　称	備　考
単純脂質	トリグリセリド(油脂)	トリアシルグリセロール，グリセリンの脂肪酸エステル
	ロウ	高級脂肪族アルコールと脂肪酸のエステル
	ステロールエステル	ステロールの脂肪酸エステル
複合脂質	リン脂質	リン酸を含む グリセロリン脂質：レシチン，セファリン，イノシトールリン脂質など スフィンゴリン脂質：スフィンゴミエリンなど
	糖脂質	糖を含む グリセロ糖脂質 スフィンゴ糖脂質
誘導脂質	ステロール	コレステロール，スチグマステロール，エルゴステロールなど
	脂溶性ビタミン	ビタミンA，D，Eなど
	カロテノイド色素	β-カロテンなど
	炭化水素	スクアレンなど

不飽和脂肪酸の二重結合は飽和結合に比べ，化学的に不安定であり，酸化されやすく，脂質の安定性を左右する要因となる．また，付加反応を受けるため，水素添加などの油脂の加工の標的となる構造である．

③　**必須脂肪酸**――生体中での不飽和脂肪酸の合成は，飽和脂肪酸が不飽和化されて行われるが，不飽和化の能力に動物と植物で違いがみられる．不飽和脂肪酸は二重結合の位置が炭素数（n）-9の位置（9位）にあるオレイン酸系列，n-6の位置（12位）にあるリノール酸系列，およびn-3の位置（15位）にあるα-リノレン酸系列に分類される．

植物はどの系列の脂肪酸も合成できるが，動物は，n-6系列とn-3系列のものを合成することができない．すなわち，これらの系列の脂肪酸は，食事より摂取しなければならない必須脂肪酸である．

必須脂肪酸が欠乏すると，成長不良，皮膚異常，脂肪運搬阻害などが起こる．

2）脂質の分類

脂肪酸とアルコールよりなる脂質を単純脂質，脂肪酸とアルコールの他にリン酸や糖質などの構成成分をもつものを，複合脂質という．また，単純脂質や複合脂質の分解物や不ケン化物を誘導脂質とよんでいる．

単純脂質は，構成するアルコールの種類によって分類され，複合脂質は脂肪酸とアルコール以外の構成成分の違いにより，**表2-17**のように分類されている．

3）単純脂質

①　**トリグリセリド**――脂肪酸とアルコールの一種グリセリンのエステルをグリセリドという．グリセリンは水酸基を3個もつ三価のアルコールであり，3分子の脂肪酸とエステル結合することができる．1分子の脂肪酸と結合したものをモノグリセリド，2分子の脂肪酸と結合したものをジグリセリド，3分子の脂肪酸と結合したものをトリグリセリドという（**図2-24**）．トリグリセリドの正式な名称は，トリアシルグリセロール（triacylglycerol）である．

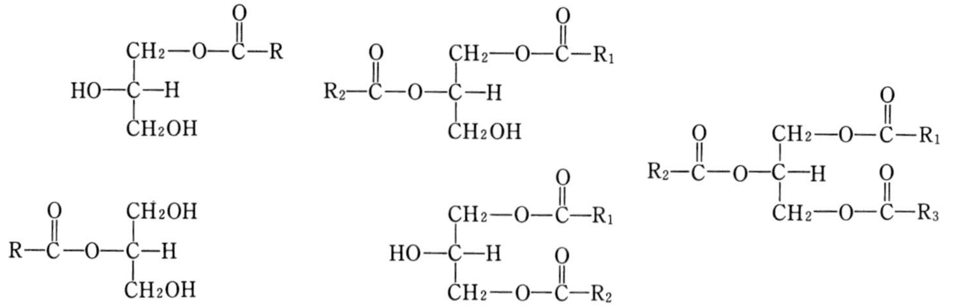

モノグリセリド　ジグリセリド　トリグリセリド

図2-24　モノ，ジ，トリグリセリド

一般に油脂といわれるものは，トリグリセリドを主成分としており，常温で液体のものが油，固体のものが脂肪である．

油脂の性質とトリグリセリド組成：トリグリセリドは構成している脂肪酸の組み合わせにより，多種類の分子種が存在する．各トリグリセリドの性質は構成する脂肪酸の性質に強く影響を受け，一般に融点の低い低級脂肪酸や不飽和脂肪酸よりなるトリグリセリドは，融点が低くなり，高級飽和脂肪酸よりなるトリグリセリドは，融点が高くなる．

油脂は多種類のトリグリセリドが混在しているものであり，その性質は構成しているトリグリセリドの性質の総合されたものである．植物油は不飽和脂肪酸よりなるトリグリセリドを多く含むため，常温で液体であり，逆に高級脂肪酸を多く含むトリグリセリドが多い動物性脂肪は，常温で固体である．トリグリセリド組成は固体脂の可塑性範囲や，結晶の性状にも影響を及ぼし，マーガリンやチョコレートなどの物性を決める要因となる．

油脂の安定性も構成する脂肪酸に影響を受ける．一般に二重結合の多い脂肪酸は，不安定で酸化を受けやすく，このため植物油や魚油は変敗しやすい．

2　ロ　ウ——ロウとは，高級脂肪族アルコールと脂肪酸のエステルをいう．植物の葉や果実の表皮，動物の皮膚や羽毛の保護物質として普通に見いだされる成分であり，主なものに鯨ロウや蜜ロウがある．また，ある種の魚（バラムツ，アブラソコムツなど）では筋肉脂質に多量に存在し，消化できないため，これらの魚を食べた時，食中毒症状を示すことがある．

3　ステロールとそのエステル——不ケン化物のひとつであるステロールは図2-25のような4個の炭化水素環（ステロイド核）よりなるステロイドに水酸基がついたものの総称である．普通水酸基は3位にあり，17位に枝分かれした炭化水素鎖（側鎖という）をもっている．ステロールはステロイド核の二重結合の位置や側鎖が異なることにより，たくさんの種類がある．動・植物体中に存在するステロールはそのままの形（遊離型）や，水酸基のところで脂肪酸とエステル結合した脂肪酸エステルとして存在している．

コレステロールは動物に最も多く存在するステロールであり，細胞膜の成分となったり，ホルモンや胆汁酸が体内でできる時の材料となるなど，重要な働きをしている．

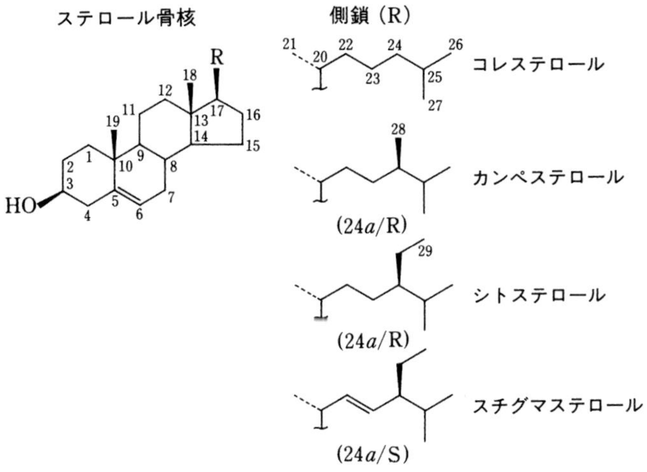

図2-25　コレステロールおよび主要な植物ステロールの構造

表2-18　食品中のコレステロール含量（可食部100g当たり）

食　品	コレステロール（mg）	食　品	コレステロール（mg）
くろまぐろ（赤身）	50	牛肉（サーロイン）	86
ま　だ　こ	150	ぶた肉（ロース）	77
す る め い か	250	若　鶏　肉	89
かに（がざみ）	79	牛　肝　臓	240
す　じ　こ	510	豚　肝　臓	250
か ず の こ	370	鶏　肝　臓	370
あ　さ　り	40	鶏 卵 全 卵	370
		〃　卵　黄	1,200
		〃　卵　白	1
		普 通 牛 乳	12

■文部科学省：日本食品標準成分表2020年版（八訂）.

人体はコレステロールを合成することができるが，この働きが異常となったり，食物よりの摂取量が過剰になると，血管壁に沈着して動脈硬化の原因になるとされている（**表2-18**）.

植物にはコレステロールはほとんど存在せず，β-シトステロールやスチグマステロールが多い．また，きのこや酵母などの菌類には，紫外線によりビタミンDに変化するエルゴステロールが存在する．

4）複合脂質

1　複合脂質の種類——脂肪酸とアルコール以外に，リン酸を含んでいるものをリン脂質，糖質を含んでいるものを糖脂質という．リン脂質にはいくつかの種類があるが，卵黄や大豆に多いレシチンはその代表的なものである．糖脂質はガラクトースなどの糖を含んでおり，多くの種類がある．穀類や脳，神経組織に広く分布している．

2　複合脂質の性質と働き——複合脂質を作っている脂肪酸部分は極性が低い．つまり水に溶けにくく，油や有機溶媒に溶けやすい性質である．このような性質を疎水性あるいは親油性という．これに対し，リン酸や糖質の部分は極性が高い．すなわち

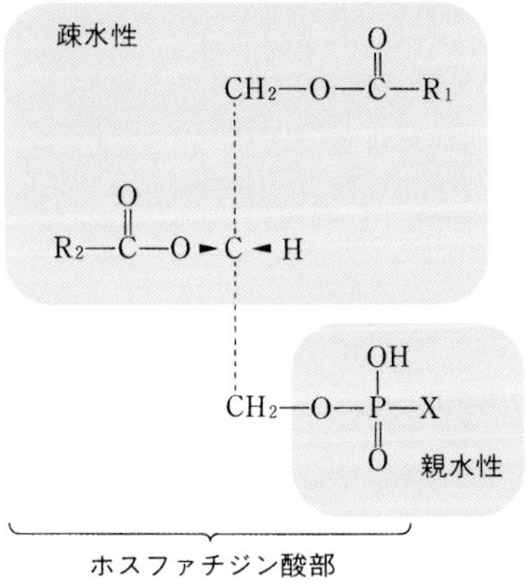

図2-26　レシチンとセファリンの両親媒性

レシチン：X部分がコリン；$-CH_2-CH_2-N^+(CH_3)_3$
セファリン：X部分がエタノールアミン；$-CH_2-CH_2-NH_2$

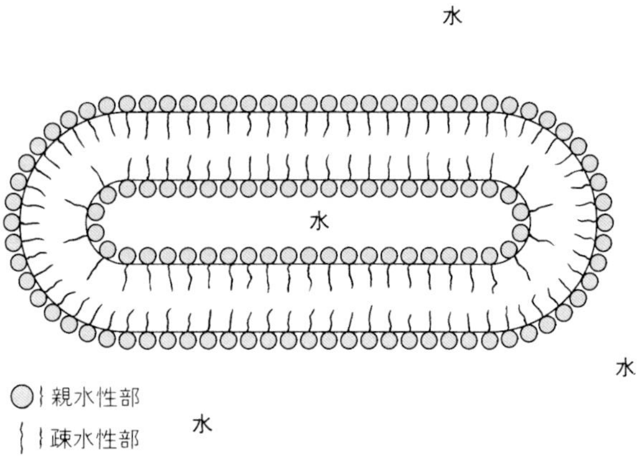

図2-27　複合脂質の整列により膜ができる

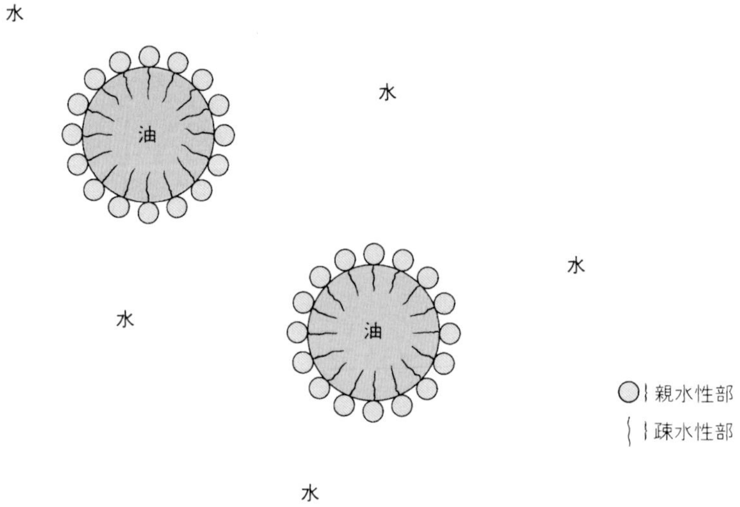

図2-28　油脂の乳化

水に溶けやすく，油や有機溶媒に溶けにくい性質をもつ．このような性質を親水性という．複合脂質は疎水性と親水性の性質をひとつの分子がもっており，このような分子は両親媒性とよばれる(**図2-26**)．これらの分子が水と油が接している境界面にあると親水性基を水に向け，疎水性基を油に向けて整列する．生体中のいろいろな膜は，複合脂質のこのような性質を基本に，成り立っていると考えられている(**図2-27**)．

牛乳やマヨネーズでは，油脂の細かい粒が水のなかに分散している状態にある．このような状態を乳濁液（エマルジョン）というが，これも両親媒性の分子が親水性基を外に向けて，油を取り囲むことによって，油を水に分散しているのである(**図2-28**)．

このような作用は乳化作用とよばれ，またこのような作用を行う物質は乳化剤とよばれる．マヨネーズを作る時，卵黄を加えるのは，卵黄に多いレシチンなどのリン脂質が乳化剤として働くためである．

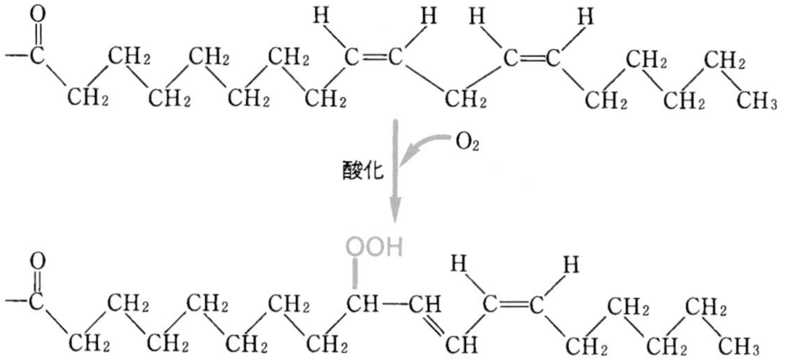

図2-29 ヒドロペルオキシド

脂質のリノール酸残基の二重結合部が酸化されてヒドロペルオキシドが生成した状態.

5）食品中の脂質

焼き鳥や焼き肉，天ぷらや炒めものなどの油を使った料理，ドレッシングやバターなどでわかるように，食品中の油脂は食品に独特の風味を与える．また，食肉などの脂肪組織は，霜降りの牛肉が代表するように，風味ばかりでなく柔らかさなどのテクスチャーにも強い関係がある．

バターやマーガリン，ショートニングのような固形脂は，パンやケーキなどの製造に欠かせないものであり，クラッカー，クッキー，パイなどに“歯もろさ”を与えるショートニング性，パウンドケーキなどのバターケーキの生地を作る，泡立ち，すなわちクリーミング性など，いろいろな作用を有している．また，食パンの生地には普通2～6%のショートニングを練り込んであるが，これにはパンの容積を大きくし，きめを細かくするなどの効果がある．

6）脂質の酸化

脂質を構成している不飽和脂肪酸の二重結合は化学的に不安定であり，酸素による酸化を受けやすい構造である．このため，酸素との反応を触媒する，酵素，光，重金属イオンなどが共存すると，種々の機構によって酸化反応が進行する．通常，これらの酸化反応による最初の生成物は，脂質ヒドロペルオキシドといわれる過酸化脂質である（**図2-29**）．

過酸化脂質は非常に反応性の高い不安定な物質であり，油脂中においては分解や重合などの反応を起こし，不快な臭いや着色，味の変化などの劣化現象（変敗または酸敗という）を引き起こす．また生体中においては，組織や遺伝子などに損傷を起こさせ，発がんや老化，あるいはその他の成人病の原因になるといわれる．

2 ▸ 脂質の栄養

脂質の栄養的な役割は，エネルギーの供給，必須脂肪酸の供給，脂溶性ビタミンの溶媒としての機能などであるが，コレステロールや脂肪酸組成と心血管系疾患との関係など，未解明なことも含む重要な問題である．

1）エネルギー供給源としての脂質

脂質のエネルギーはエネルギー換算係数では，1g当たり9kcalである．これは炭水化物やタンパク質の2倍以上であり，有効なエネルギー源であるが，エネルギー摂取過剰による肥満の観点からは，脂質の摂取を抑制することが勧められている．日本人の食事摂取基準（2025年版）では，脂肪エネルギー比率は20～30%が適当とされている．

2）必須脂肪酸の供給

1 イコサノイド（図2-30）——リノール酸系列（*n*-6系列），α-リノレン酸系列（*n*-3系列）の不飽和脂肪酸は，なぜ必須脂肪酸なのであろうか．*n*-6系列のアラキドン酸，*n*-3系列のイコサペンタエン酸は，どちらも炭素数20の脂肪酸（イコサン酸，eicosanoic acid）であるが，これらの脂肪酸から，さまざまな生理的，薬理的な作用をもつイコサノイドとよばれる局所的で，寿命の短いホルモン様物質が生成する．イコサノイドにはプロスタグランジン，トロンボキサン，ロイコトリエンなどのグループがあり，またそれぞれのグループにはいくつもの構造や働きの異なる成分がある．これらの成分は血圧の制御，血小板凝集の制御，アレルギー反応や炎症など，非常に多くの働きをしており，栄養的にも，医薬品の開発からも，重要である．

n-6系の脂肪酸と*n*-3系の脂肪酸より合成されるイコサノイドは異なるため，食餌中の脂肪酸組成が合成されるイコサノイドの種類に影響を与えると考えられており，心血管系の疾患と食餌脂質の関係などが大きな問題となっている．たとえば，イヌイット（エスキモー）の人たちに心筋梗塞が少ないのは，血小板の凝集を強く抑制するプロスタグランジンを生成する，*n*-3系の脂肪酸であるイコサペンタエン酸（EPA）や，ドコサヘキサエン酸（DHA）などを多く含む魚油を，大量に摂取しているからだと考えられている．

2 コレステロールと脂肪酸組成——血清コレステロール濃度が増加すると，動脈硬化を起こしやすくなるため，虚血性心疾患などの予防のため，血清コレステロールレベルに影響を及ぼす因子についての，多くの研究がなされてきた．

n-6 系不飽和脂肪酸
　リノール酸（C_{18-2}）→ ……→ アラキドン酸（C_{20-4}）
　↓
　PG_2 系列
　プロスタグランジン PGE_2　α：昇圧作用，子宮運動，緊張亢進
　プロスタサイクリン PGI_2　：降圧作用，胃酸分泌抑制，血小板凝集抑制
　：血小板凝集作用（血液凝固）
　トロンボキサン　TXA_2
n-3 系不飽和脂肪酸
　α-リノレン酸（C_{18-3}）→ ……→ イコサペンタエン酸（C_{20-5}）
　↓
　PG_3 系列
　プロスタグランジン PGE_4　：
　プロスタサイクリン PGI_3　：血小板凝集抑制（強）
　トロンボキサン　TXA_3：血小板凝集能なし

図2-30　種々のイコサノイドの機能

飽和脂肪酸の多い動物性脂肪は，血清コレステロール値を上昇させ，心筋梗塞をはじめとする循環器疾患のリスクを増加させると予想されており，日本人の食事摂取基準（2025年版）では目標量の上限が設定されている（エネルギー比率7％以下）．

3 ***n*-6系脂肪酸と*n*-3系脂肪酸の摂取比率**—— *n*-6系の不飽和脂肪酸と，*n*-3系の不飽和脂肪酸は，異なったイコサノイドを生成して，生体に異なる影響を及ぼすだけでなく，血清コレステロールレベルや，がん，老化などの成人病の発症にも異なる影響を与えることが明らかにされている．また最近，DHAが記憶，学習能と関わりがあるとの研究結果が報告され，これらを踏まえて，*n*-6系脂肪酸と*n*-3系脂肪酸の適切な摂取比率についての激しい議論が続いている．日本人の食事摂取基準（2025年版）では，現在の日本人の摂取量の中央値をもとに*n*-6系脂肪酸4～13 g，*n*-3系脂肪酸0.7～2.3 gの1日当たりの目安量が設定されている．

3）脂溶性ビタミンの供給

脂溶性ビタミンのビタミンA・D・E・Kは油脂によく溶ける．このため脂質の多い食品はこれらのよい供給源となっている．また，プロビタミンAであるカロテンは，油と調理すると吸収がよいといわれる．

4）トランス型不飽和脂肪酸（トランス脂肪酸）

二重結合の配置がトランス型のものを含む脂肪酸をトランス型不飽和脂肪酸（トランス脂肪酸）と称している．トランス脂肪酸は心臓疾患のリスク増加との強い関連が報告され，WHO/FAOレポートは摂取量を全カロリーの1％未満にするよう勧告している．天然に存在する脂肪酸は大部分がシス型のものであるが，反芻動物の脂質には2～5％程度トランス酸が含まれている．植物油や魚油を水素添加して硬化油を製造する際生成するので，それを原料として製造するマーガリン，ファットスプレッド，ショートニングなどの固形脂には数％～十数％含まれているものがある．食品安全委員会は，現在の通常の食生活による摂取量では，日本人の大多数は健康への影響は小さいと考えられるとしている．また，厚生労働省は，トランス脂肪酸の摂取量を総摂取エネルギー量の1％相当より，できるだけ少なくすることが望まれるとしている．

3 ▶ 食品中の脂質量

脂質は，食品中の有機溶媒に溶ける有機化合物の総称であり，中性脂肪のほかに，リン脂質，ステロイド，ワックスエステル，脂溶性ビタミン等も含んでいる．多くの食品では，脂質の大部分を中性脂肪が占めている．従来より，食品の脂質の定量は有機溶媒により抽出し，重量を測定する方法が採用されてきた．食品の特性や含まれる脂質の種類により，ジエチルエーテルによるソックスレー抽出法，酸分解法，クロロホルム-メタノール混液抽出法，レーゼ・ゴットリーブ法，酸・アンモニア分解法，ヘキサン-イソプロパノール法またはフォルチ法などが選択され，測定されている．日本食品標準成分表2020年版（八訂）の脂質の項は脂肪酸のトリアシルグリセロール当量，コレステロール，脂質よりなるが，この脂質の項の値はこれである．

トリアシルグリセロール当量は，食品中の脂肪酸がすべてトリアシルグリセロールを構成していると仮定し，各脂肪酸総量をトリアシルグリセロールに換算した量の総和である．エネルギーの計算にはこの値が用いられている．

脂肪酸のトリアシルグリセロール当量（g）＝ Σ｛可食部100 g当たりの各脂肪酸の量×(その脂肪酸の分子量＋12.6826)/(その脂肪酸の分子量)｝．ただし，12.6826は脂肪酸をトリアシルグリセロールに換算する際の脂肪酸当たりの式量の増加量｛グリセロールの分子量×1/3－(エステル結合時に失われる水の分子量)｝である．

4 ▶ 脂肪酸成分表2020年版

脂肪酸は，脂質の主要な構成成分であり，食品のエネルギーとなるほか，その種類によりさまざまな生理作用を有する重要な栄養成分である．食品中の各脂肪酸の含量およびエネルギー計算の基礎となる脂肪酸のトリアシルグリセロール当量を示す成分表は，成分表本表におけるエネルギー計算の基礎となるとともに，これらの供給と摂取に関する現状と今後のあり方を検討するための基礎資料を提供するものである．本成分表の収載食品数は1,921食品となっている．

第1表　可食部100 g当たりの脂肪酸成分表

項目の配列：水分，脂肪酸のトリアシルグリセロール当量で表した脂質，脂質脂肪酸総量，飽和脂肪酸，一価不飽和脂肪酸，多価不飽和脂肪酸，*n*-3系多価不飽和脂肪酸，*n*-6系多価不飽和脂肪酸及び各脂肪酸

第2表　脂肪酸総量100 g当たりの脂肪酸成分表（脂肪酸組成表）

項目の配列：脂肪酸総量，飽和脂肪酸，一価不飽和脂肪酸および多価不飽和脂肪酸，および各脂肪酸

第3表　脂質1 g当たりの脂肪酸成分表（ウェブで公開）

項目の配列：脂肪酸総量，飽和脂肪酸，および各脂肪酸

これらは，まず各脂肪酸の分析値を基に脂質1 g当たりの各脂肪酸の成分値（第3表）を決定し，それに脂肪酸成分表2020年版に収載の脂質量を乗じて第1表とした．さらに，測定した脂肪酸総量100 g当たりの各脂肪酸量を計算して第2表とした．

5 炭水化物

果物やはちみつに存在するブドウ糖や果糖，あるいは一般に砂糖といわれるショ糖は甘味をもつ糖質として知られている．また，穀類やいも類に多く，片栗粉としても知られるデンプンも糖質である．これらはどれもヒトが消化吸収できるものであり，最も重要なエネルギー源である．日本人の総エネルギー摂取量に対する糖質からのエネルギーの比率は55%以上を占めている．

デンプンが消化されるとブドウ糖が生成するので，デンプンはブドウ糖がいくつも結合したものであることが知られている．一方，紙や綿，麻などの繊維の成分はセルロースといわれる．セルロースはヒトが消化することはできないが，きのこなどの菌類は，これを分解してブドウ糖にすることが知られている．セルロースもブドウ糖が結合してできているものである．

これらの糖質やセルロースの元素の組成は$C_m(H_2O)_n$と，あたかも炭素と水よりで

きているようであったので，炭水化物と名づけられた．しかしながら，この組成式に合わないものや，合っていても，たとえば，酢酸$C_2(H_2O)_2$や乳酸$C_3(H_2O)_3$のように炭水化物としての特性をもたないものもある．そのため必ずしもこの名称は適当なものではないと考えられているが，慣用的にそのまま用いられている．

炭水化物のなかには，上記した糖質や繊維のほかに，かんてんやこんにゃく，あるいはペクチンのようにゲル状となるものや，かにやえびの殻を造っているキチンなどさまざまな成分があり，食品を理解するうえで非常に重要な成分である．

1 ▶ 炭水化物とはどのようなものか

デンプンやセルロースはブドウ糖が結合してできていると述べたが，このほかにも，たとえば，ショ糖はブドウ糖と果糖が結合してできているものである．このようにブドウ糖や果糖は，それ自身炭水化物であるとともに，それらが2つ，あるいはそれ以上結合して，他の炭水化物を構成しているものである．ブドウ糖や果糖も分解することはできるが，分解してできるものは炭水化物ではないものとなってしまう．このようなものを単糖（monosaccharide）という．炭水化物には単糖そのものと，単糖が結合してできたものすべてが含まれている．単糖が2つ以上，約10個ぐらいまで結合したものを少糖（oligosaccharide）といい，そのうち2つ結合したものが二糖，3つ結合したものが三糖である．また，多数の単糖が結合してできたものを多糖（polysaccharide）という．

単糖と少糖の名称は，語尾に“ose”を付してよび，多糖類は構成する単糖の語尾に“an”をつける．

1）単糖類

単糖は，無数の種類がある炭水化物の基になるものであり，また，単糖そのものも多くの種類がある．単糖は“多価アルコールのカルボニル誘導体”と定義されており，多価アルコール，すなわち2個以上の水酸基とカルボニル基をもつ化合物である．

最も簡単な単糖は，炭素数が3個のグリセルアルデヒドとジヒドロキシアセトンである．これらはどちらも$C_3H_6O_3$の分子式であるが，グリセルアルデヒドはカルボニル基が末端にあり，アルデヒドとなっているのに対し，ジヒドロキシアセトンはカルボニル基が末端でなく，ケトンの構造をしているので，互いに異性体の関係にある．単糖は大きくこれら2つの系統に分類される．すなわち，アルデヒドであるものをアルドース（aldose），ケトンであるものをケトース（ketose）という．

単糖は炭素数によっても分類されており，三炭糖（トリオース），四炭糖（テトロース），五炭糖（ペントース），六炭糖（ヘキソース）などに分けられる．

1 立体異性体――グリセルアルデヒドの2位の炭素は，4種類の原子または原子団と結合している不斉炭素原子である．このためグリセルアルデヒドには2つの立体異性体が存在する．

糖の立体異性体を区別して表すには，**図2-31**のグリセルアルデヒドのように，カルボニル基を上に，第一級アルコール（$-CH_2OH$）を下にして書き，紙面上に不斉炭素原子をおいて，上下の原子を紙面の奥，左右の原子を紙面の手前になるように投影し

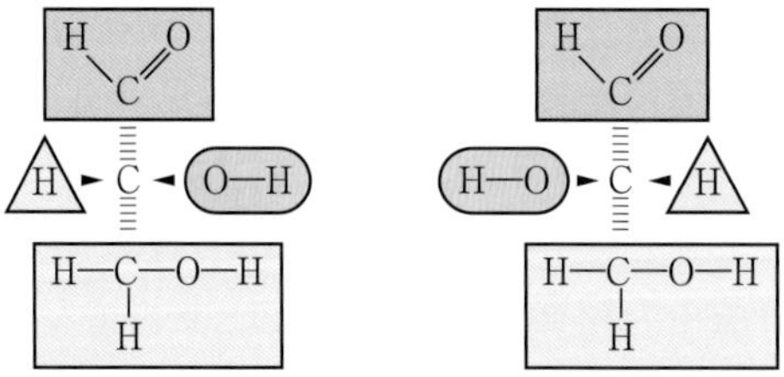

D-グリセルアルデヒド　　L-グリセルアルデヒド

図2-31　グリセルアルデヒドの立体異性体

て示す．このような表し方をFischer投影法という．

この時，不斉炭素原子につく水酸基（$-OH$）が右側にくるものをD型，左側になるものをL型とよぶ．D-グリセルアルデヒドとL-グリセルアルデヒドは鏡に映した形であるので，鏡像体，または右手と左手のような関係であるので対掌体ともいわれる．

アルドースは四炭糖，五炭糖，六炭糖では，それぞれ2，3，4個の不斉炭素原子があり，不斉炭素原子につく水酸基の方向の組み合わせにより，それぞれ$2^2=4$個（2組の鏡像体），$2^3=8$個（4組の鏡像体），$2^4=16$個（8組の鏡像体）の立体異性体が存在する（**図2-32**）．ケトースは四炭糖より立体異性体が存在し，不斉炭素原子数はアルドースより1つ少ない．

これらの立体異性体は，カルボニル基より最も離れた不斉炭素原子の立体配置がD-グリセルアルデヒドと同じものをD系列，L-グリセルアルデヒドと同じものをL系列として2分し，鏡像体同士には同じ名称，鏡像体の関係にないものには異なる名称がつけられている．

たとえば，ブドウ糖はD-グルコースであるが，その鏡像体であるL-グルコースはブドウ糖ではない．同様に，果糖はD-フルクトースであるが，L-フルクトースは果糖ではない．

2　水溶液中のブドウ糖は変身する――D-グルコース（ブドウ糖）などの単糖類の構造は，ここまでは比較的理解しやすい鎖式構造で示してきた．しかしながら，水溶液中では，鎖式構造をしたD-グルコースは実際にはほとんど存在しないのである．水溶液中の鎖式構造をしたD-グルコースは，全体量のたった0.0025％程度であり，大部分はアルデヒド基と，5位の水酸基が結合してできる6員環の環状構造（ピラノース構造という）をしている（**図2-33**）．

この環状構造にはα型とβ型があり，20℃ではα型が38％，β型が62％の割合で存在している．また，D-グルコースはアルデヒド基と4位の水酸基が結合して，5員環の環状構造（フラノース構造という）にもなることができるが，こちらはα型とβ型を合わせても0.3％以下の存在量である．

水溶液中のD-グルコースは，これらの5つの構造が鎖式構造を中心にして平衡となっており，それらが互いに変化できる混合物となって存在している．しかしながら，結晶D-グルコースは普通全部α型のピラノース構造をもったものである．

D-フルクトース（果糖）もD-グルコースと同じように，ピラノースとフラノースの環状構造となり，水溶液中では，それぞれのα型とβ型および鎖状構造の混合物とな

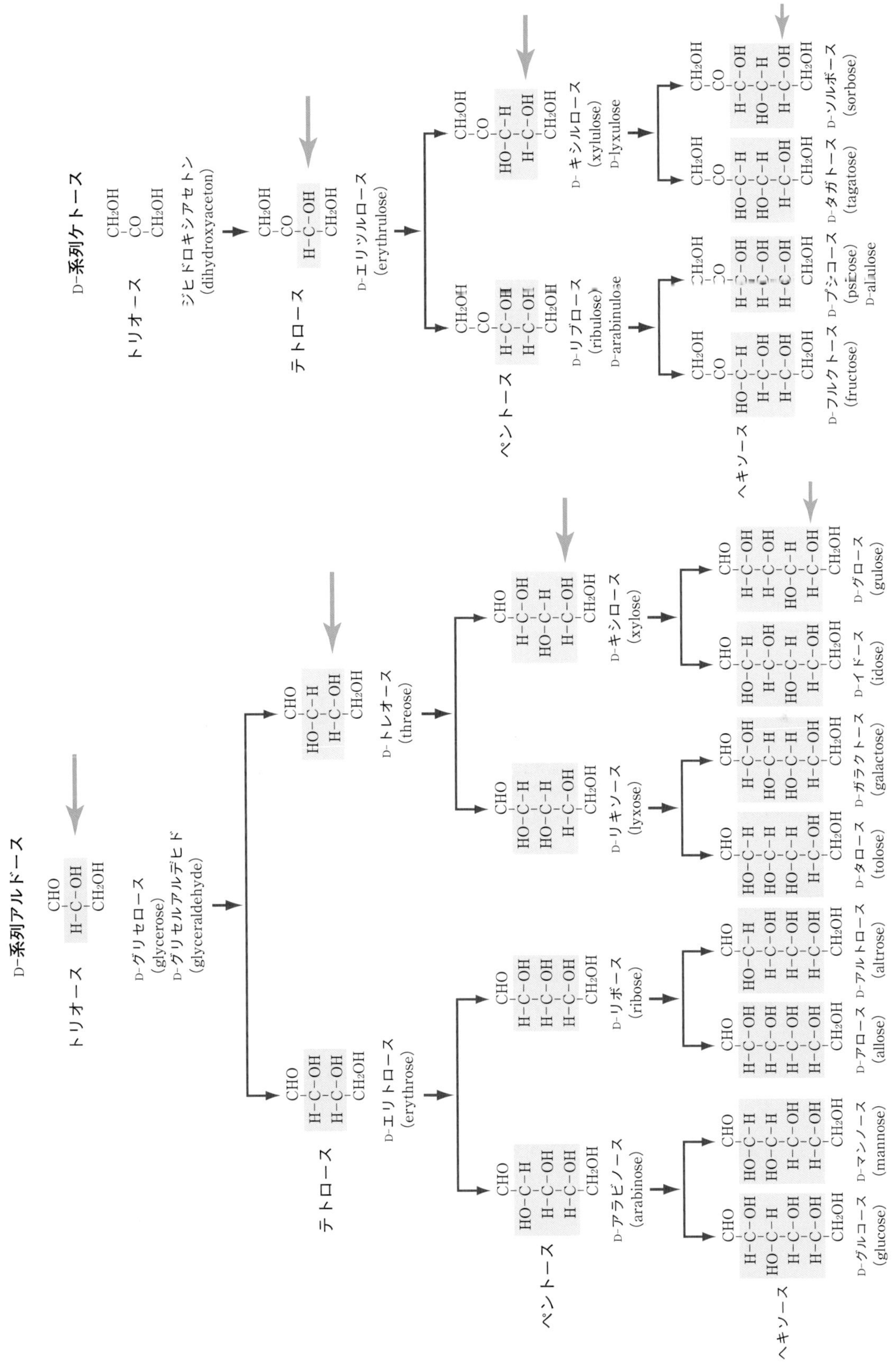

図2-32　単糖類

↓の位置の水酸基が右側にあるのでD型である．ジヒドロキシアセトン以外のものすべてにL型があるが，その場合アミかけ部分内の水素（H）と水酸基（OH）の向きがすべて逆になる．

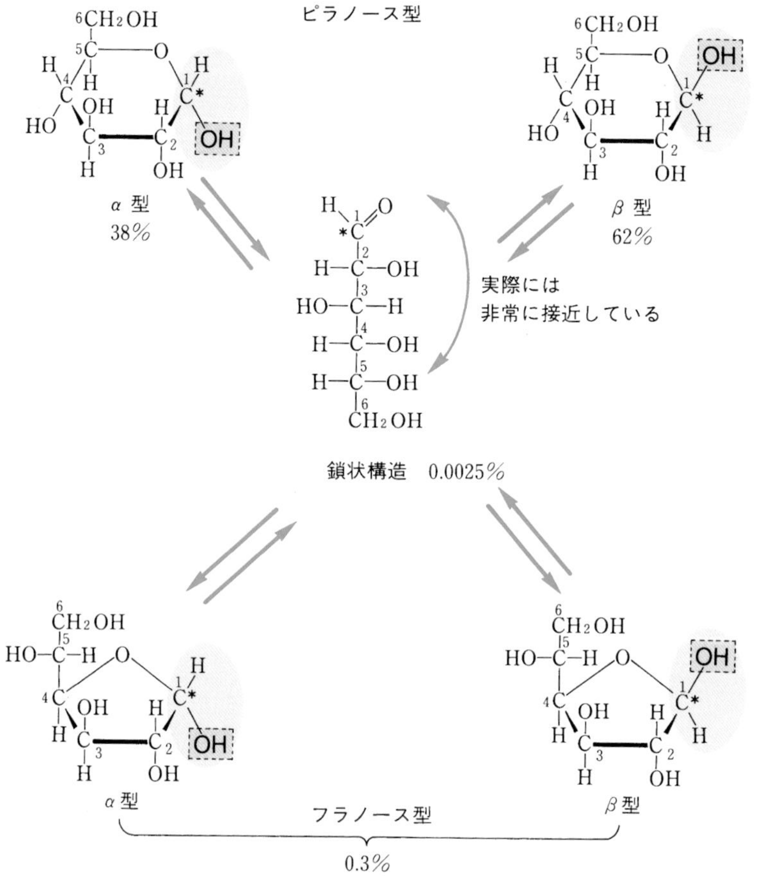

*鎖式の時はカルボニル基の炭素であるが環状となると不斉炭素になる．このためαとβの異性体が生じる

▒：アノマー水酸基（グリコシド性水酸基），この水酸基で他の糖などと結合する

図2-33　D-グルコース（ブドウ糖）の環状構造

っている．

これらの例のように，四炭糖以上の単糖はすべて5員環か6員環の環状構造が主な存在形態であり，また，これらが少糖や多糖を作る時は，環状構造のものだけが結合する．通常D-グルコース，D-マンノース，D-ガラクトースなど六炭糖のアルドースは，ピラノース型で結合し，D-リボースやD-フルクトースは，フラノース型で結合する．

3　単糖類の誘導体――単糖の構造が基本となって，一部が変化したものを単糖類の誘導体という．これらには甘味料として重要なものや，多糖類の成分となっているものなどがある．

ⓐ デオキシ糖（**図2-34**）：単糖の水酸基が水素と置き換わったもので，環状構造を作ることができる．D-リボースの2位の水酸基が水素となったものが，2-デオキシ-D-リボースで，デオキシリボ核酸（DNA）の成分として重要である．この他に，ラムノースやフコースなどが天然物中によく見いだされる．

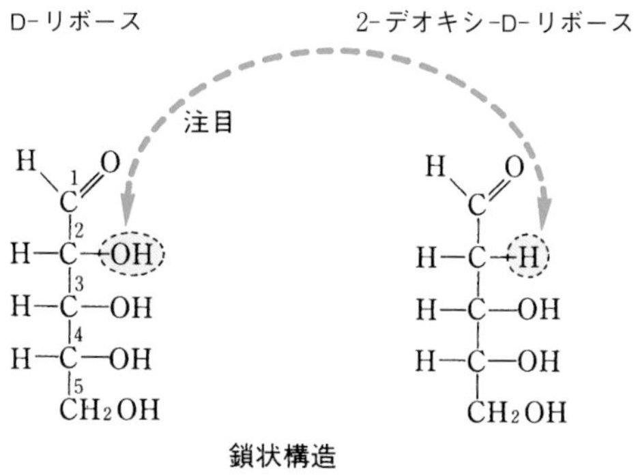

図2-34　デオキシ糖（リボースとデオキシリボースの例）

ⓑ アミノ糖：単糖の水酸基がアミノ基と置き換わったもので，環状構造を作ることができる．窒素を含有する炭水化物である．D-グルコースの2位が置換された，D-グルコサミンはかにやえびの殻を造る多糖類であるキチンや動物の軟骨の成分中に存在する．D-ガラクトースの誘導体であるD-ガラクトサミンも軟骨の成分中に存在する．

ⓒ ウロン酸：単糖の6位がカルボキシル基となったもので，酸である．環状構造をとることができ，種々の多糖類の構成成分となっている．ペクチンの成分であるD-ガラクツロン酸は，D-ガラクトースの6位がカルボキシル基となったものである．グルコースやマンノースの誘導体には，それぞれD-グルクロン酸，D-マンヌロン酸がある．

ⓓ アルドン酸：単糖が酸化されて，1位がカルボキシル基となったもので，酸である．多糖などの構成成分にはならない．D-グルコースが酸化されたD-グルコン酸は，酸味料として使われる．また，そのラクトンであるD-δ-グルコノラクトンは，豆腐の凝固剤となる．

ⓔ 糖アルコール：単糖が還元されて生成する多価アルコールである．環状構造を作らないので，多糖類などの構成成分とはならない．D-キシロースが還元されたD-キシリトール，D-グルコースが還元されたD-ソルビトールなどは，虫歯になりにくい甘味料として使われている．D-マンノースが還元されたD-マンニトールは，こんぶに多く存在する．環状の糖アルコールであるミオイノシトールはフィチン[*1]の成分である．

2）少糖類

少糖はオリゴ糖ともよばれ，単糖が2～10個程度結合したものである．単糖と単糖の間はグリコシド結合（glycosidic bond）で結合されている．この結合は環状構造をした糖が他の糖の水酸基と縮合[*2]したものである．2つの単糖が結合してできる二糖だけを考えてみても，① どの単糖とどの単糖が結合しているか，② 単糖の環状構造はα型かβ型か，③ 相手の単糖の何位の水酸基とグリコシド結合をしているかなど，非常に多数の組み合わせがあり，少糖類の種類はほとんど無数であるといってよい（**図2-35**）．

---

*1 米糠，豆などに多くミオイノシトールの6-リン酸エステルであるフィチン酸のCa，Mg，Kなどの混合塩で，水に難溶なため消化吸収されない．

*2 水分子がとれて結合したもの．

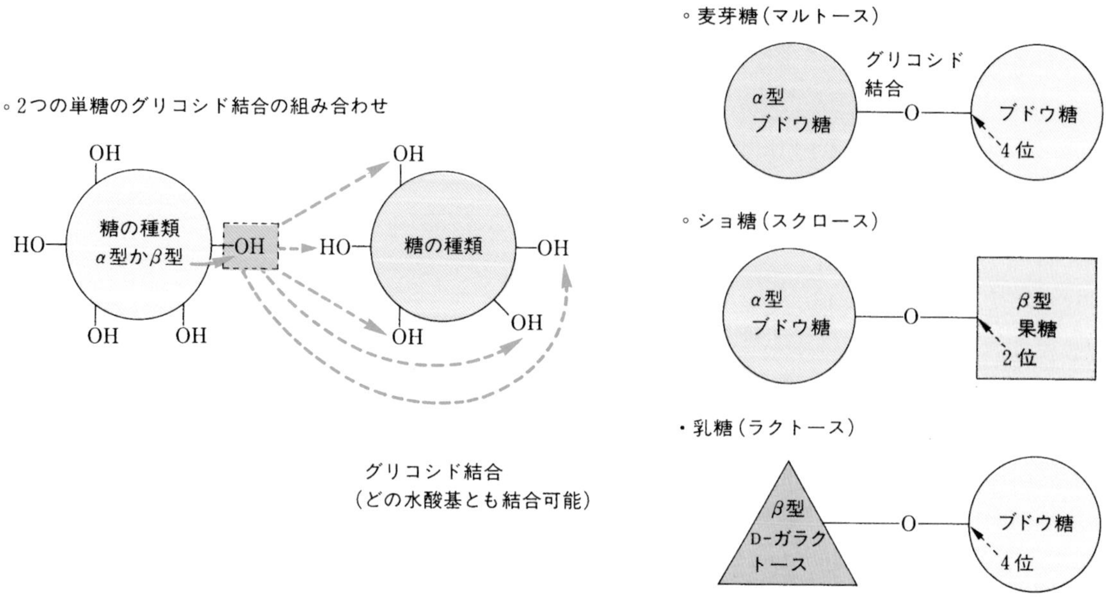

図2-35　二糖類の種類

1　代表的な少糖類

ⓐ 麦芽糖：マルトースともいう．発芽種子，とくに麦芽に多く含まれる．また，デンプン，グリコーゲンを加水分解しても得られる．ピラノース構造をしたα型のD-グルコースが，もうひとつのグルコースの4位の水酸基とグリコシド結合をしている二糖である．

ⓑ ショ糖：強い甘味があり，砂糖の主成分であり，スクロース，サッカロースなど多くのよび方がある．果物など植物に広く存在し，とくに甘蔗の汁液中に17～20%，甜菜には12～16%も含まれる．α-D-グルコピラノースがフラノース構造をしたβ型のD-フルクトースとグリコシド結合をしている二糖である．

ⓒ 乳　糖：ラクトース．哺乳動物の乳汁中に存在し，人乳に最も多く，約7%，牛乳には平均4.8%含まれている．β-D-ガラクトピラノースがD-グルコースの4位の水酸基とグリコシド結合をしている二糖である．

ⓓ ラフィノースとスタキオース：ラフィノースは甜菜，大豆などに存在するD-ガラクトース，D-グルコース，D-フルクトースよりなる三糖である．スタキオースは大豆などに存在する，2分子のD-ガラクトース，D-グルコース，D-フルクトースよりなる四糖である．ヒトは消化吸収できないが，腸内のビフィズス菌を増殖し，整腸作用や成人病の予防に効果があるとされ，特定保健用食品の成分として認定されている．

3）多糖類

多糖は，単糖やその誘導体であるウロン酸などが多数グリコシド結合で連なったものである．ヒトが消化できるのは，α型のD-グルコースが結合してできたデンプンやグリコーゲンに限られており，他のものはほとんど消化できない．

1 ホモグリカン――一種類の単糖よりなる多糖である．

ⓐ デンプン：穀類，いも類，豆類などの植物の貯蔵多糖類として大量に存在し，ヒトのエネルギー源として最も重要な物質のひとつである．植物細胞内では，デンプンはデンプン粒といわれる比重の大きい結晶性の粒子となって存在している．このため，すり潰したじゃがいもなどを水にさらすと，簡単に沈殿してくる．デンプン粒の形や大きさは植物の種類により異なり（**表2–19**），また同じ植物でも成熟度などで異なっている．

デンプンには約70℃の水で溶解するアミロースと，溶解しないアミロペクチンの2つの成分がある．アミロースはα型のD グルコースが数百から数十個，次々に長く結合したものであり，約6個で一回りする，らせん状になっていると考えられている（**図2–36**）．

また，アミロペクチンはアミロースが，ところどころで多数の枝分かれをしたもので，十万から百万個のグルコースが結合しているものと考えられている．アミロースはヨウ素デンプン反応で，青色を示し，アミロペクチンは赤紫色を呈する（**図2–37**）．

普通のデンプン粒はアミロース15〜30%，アミロペクチン70〜85%よりなるが，もち米のようにほとんどアミロペクチンだけからなるものや，アミロース含量の高いものもある（**表2–20**）．

生のデンプン粒のなかではデンプンが結晶状になっており（ミセルという），硬くて消化しにくいが，これを水と加熱すると，軟らかくなり，ついには糊となる．この現象を糊化（α化）という．糊化したデンプン（α–デンプン）は消化を受けやすい．ま

表2–19　各種デンプン粒子の大きさと形状

種　類	平均的大きさ（μ）	形　状
大・小麦	25	扁豆形
とうもろこし	17	卵　形
米	7.5	多角形
そば	12.5	多角形
じゃがいも	45	卵　形
さつまいも	15	〃

表2–20　デンプン中のアミロース含量

種　類	アミロース（%）
米（もち）	0
米（うるち）	17
タピオカ	17
バナナ	20
じゃがいも	20
とうもろこし（もち）	0
とうもろこし（うるち）	25
小麦	24
さご	27
ゆり	34

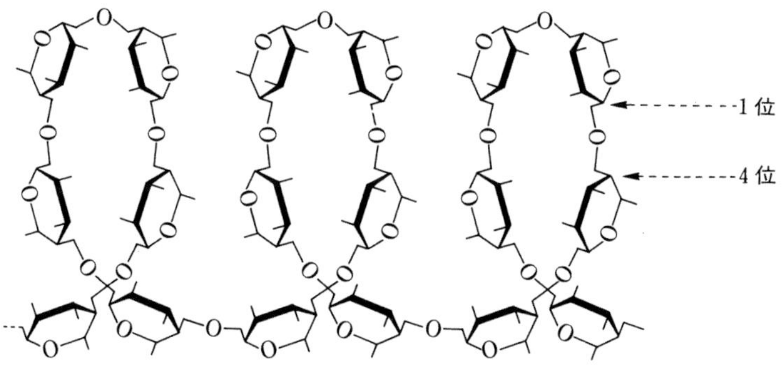

図2–36　アミロースのらせん構造

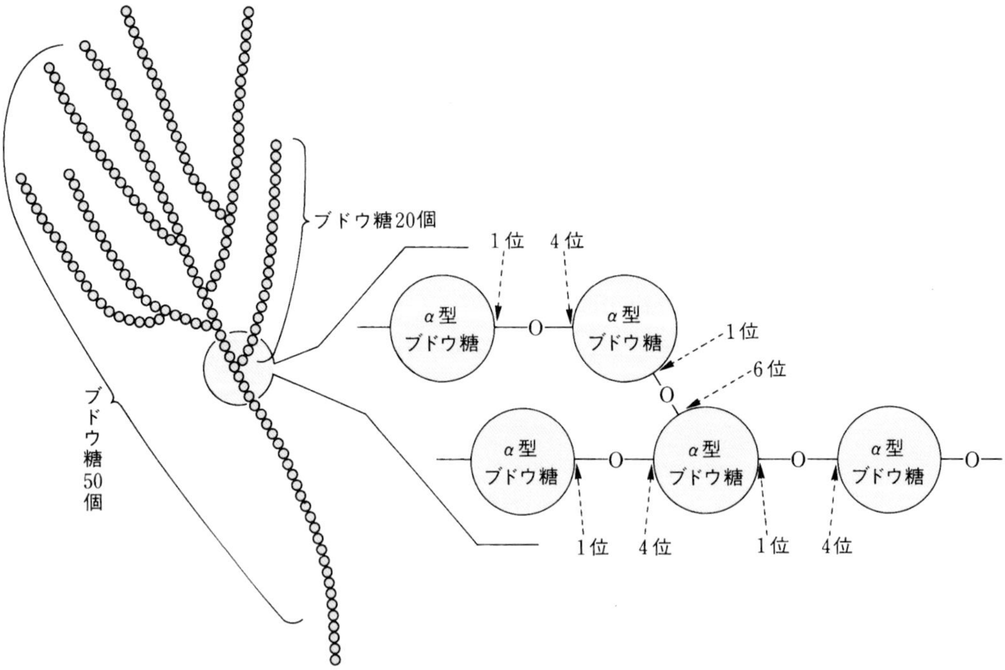

図2-37　アミロペクチンの枝分かれ構造

た，糊化したデンプンを低温に放置したりすると，再び硬くなってくるが，これをデンプンの老化（β化）という．

デンプンをアミラーゼのような酵素や酸などで部分的に分解すると，デキストリンが得られる．可溶性デンプンはデキストリンの一種である．

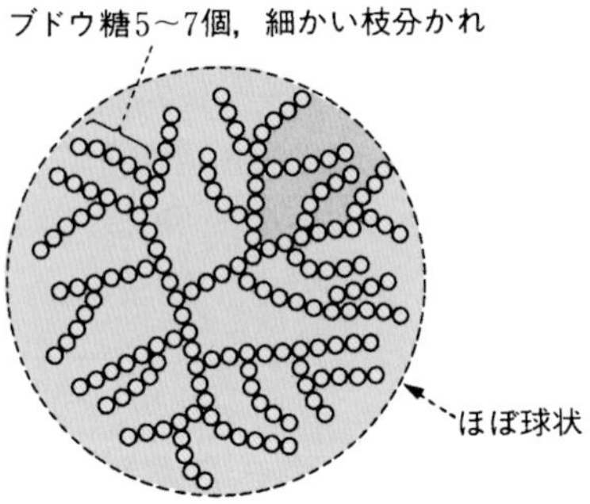

図2-38　グリコーゲンの構造

ⓑ グリコーゲン（**図2-38**）：動物の筋肉や肝臓に存在する貯蔵多糖であり，筋肉運動のエネルギー供給などの働きがある．α型のD-グルコースよりなり，アミロペクチンに類似しているが，枝分かれがそれよりも多い．このため結晶性がなく，水にコロイドとなって溶解する．ヨウ素反応は赤褐色である．

ⓒ セルロース：植物の細胞壁の主成分であり，植物の骨格を形成しているものである．β型のD-グルコースが300～15,000個，直鎖状に長く連なったもので，それらが何本も集まり束となって繊維を作っている．ヒトは消化できないが，反芻《はんすう》動物の消化器にはセルロースを加水分解できる微生物が生育しており，部分的に利用される．

2 ヘテログリカン――複数の単糖よりなる多糖で，こんにゃく，寒天，アラビアガム，グアーガム，カラギーナンなど，植物ガムや粘質物，海藻に多い．

ⓐ コンニャクマンナン：こんにゃくいもの塊茎に存在し，消石灰を加えて加熱すると，こんにゃくになる．β型のD-マンノースとD-グルコースよりなる多糖である．

ⓑ 寒天：てんぐさなどの紅藻類に含まれるβ型のD-ガラクトースを主体にした多糖類で，熱に対し可逆的な特有のゲルを作るので，ところてんやゼリー，和菓子材料などに広く用いられている．カラギーナンもアイリッシュモスとよばれる紅藻類から得られ，寒天に似た性質の多糖類である．

3 ポリウロニド――ウロン酸を構成成分とする多糖類で，代表的なものにペクチンやアルギン酸がある．

ペクチンは植物の果実，茎などに多く存在するα型のD-ガラクツロン酸よりなる多糖である．ペクチンは1〜2％濃度で，pH2.6〜3.4，糖濃度50％以上で，熱に対して不可逆的なゲルを形成するので，ジャムやマーマレード，ゼリーなどとして利用される．

アルギン酸はこんぶやあらめなどの褐藻類に存在する多糖で，水に溶けると粘稠な液となるので，乳化安定剤などとして用いられる．また，カルシウムイオンと反応してゲルを形成するので，人造イクラの製造などに用いられる．

4 ムコ多糖類――アミノ糖を成分とする多糖類の総称で，代表的なものとして，かにやえびの殻，昆虫の表皮の主成分であるキチンがあげられる．キチンはβ型のD-グルコサミンが構成成分である．これ以外のムコ多糖類は粘質性のものが多く，動物の結合組織や軟骨などの成分となっているものが多い．

2 ▶ 炭水化物の栄養

1）糖質と繊維

炭水化物は糖質と繊維を含んでいるが，糖質と繊維の区分は必ずしも明確ではない．通常，ヒトが消化吸収できる炭水化物を糖質としており，日本食品標準成分表2020版（八訂）で「利用可能炭水化物（単糖当量）」の分析対象成分が相当している．デンプン（デキストリン，グリコーゲンを含む），ブドウ糖，果糖，ガラクトース，ショ糖，麦芽糖，乳糖，トレハロース，イソマルトース，80％エタノールに可溶性のマルトデキストリンおよびマルトトリオース等のオリゴ糖類等である．また，アワビやカキにデンプンが収載されている（炭水化物成分表本表）が，これはグリコーゲンに当たる．これら以外の多糖類はヒトには消化酵素がないが，繊維はこれらのうち水に不溶のものというのが，従来からのイメージである．

2）食物繊維（dietary fiber, DF）

1 食物繊維とは――従来の栄養学では，食品中の繊維はエネルギー源にならないばかりでなく，栄養素の吸収を妨げるなどの負の効果をもつものとして重要視されない成分であった．繊維の重要性が見直されたきっかけは，アフリカで医療活動に従事していた英国の医師らによるアフリカ住民の疾病調査であった．それによると，欧米先進国で多い，虚血性心疾患，動脈硬化症，糖尿病，胆石症，大腸がん，腸憩室症，便秘などがアフリカ住民ではほとんどみられなかった．英国の医師Burkittらはこれらの原因が食生活，とくに脂肪と繊維摂取量の違いに起因しているのではないかと指摘したのである．

食物繊維という用語は，dietary fiberの訳語であり，従来より用いられてきた繊維

（粗繊維，crude fiber）と区分するため用いられるようになったものである．食物繊維の定義については，まだ議論があり確定されたものではないが，“ヒトの消化酵素で消化されない食品中の難消化性成分の総体”というのが一般的である．これについては国際食品規格委員会（コーデックス食品委員会，Codex Alimentarius Commission：CAC）において検討され，「食物繊維は，10個以上の単糖からなる炭水化物重合体で，ヒトの小腸に内在する酵素により加水分解されずヒトの小腸において消化，吸収されない重合度10以上の多糖類であり，天然中に存在する可食性のもの，物理的，酵素的，化学的処理により得られたものおよび化学合成して作られたもの」と規格された．ただし，低分子水溶性食物繊維に該当する，重合度3～9のものを含めるか否かは各国の判断に委ねるとされている．日本食品標準成分表2020年版（八訂）では，この重合度3～9の低分子水溶性食物繊維も食物繊維と認定している．

2　食物繊維の種類（表2-21）――食物繊維といわれるものには非常に多くの成分があるが，大きく水不溶性と水溶性に分類される．

不溶性食物繊維の主なものは，植物の細胞壁を構成しているセルロース，ヘミセルロース，不溶性のペクチン質，リグニンおよび甲殻類のキチンなどである．ヘミセルロースとは，細胞壁よりアルカリによって抽出される多糖類であり，五単糖および六単糖よりなるセルロース以外の，種々の多糖の総称である．また，リグニンは木材などに多い成分で，炭水化物ではなく，芳香族炭化水素の重合した高分子化合物である．なお，デンプンの中にヒトの小腸内酵素によって分解されない難消化性デンプン（レジスタントスターチ）が存在し，これらは大腸内で部分的にまたは完全に発酵され，総食物繊維を構成する成分のひとつであると考えられている．

水溶性食物繊維には，水溶性のペクチン質，アラビアガムなどの植物ガム，かんてんやアルギン酸などの海藻多糖類および化学修飾多糖類が含まれる．化学修飾多糖類とは，たとえばカルボキシメチルセルロース（CMC）やポリデキストロースのように多糖類を加工したり，合成によって製造したものである．CMCはセルロースを加工して製造され，水に溶けて粘稠な溶液となるもので，糊料として食品添加物に指定されている．

ポリデキストロースはD-グルコース，ソルビトール，クエン酸の混合物を反応させ

表2-21　食物繊維の分類

食品材料		形　態	食物繊維成分	主な構成単位
植物性食品	穀類・野菜類・豆類	細胞壁の構造物質	セルロース ヘミセルロース リグニン	β-D-グルコース キシラン，マンナン ガラクタン ヒドロキシフェニルプロパン
	野菜類・果実類 こんにゃくいも 褐藻類	貯蔵多糖類	ペクチン コンニャクマンナン アルギン酸	ガラクツロン酸 グルコマンナン D-マンヌロン酸 L-グルロン酸
動物性食品	えび・かに 獣肉類（軟骨・血管壁・腱）	結合組織物質	キチン・キトサン コラーゲン コンドロイチン硫酸 ヒアルロン酸	*N*-アセチルグルコサミン アミノ酸 *N*-アセチルガラクトサミン D-グルクロン酸 *N*-アセチルグルコサミン

て合成されたもので，平均して8〜9個のD-グルコースが，ランダムにグリコシド結合したものである．水溶性繊維として多くの飲料に用いられている．重合度3〜9のいわゆる難消化性オリゴ糖にはラフィノースやスタキオースなどの大豆オリゴ糖や，フラクトオリゴ糖などがあり，おなかの調子を整えるとされる特定保健用食品の成分となっているものも多い．

3　食物繊維の生理作用（表2-22）――食物繊維の生理作用は，① 便容積の増加，消化管の働きの活性化により，便の消化管通過時間を短縮する，② 腸内細菌叢の改善，③ 栄養素の消化吸収を低下あるいは遅延させる，④ 無機質の吸収を阻害する，⑤ 唾液，胃液の分泌を促進し満腹感をもたせる，などであり，種々の成人病や肥満などの成因と密接な関連がある．

現在の日本人の食物繊維摂取量は13g/日前後と考えられており，加工食品の利用増加などにより減少傾向にある．日本人の食事摂取基準（2025年版）では18〜64歳男性で目標量が20〜22g/日以上，女性では目標量が18g/日以上である．

表2-22　食物繊維の機能と疾病との関係

食物繊維の機能	機能発現により起こる主な現象（作用機構など）	予防（あるいは改善）効果が認められ，または期待される疾病など
咀嚼回数の増加	歯の清浄，歯垢増殖の抑制（？） 唾液量の増加→摂食量抑制	虫歯 肥満
食事のカサの増加	食物の過剰摂取の抑制 飽満感の増加と持続	肥満
胃内滞留時間の延長	糖吸収の遅延 インスリン分泌の節約	糖尿病（インスリン非依存性）
脂質ミセル化の阻害	コレステロール吸収量の低下 脂肪消化の抑制と吸収量の低下	高脂質血症→動脈硬化症→虚血性心疾患
食事成分の消化，吸収への影響	脂肪消化の抑制と吸収量の低下 デンプン消化の抑制と糖拡散の抑制 ミネラル吸収の低下（条件により変動） Na^+とK^+の交換反応	肥満，高脂質血症 糖尿病（インスリン非依存性） 高血圧
胆汁酸の吸着による腸肝循環の減少	肝コレステロールの分解促進 →胆汁酸生成→胆嚢への輸送 血清コレステロールの低下	胆石 高コレステロール血症→動脈硬化症
有害物質との相互作用	有害物質の吸着，排泄促進 有害物質による栄養素利用障害の阻止	Cd，Hg，界面活性剤などの毒性低下（ラット） アマランスの毒性阻止（ラット）
腸内細菌の種類とその代謝活性の変化	乳酸，短鎖脂肪酸の生成，pHの低下 アンモニア，アミン生成量の低下，胆汁酸代謝物パターンの変化	大腸がん
整腸作用 消化管の蠕動《ぜんどう》を活発化 便容積の増加 腸内容物の通過時間の短縮	 便の停滞阻止 便の停滞阻止 便の停滞阻止 腸内圧および腹圧を低下させる	 便秘，大腸がん，腸憩室症，痔 虫垂炎，横隔膜ヘルニア

■印南 敏：*Health Digest*, 10(1), 1995.

3）エネルギー供給源としての炭水化物

炭水化物はヒトの最も重要なエネルギー源であるが，利用できる成分は消化吸収できるいわゆる糖質と，糖アルコールなどに限られている．このうち，単糖は直接吸収されるが，少糖や多糖は消化酵素により，単糖に加水分解され吸収される．糖質の化学的燃焼熱は1g当たり3.74〜4.20 kcalであるが，生理的燃焼熱は消化吸収率や体内酸化速度などの違いがあり，若干の違いがある．日本食品標準成分表2020版（八訂）では利用可能炭水化物（単糖当量）では3.75 kcal/gの換算係数である．

糖アルコールのエネルギーはソルビトールなどでは糖質とあまり変わらないとされるが，マルチトール*は消化吸収されず，また，エリスリトールは吸収されても代謝されないため，かなり低いとされている．糖アルコールはインスリン非依存性であり，糖尿病の治療食としても利用されている．日本食品標準成分表2020年版（八訂）では**表2-3**の換算係数が適用されている．

食物繊維は腸内の発酵により有機酸などが生成し，エネルギー源となることが示されており，エネルギー換算係数は2 kcal/gが採用されている．

3 ▶ 食品中の炭水化物量

日本食品標準成分表2015年版（七訂）までの炭水化物量は，可食部100gから水分，タンパク質，脂質および灰分の合計（g）を差し引いた，いわゆる「差引き法による炭水化物」の値であった．しかし，差引き法による炭水化物の構成成分は，ヒトにおける消化の様相やエネルギーとしての利用性等が異なっている．食品成分表2020年版では，炭水化物に由来するエネルギーを，その組成成分をもとに算出する方法に変更となった．炭水化物に属する成分には，成分項目群「利用可能炭水化物」，食物繊維総量，糖アルコールおよび従来よりのいわゆる差し引きによる炭水化物が収載されている．なお，「利用可能炭水化物」は，利用可能炭水化物（単糖当量），利用可能炭水化物（質量計），差引き法による利用可能炭水化物から構成されている．エネルギー計算に用いられるのは，利用可能炭水化物（単糖当量）または，差引き法による利用可能炭水化物，食物繊維総量，糖アルコールである．また，酢酸以外の有機酸は，食品成分表2015年版までは便宜的に炭水化物に含められていたが，すべての有機酸をエネルギー産生成分として扱う観点から，有機酸が独立した成分項目として配列された．

1）炭水化物成分表

日本食品標準成分表2020年版（八訂）炭水化物成分表編は，差引き法による炭水化物に含まれる成分の組成を，きめ細かく示すことにより，各種の糖類や難消化性の炭水化物成分の摂取量の推計等の調査研究の進展や栄養指導の高度化に貢献することを期待して編纂されたものである．食品成分表2020年版での炭水化物の組成に基づくエネルギー計算の導入に併せて，その組成に関する情報の充実を図っている．

炭水化物成分表の成分値は，「本表」に可食部100g当たりの利用可能炭水化物および糖アルコールの成分値を収載するとともに，「別表1」に食物繊維の成分値，そして「別

---

* 還元麦芽糖，麦芽糖を還元して製造される．

表2-23　主な食品中の食物繊維含量（可食部100g当たり）

	水分	食物繊維							
		プロスキー変法			AOAC.2011.25法				
		水溶性	不溶性	総量	低分子量水溶性	高分子量水溶性	不溶性	難消化性でん粉	総量
こめ　玄米	14.9	0.7	2.3	3.0	—	—	—	—	—
こめ　精白米　うるち米	14.9	Tr	0.5	0.5	—	—	—	—	—
こめ　[水稲めし]　精白米　うるち米	60.0	0	0.3	0.3	0.9	Tr	0.6	0.1	1.5
[小麦粉] 強力粉　1等	14.5	1.2	1.5	2.7	—	—	—	—	—
[パン類]　角形食パン　食パン	39.2	0.4	1.9	2.2	1.0	0.9	2.3	1.1	4.2
そば　生	33.0	—	—	—	1.8	1.6	2.6	0.3	6.0
さつまいも　皮つき　生	64.6	0.9	1.8	2.8	—	—	—	—	—
じゃがいも　皮なし　生	79.8	0.4	0.8	1.2	1.3	3.6	4.0	0.1	8.9
だいず　全粒　黄大豆　乾	12.4	1.5	16.4	17.9	4.6	1.5	15.4	—	21.5
キャベツ　結球葉　生	92.7	0.4	1.4	1.8	—	—	—	—	—
ごぼう　根　生	81.7	2.3	3.4	5.7	—	—	—	—	—
にんじん　根　皮つき　生	89.1	0.7	2.1	2.8	—	—	—	—	—
生しいたけ　菌床栽培　生	89.6	0.4	4.1	4.6	0.2	0.6	4.2	—	4.9
ぶなしめじ　生	91.1	0.3	3.2	3.5	0.1	0.4	2.5	—	3.0

■文部科学省：日本食品標準成分表2020年版（八訂）．炭水化物成分表編．

表2」に有機酸の成分値が収載されている．すなわち，本表には，デンプン，単糖類，二糖類および糖アルコールが収載されている．また，食品によっては，備考欄に，80%エタノールに可溶性のマルトデキストリン，マルトトリオース等のオリゴ糖類，イソマルトースを記載しているものがある．炭水化物のうち食物繊維については，「別表1」として，従来法（プロスキー変法およびプロスキー法）による食物繊維と低分子水溶性食物繊維も測定できるAOAC. 2011.25法による食物繊維を併記して収載してある（**表2-23**）．炭水化物成分表2020年版の別表1に双方の収載値がある食品の場合には，食品成分表本表にはAOAC 2011.25法によるものが収載されている．

有機酸については，FAO/INFOODSが定義する差引き法による炭水化物に含まれていることを考慮し，「別表2」として収載した．

収載食品数は，本表1,075食品，別表1において食物繊維の成分値を収載した食品は1,416食品，別表2において有機酸を収載した食品は，409食品である．

1　炭水化物の定量法——デンプン（デキストリン，グリコーゲンを含む）の定量は，α-アミラーゼの存在下高温でデンプンを糊化，その後α-1,4またはα-1,6結合特異的な精製α-アミラーゼおよびアミログルコシダーゼ（AMG）でグルコースに定量的に加水分解，生成した遊離グルコースを酵素法で定量する方法（AOAC 996.11法）で行われる．単糖やオリゴ糖類は高速液体クロマトグラフ法で定量される．

利用可能炭水化物（単糖当量）は，デンプン，ブドウ糖，果糖，ガラクトース，ショ糖，麦芽糖，乳糖，トレハロース，イソマルトース，80%エタノールに可溶性のマルトデキストリンおよびマルトトリオース等のオリゴ糖類などを直接分析し，デンプンおよび80%エタノールに可溶性のマルトデキストリンには1.10の係数を，マルトトリオース等のオリゴ糖類には1.07の係数を，そして二糖類には1.05の係数乗じて単糖の質量に換算し，遊離の単糖類と合計した値である．利用可能炭水化物（質量計）はこれらの分析値をそのまま，単糖換算しないで合計した値である．

差引き法による利用可能炭水化物は100gから，水分，アミノ酸組成によるタンパク質（この収載値がない場合には，タンパク質），脂肪酸のトリアシルグリセロール当量（この収載値がない場合には，脂質），食物繊維総量，有機酸，灰分，アルコール，硝酸イオン，ポリフェノール（タンニンを含む），カフェイン，テオブロミン，加熱により発生する二酸化炭素等の合計（g）を差し引いて求めている．

2　食物繊維の定量法――従来の食物繊維定量法は，試料をデンプン分解酵素とタンパク質分解酵素で処理し，残った残渣や濾液よりアルコールで沈殿される成分の重量を測定する，酵素重量法のプロスキー変法あるいはプロスキー法である．プロスキー変法では高分子量の「水溶性食物繊維（soluble dietary fiber）」と「不溶性食物繊維（insoluble dietary fiber）」が測定でき，それらを合計した「食物繊維総量（total dietary fiber）」が算出される．

しかしこれらの方法ではコーデックス食品委員会規定の低分子水溶性食物繊維に該当する，重合度3～9の難消化性オリゴ糖は分析できない．酵素重量法と高速液体クロマトグラフィーによるオリゴ糖分析を組み合わせたAOAC 2011.25法による「低分子量水溶性食物繊維（water：alcohol soluble dietary fiber）」，「高分子量水溶性食物繊維（water：alcohol insoluble dietary fiber）」および「不溶性食物繊維」を測定し，それらを合計し食物繊維総量が算出される．なお，不溶性食物繊維画分よりKOHにより難消化性デンプン（RS）を可溶化し，アミログルコシダーゼ酵素により生成するグルコースを測定してRSを測定している（AOAC 2002.02法）．

3　糖アルコールの定量法――高速液体クロマトグラフィー法によっている．

4　炭水化物の定量法――従来同様いわゆる「差引き法による炭水化物」，すなわち，水分，タンパク質，脂質，灰分等の合計（g）を100gから差し引いた値である．硝酸イオン，アルコール，酢酸，ポリフェノール（タンニンを含む），カフェインまたはテオブロミンを多く含む食品や，加熱により二酸化炭素等が多量に発生する食品ではこれらも差し引いて算出する．ただし，魚介類，肉類および卵類のうち原材料的食品はアンスロン-硫酸法による全糖の分析値が相当している．

5　有機酸の定量法――個別の有機酸量は高速液体クロマトグラフィーにより定量される．

6　灰分と無機質

人体からはほとんどすべての元素が検出されるが，それらは人体の構成や機能に必要なものと（**表2-24**），単に環境中にあるため摂取されて汚染物として存在するものとがある．

表2-24　生体を構成する元素とその機能

分　類	主な元素	重量含有率	機　能
多量元素			
主要元素	O, C, H, N	96.6％	体の構成
準主要元素	Ca, P, S, K, Na, Cl, Mg	3～4％	体の構成および電解質機能
微量元素	Fe, Zn, Cu, Cr, Co, Se, Mn, Moなど	0.02％	酵素機能など，体の機能

構成や機能に必要な元素を必須元素といい，多量元素と微量元素に分けられる．多量元素のうち，酸素，炭素，水素，窒素は体を構成したり，生体機能を司る物質の構成元素で，無機質（ミネラル）とはいわず，これら以外の元素を一般に無機質とよんでいる．

1 灰　分（ash）

食品を燃焼して残る灰の量を灰分とよんでいる．灰は無機質が酸化物や塩の形で残ったものであるが，燃焼時に失われる無機質や，無機質とはいわない炭素が灰のなかに残る場合もあり，食品中の無機質組成と灰分の無機質組成は厳密には一致しない．しかし灰分は測定が容易であり，食品中の無機質のおおよその量を示すのには簡便である．

2 無機質（mineral）

1）ナトリウム（sodium, Na），カリウム（potassium, K）

ナトリウムは，生体中では主として細胞外液に存在し，体液中の酸塩基平衡，浸透圧や体液量の維持，神経伝達機構などに機能している．ナトリウムは植物性食品に少なく，動物性食品に比較的多いが，栄養素としての必要量の大半は食塩から摂取している．

カリウムは，生体中の細胞内液に多く存在し，細胞内の酸塩基平衡や浸透圧の維持，神経伝達機構に関与している．カリウムは植物性食品に多く，通常不足することはないが，ナトリウムの排泄量が増加すると，カリウムの排泄量も増加するので，ナトリウムを多く摂取する場合には，カリウムも多く摂取する必要があるといわれる．ナトリウムの過剰摂取は高血圧の発症の原因となり，カリウムは抑制するとされる．

血圧の上昇に影響のない食塩の量は，1日当たり3～5gとされ，日本高血圧学会ガイドラインも6g/日未満を勧めている．また，2012年のWHOのガイドラインが成人に対して強く推奨しているのは，食塩相当量として5g/日未満である．しかし，平成30・令和元年国民健康・栄養調査における摂取量の中央値は10.1g/日であった．日本人の食事摂取基準（2025年版）では，実施可能性の観点から，これらの中間値をとり，男性では7.5g/日未満，女性では6.5g/日未満を目標量としている．

カリウムの摂取量については，成人の血圧と心血管疾患，脳卒中，冠動脈性心疾患のリスクを減らすために，WHOのガイドラインは，食物からの摂取量を増やすことを強く推奨し，3,510mg/日の摂取を推奨している．令和元年国民健康・栄養調査に基づく日本人の成人（20歳以上）におけるカリウム摂取量の平均値は男性2,439mg/日，女性2,273mg/日であるが，日本人の食事摂取基準（2025年版）では男性3,000mg/日以上，女性2,600mg/日以上の目標量が設定されている．

食塩は，好ましい塩味を有する唯一の物質であり，調味料として用いられるほか，塩漬けなど食品の保存のためにも大量に用いられる．またナトリウム塩は水によく溶けるため，グルタミン酸やアルギン酸，重曹などの食品添加物にはナトリウム塩が多い．

中華めんの製造に用いられる鹹《かん》水は，カリウム，ナトリウムの炭酸塩，重炭酸塩，リン酸塩などの混合物であり，めんに特有の物性と色沢を与える効果がある．

表2-25　カルシウム吸収に影響を及ぼす要因

カルシウム吸収を促進する要因		カルシウム吸収を抑制する要因	
食事因子	ビタミンD 乳糖 カゼインホスホペプチド（CPP）[*1] 塩基性アミノ酸 牛乳中のカルシウム結合タンパク質	食事因子	リン，マグネシウム 食物繊維（セルロースなど） フィチン酸，シュウ酸
薬剤	ペニシリン クロラムフェニコール ネオマイシン	薬剤	胃酸分泌抑制剤 緩下剤 利尿剤 テトラサイクリン
生理的因子	PTH[*2]（副甲状腺ホルモン） 妊娠，授乳 成長，発育	生理的因子	加齢（老化）
疾患	肉芽腫性疾患（サルコイドーシス，ヒストプラズマ症，結核） 特発性高カルシウム尿症 副甲状腺亢進症 糖尿病 ミルク・アルカリ症候群 ビタミンD中毒症	疾患	吸収不良症候群 胃切除後 肝疾患，腎疾患

[*1] casein phospho peptide,　[*2] parathyroid hormone

■細田・他：*Health Digest*, 9(1), 1994.

2）カルシウム（calcium, Ca）

カルシウムは人体の1.5～2%を占め，その約99%が骨や歯などの硬組織に存在する．骨のなかのカルシウムは結晶型のヒドロキシアパタイト$Ca_{10}(PO_4)_6(OH)_2$や非結晶型のリン酸カルシウムの形で，コラーゲン繊維やムコ多糖類の上に沈着している．残りの約1%のカルシウムは，血液中や細胞内にタンパク質と結合した形やイオンとして存在している．

血液中や細胞内のカルシウムの濃度は非常に厳密に一定濃度に保たれており，筋肉の収縮，神経細胞の興奮，血液の凝固，免疫反応など，非常に多くの機能に不可欠の役割を果たしている．栄養機能表示は「カルシウムは，骨や歯の形成に必要な栄養素です」である．

日本人の食事摂取基準（2025年版）におけるカルシウムの推奨量は，推定平均必要量の1.2倍で算出されており，性別，年齢別で異なるが，成人男性で750～800 mg/日，成人女性で600～650 mg/日となっている．カルシウムの多い食品は，小魚類，海藻類，緑黄色野菜，大豆，乳および乳製品などである．カルシウムの吸収率は食品により異なり，牛乳や乳製品の吸収率は30～40%と非常によいが，他のものは劣るといわれる（**表2-25**）．カルシウムの吸収によい影響をもつものには，ビタミンD，カゼイン分解物のカゼインホスホペプチド（CPP），乳糖，良質のタンパク質などである．

これに対し，ほうれんそうに多いシュウ酸や豆類に多いフィチン酸（**図2-39**）のように，カルシウムと不溶性の塩を形成するものや大量のリン酸は吸収を阻害する．人体中のカルシウム：リンの比は1：1に近いので，食品中の比率もそれに近い1：1～2が望ましいとされている．

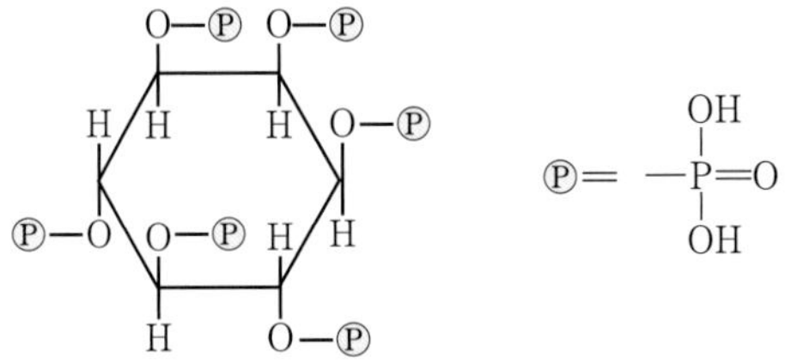

図2-39　フィチン酸

Ⓟはリン酸，フィチンはリン酸部分がカルシウム，
マグネシウムなどの塩となったもの．

カルシウムは大豆タンパク質や一部の多糖類と結合してゲルを形成する．豆腐を凝固させる苦汁《にがり》として硫酸カルシウムがよく用いられ，消石灰 $Ca(OH)_2$ はこんにゃくの製造に用いられる．また，カルシウムはペクチンやアルギン酸のゲル化も行う．

3）マグネシウム（magnesium, Mg）

マグネシウムは，カルシウムとともにリン酸塩として骨に存在し，筋肉や体液中ではアデノシントリホスファターゼ（ATPase）をはじめとする300種以上もの酵素の活性化に関係して，エネルギー産生や代謝に重要な役割がある．また，慢性的なマグネシウム欠乏は，心臓血管の障害をもたらすことが知られている．栄養機能表示は「マグネシウムは，骨の形成や歯の形成に必要な栄養素です．マグネシウムは，多くの体内酵素の正常な働きとエネルギー産生を助けるとともに，血液循環を正常に保つのに必要な栄養素です」である．

マグネシウムは葉緑素の成分であり，海藻や緑色野菜，穀物などに多いが，1日当たりの摂取基準（30～49歳男子の推奨量で380mg）に対して，若干不足しているとの指摘がある．豆腐の凝固に使われる苦汁の本来の成分は塩化マグネシウムであるが，最近では硫酸カルシウムが用いられることが多い．

4）リ　ン（phosphorus, P）

生体中のリンは，カルシウムやマグネシウムとリン酸塩の形で骨などの硬組織を作っているほか，核酸，ATP，リン脂質，リンタンパク質，フィチン酸などの重要な成分の構成物質となっている．リンはほとんどの食品に含まれ，とくに魚介類や獣鳥畜肉類，乳や乳製品，穀類，大豆などに多く，不足することはない．

リン酸が清涼飲料水の酸味料として使われるほか，重合リン酸塩（ポリリン酸塩）$H_{n+2}P_nO_{3n+1}$ が畜肉，魚肉加工品の保水性，結着性の増強，乳化安定剤などとして，食品添加物に指定されている．

5）鉄（iron, Fe）

人体中の鉄は65%が赤血球のヘモグロビン，3～5%が筋肉のミオグロビン，0.3%が細胞内の鉄含有酵素類として存在し，酸素運搬や酸化還元反応などの働きをしている．残りの30%は貯蔵鉄であり，フェリチンやヘモシデリンなどの鉄結合性タンパク質に結合して存在する．栄養機能表示は「鉄は，赤血球を作るのに必要な栄養素です」である．

欠乏しやすい元素であり，若い女性の貧血の最も多い原因である．獣鳥魚肉類，海藻，大豆，緑黄色野菜に多いが，獣鳥魚肉類に多いへム鉄*（約40%とされている）は吸収率が20～40%と高く，その他の鉄は5%程度である．しかし，食品から摂取される鉄の約90%は非へム鉄である．非へム鉄のうち鉄（Ⅲ）イオン（Fe^{3+}）は沈殿しやすく，鉄（Ⅱ）イオン（Fe^{2+}）より吸収が悪い．アスコルビン酸（ビタミンC）はFe^{3+}を還元して，Fe^{2+}とするので吸収を促進する．

鉄は食品の加工，調理，貯蔵などにも種々の影響を及ぼす．なすや黒豆の色素は鉄と結合して安定化されるが，ももや赤飯の缶詰では変色の原因となる．鉄イオンは酸化反応の触媒となり，褐変《かっぺん》反応や油脂の変敗を促進する因子となる．また，鉄分の多い水は独特の金属味があるため，飲料などの品質低下の原因ともなる．

6）亜　鉛（zinc, Zn）

亜鉛は，DNAポリメラーゼやRNAポリメラーゼをはじめとする200種以上の酵素に含まれていることが明らかになっており，遺伝情報の伝達，発現，タンパク質の合成などに関与している．亜鉛欠乏は成長遅延，感覚機能の異常，皮膚障害，性機能障害などをもたらすとされている．

亜鉛は肉類，大豆，海藻，穀類などに比較的多いが，フィチン酸や食物繊維により吸収が低下する．また母乳には十分量の亜鉛が含まれているが，人工乳では少ないため，亜鉛の添加が認められている．栄養機能表示は「亜鉛は，味覚を正常に保つのに必要な栄養素です．亜鉛は，皮膚や粘膜の健康維持を助ける栄養素です．亜鉛は，たんぱく質・核酸の代謝に関与して，健康の維持に役立つ栄養素です」である．

7）銅（copper, Cu）

銅は，多くの酵素，とくに酸化還元酵素類の活性化因子として必須の元素であり，欠乏により貧血，骨格異常，毛髪の色脱落，心筋変性などが起こる．ヒトの場合，銅欠乏は通常みられないが，人工栄養の未熟児では肝臓の銅蓄積が不十分であることと，牛乳の銅含量が母乳よりも少ないことなどから，問題とされる．栄養機能表示は「銅は，赤血球の形成を助ける栄養素です．銅は，多くの体内酵素の正常な働きと骨の形成を助ける栄養素です」である．

銅を多く含む食品は，貝類，甲殻類，肝臓，豆類などである．

8）マンガン（Mn）

マンガンは，ピルビン酸カルボキシラーゼやスーパーオキシドジスムターゼ（SOD）などの酵素の成分として重要である．また，マグネシウムが関与する酵素の反応にも作用しているとされ，これらを通してタンパク質，脂質，炭水化物代謝に重要な役割がある．マンガンは，植物には多いが動物に存在する量はわずかである．

---

* へム色素となっている鉄であり，へモグロビン，ミオグロビンに存在する．

表2-26　ヒトの必項微量元素の概略

微量元素	作用部位	機　能	欠乏症状
クロム	耐糖因子（GTF）	糖代謝―インスリン膜作用仲介，脂肪代謝	耐糖能低下，成長・生殖・寿命低下（ラット，マウス），動脈硬化症
ヨード	甲状腺ホルモン	細胞酸化過程	甲状腺腫，甲状腺機能低下症
コバルト	ビタミンB_{12}，造血	メチル化など	悪性貧血，メチルマロン酸尿
セレン	グルタチオンペルオキシダーゼ，チトクロム（筋），水銀毒性拮抗	細胞内過酸化物の分解，グルタチオン酸化	肝壊死（ラット），白筋病（仔ヒツジ），滲出性体質（雛鳥），克山病（ヒト）
マンガン	ピルビン酸カルボキシラーゼ，多くの酵素活性化，アルギナーゼ	酸化物リン酸化，脂肪酸代謝，タンパク・ムコ多糖・コレステロール合成	成長遅延，骨異常，生殖機能異常，中枢神経系異常（多くの動物）
モリブデン	フラビン酵素（キサンチンオキシダーゼ，アルデヒドオキシダーゼなど）	キサンチン・ヒポキサンチン代謝	成長遅延，尿酸クリアランス障害（雛鳥）

9）イオウ（sulfur, S）

イオウは含硫アミノ酸のメチオニンやシスチン，ビタミンB_1，寒天やカラギーナンなどの海藻多糖類の成分である．また，ねぎ属植物やしいたけの香りは揮発性含硫化合物が主役的な役割をしている．

二酸化イオウは還元性があり，かんぴょうやワインなどの褐変防止剤として使われている．

10）塩素（chlorine, Cl）とヨウ素（iodine, I）

塩素は，生体中には主に塩素イオンとして存在し，ナトリウムイオンとともに細胞外液の酸塩基平衡などを司っている．また，胃液のなかに大量に分泌される．主に食塩より摂取される．

ヨウ素は甲状腺ホルモンのチロキシンの構成成分であり，不足すると甲状腺腫の原因となる．海藻類に多く，日本人の食生活では通常不足することはない．

11）その他の微量元素

その他の必須微量元素を**表2-26**に示す．

3 ▶ 食品中の無機質量

1）灰分の定量法

日本食品標準成分表2020年版（八訂）の灰分は，食品の一定量を550℃で灰化し，残った灰の量を秤量して求めている．ただし，食塩を添加した穀類加工品は原料の灰分と，添加した食塩量より算出したものである．

2）無機質の定量法

日本食品標準成分表2020年版（八訂）には，ナトリウム，カリウム，カルシウム，マグネシウム，リン，鉄，亜鉛，銅，マンガン，ヨウ素，セレン，クロム，モリブデンの値が100 g当たりのmgで示してある．分析方法は，無機質により異なり，それぞれに適した方法により行われている．

3）食塩相当量

血圧などに対する食塩の作用は，主としてナトリウムイオンの生理作用に基づくものであるとの考えにより，食品中の全ナトリウム量を食塩量に換算したものである．

食塩相当量＝ナトリウム量×2.54

ただし，2.54＝NaCl/Na＝(23＋35.5)/23

食塩相当量とした理由は，摂食量の判断をするのに便利であると考えられたからである．

7 ビタミン

ビタミン（vitamin）は，“微量でヒトおよび動物の栄養を支配する有機化合物で，体成分の構成材料やエネルギー源となる炭水化物，脂質，タンパク質とは異なり，生体内の代謝を含む種々の生理現象に潤滑油的な役割を演じ，動物体内では生合成されないために，外部より摂取しなければならない必須栄養素”と定義されている．

ビタミンの種類は約15ほどが確認されており，そのほかにいくつかのビタミン様作用物質が知られている．ビタミンの名称は従来，ビタミンA･B･C･D･E…などのように，アルファベット名がつけられていたが，命名の仕方が発見の順序であったり，機能を表したりと，無秩序であり，ビタミンの数が増えて混乱したため，現在では化学名を用いることを原則としている．ただし，同様の生理的効力をもつ一連の化合物を総称する場合や，その効力や欠乏症など（たとえばビタミンA活性，ビタミンA欠乏など）を表す場合には，アルファベット名が用いられている．

ビタミンは慣習的に有機溶媒や油に溶ける脂溶性ビタミンと，水に溶ける水溶性ビタミンに分類されている．脂溶性ビタミンの主なものは，ビタミンA･D･Eなどであり，水溶性ビタミンは，B_1・B_2・Cなどである．

そのものはビタミン活性を示さないが，体内に摂取された後ビタミンに変化するものをプロビタミンという．プロビタミンAのβ-カロテン，プロビタミンDの7-デヒドロコレステロールやエルゴステロール，ナイアシンのプロビタミンであるトリプトファンなどがある．

1 ▶ 脂溶性ビタミン（fat soluble vitamin）

1）レチノール（retinol，ビタミンA）

レチノールは，ビタミンAのことであるが，ビタミンAの効力をもつレチノールに類似した多くの成分[*]がある．正確にいえば，レチノールはビタミンA効力をもつ最も代表的な成分である．

ビタミンAは，バター，卵黄，肝油中に存在するネズミの成長に不可欠の因子として発見され，それ以後，視覚との関係が明らかとなった．ビタミンAの欠乏症には夜

---

[*] 淡水魚の肝臓には3-デヒドロレチノール（ビタミンA_2）が存在する．

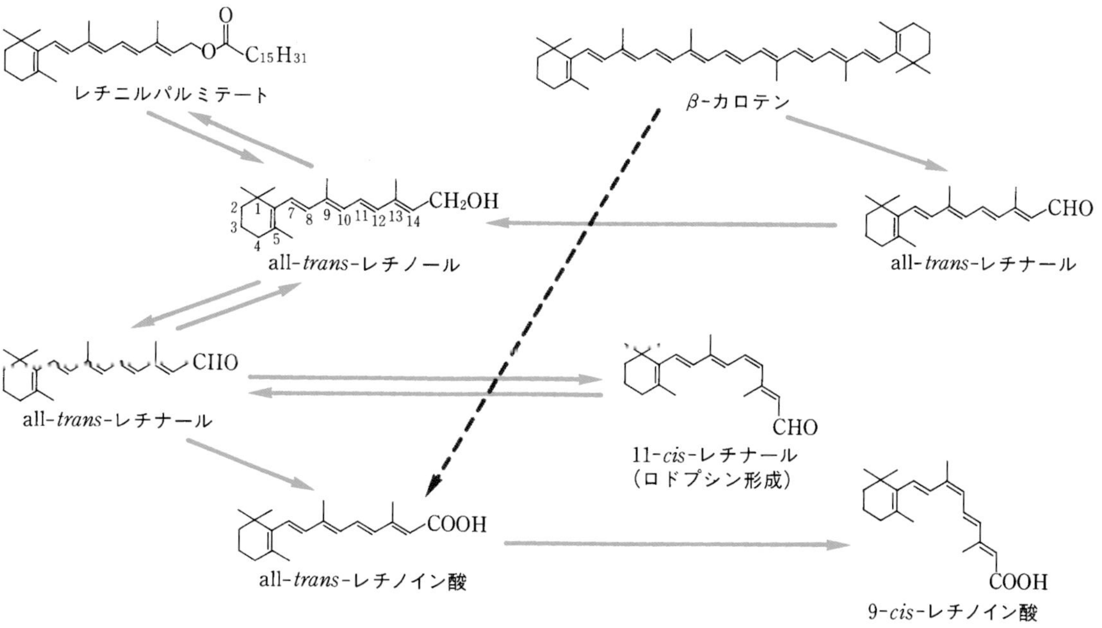

図2-40　ビタミンA代謝の概略と類縁体

盲症，成長阻害，生殖障害，感染に対する抵抗性の低下，皮膚の角化，感覚異常などがある．栄養機能表示は「ビタミンAは，夜間の視力の維持を助ける栄養素です．ビタミンAは，皮膚や粘膜の健康維持を助ける栄養素です」である．

レチノールは肝油，乳や乳製品，卵黄などの動物性食品に多く含まれ，植物性食品には存在しない．しかし，緑黄色野菜など植物性食品にはプロビタミンAであるβ-カロテンなどのカロテン類が含まれ，良好なビタミンA給源となっているものも多い．

1 構造と性質——レチノールはβ-ヨノン核（ionon）とよばれる環状の部分と，末端に水酸基をもつイソプレン鎖よりなるアルコールである．レチノールのイソプレン鎖の二重結合はすべてトランス型であるが，一部がシス型となった異性体が存在する．

視覚の場合のレチノールの活性型は，アルデヒド型であるレチナール[*1]であり，目の網膜中でタンパク質オプシンと結合してロドプシン（視紅）となり，光を感知している．また，視覚以外の種々の作用の活性型はレチノイン酸[*2]であることが明らかにされつつある（**図2-40**）．

レチノールは小腸粘膜で吸収され，レチノール脂肪酸エステル（主にパルミチン酸エステル）となって，肝臓に運ばれ貯蔵される．また，肝臓のレチノールエステルは，必要に応じてレチノールおよび活性型に変えられて作用している．

レチノールは多数の二重結合があるため，酸化されやすく，とくに光，熱，重金属イオン，酸化酵素などの存在下では，非常に不安定である．このためマーガリンなどに強化する場合には，抗酸化剤などによる酸化防止の必要がある．

*1 11-*cis*-レチナール．
*2 全 *trans*-レチノイン酸，9-*cis*-レチノイン酸など．

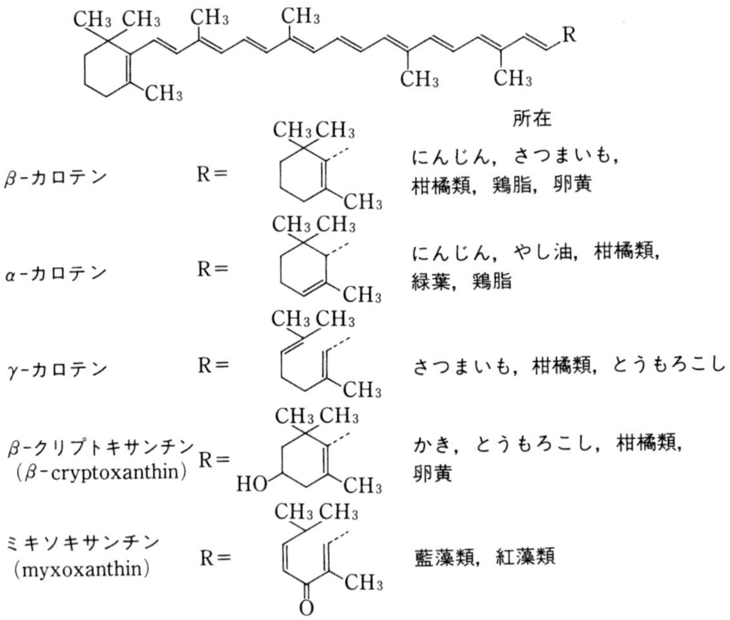

図2-41　プロビタミンA

③　**プロビタミンA（図2-41）**――カロテンやキサントフィルとよばれる色素（174頁参照）にはレチノールと同じβ-ヨノン核をもつα-カロテン，β-カロテン，γ-カロテンやβ-クリプトキサンチンといったプロビタミンAがある．とくにβ-カロテンは2つのβ-ヨノン核をもち，最も効力のあるプロビタミンAである．β-カロテンは小腸で吸収された後，レチナールとなり，さらにレチノールに変換される．

カロテン類は橙黄色の水に溶けない色素であり，にんじんなどの緑黄色野菜や卵黄などに多く含まれている．レチノールと同様に酸化に対して弱く，空気中で光，熱，重金属イオンなどの存在下の貯蔵は損失が大きい．

③　**食品中のビタミンA量**――日本食品標準成分表2020年版（八訂）のビタミンA欄はレチノールおよびプロビタミンAのα，β-カロテン，β-クリプトキサンチン個別の量と，それらより計算で求めたβ-カロテン当量およびレチノール活性当量の項目があり，それぞれμg/100gの値が収載されている．β-カロテン当量はβ-カロテン，α-カロテンおよびβ-クリプトキサンチン量より次式により算出されている．

β-カロテン当量（μg）＝β-カロテン（μg）＋$\frac{1}{2}$α-カロテン（μg）＋$\frac{1}{2}$β-クリプトキサンチン（μg）

また，レチノール活性当量は

レチノール活性当量（μg）＝レチノール（μg）＋1/12 β-カロテン当量（μg）

で算出されている．

2）ビタミンD（カルシフェロール，calciferol）

ビタミンDは，骨の疾患であるくる病を防止する因子として発見されたものであり，副甲状腺ホルモンなどと共同して，カルシウムやリンの吸収や代謝，骨のリモデリング*などの調節を行っている．欠乏症はくる病や骨軟化症があり，骨粗しょう症の予防に重要である．ビタミンDは現在6種類ほどが知られているが，コレカルシフェロールとよばれるD_3と，エルゴカルシフェロールのD_2が主なものである．

D_3はヒトの体でも紫外線を浴びることによって生合成されるので，ビタミンDは正確にはビタミンでなく，ホルモンであるといえる．しかし，発見の経緯や日光を浴びることが少ない場合には，欠乏することから，ビタミンとして取り扱われている．栄養機能表示は「ビタミンDは，腸管のカルシウムの吸収を促進し，骨の形成を助ける栄養素です」である．

ビタミンDの多い食品は，肝油，鳥卵，乳，魚肉などの動物性食品ときくらげやしいたけなどのきのこ類である．このうち動物性食品はD_3を含み，きのこ類はD_2を含んでいる．D_3とD_2の生物学的効力は同じである．

1 **構造と性質**——ビタミンDの化学構造は，**図2-42**のようである．D_3とD_2の違いは側鎖部分（R）の違いによる．D_3は肝臓と腎臓で25位と1位が，それぞれ水酸化を受け，1α，25-ジヒドロキシビタミンD_3（1α，25 $(OH)_2D_3$）となる．これがホルモンとしての作用を行う活性型である（**図2-43**）．

2 **プロビタミンD**——ヒトは十分日光にあたる生活をしている限り，D欠乏症になることはない．これは体内においてD_3のプロビタミンである7-デヒドロコレステロールが合成されるからである．7-デヒドロコレステロールはコレステロール生合成の最終中間体であり，皮膚表面で日光中の紫外線により，コレカルシフェロール（D_3）に変換される．

きのこや酵母などの菌類に多いエルゴステロールは，エルゴカルシフェロール（D_2）のプロビタミンである．きくらげにD_2が多いのは，天日乾燥により製造されるからと考えられている．

3 **食品中のビタミンD量**——日本食品標準成分表2020年版（八訂）では，高速液体クロマトグラフ法で分析された値がμg単位で表示されている．

3）ビタミンE（トコフェロール，tocopherol）

ビタミンEは，ラットの抗不妊因子として発見されたもので，天然には4種のトコフェロール類と，それに対応するトコトリエノール類が存在する．トコフェロール類は油脂やレチノール，β-カロテンなどの酸化を防止する働きがあり，抗酸化剤として用いられている．

ヒトにおける欠乏症には，酸化的溶血亢進による未熟児貧血や乳児皮膚硬化症などが知られている．栄養機能表示は「ビタミンEは，抗酸化作用により，体内の脂質を酸化から守り，細胞の健康維持を助ける栄養素です」である．

生物は，強い酸化作用をもつ酸素を含む大気中で生活している．このため，生物体を造っている脂質やタンパク質，核酸などは，酸化による損傷を受ける危険が絶えず存在する．近年，これらの酸化による害が，老化，がん，糖尿病，虚血性疾患などの多くの疾病の原因となることが明らかになってきている．当然，生物体にはこのよう

---

* 骨が骨吸収と骨形成を繰り返して，その恒常性を保っていること．

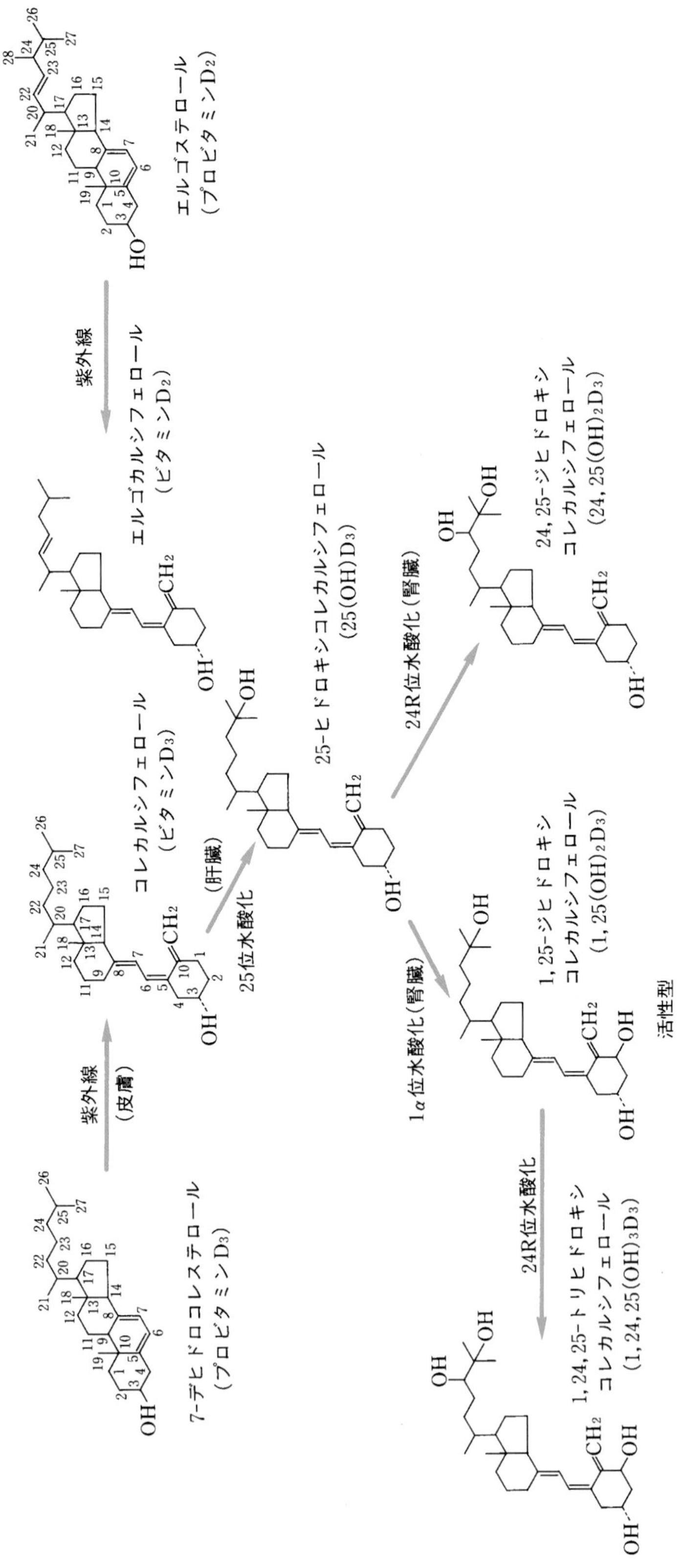

図2-42　ビタミンDの主な代謝経路

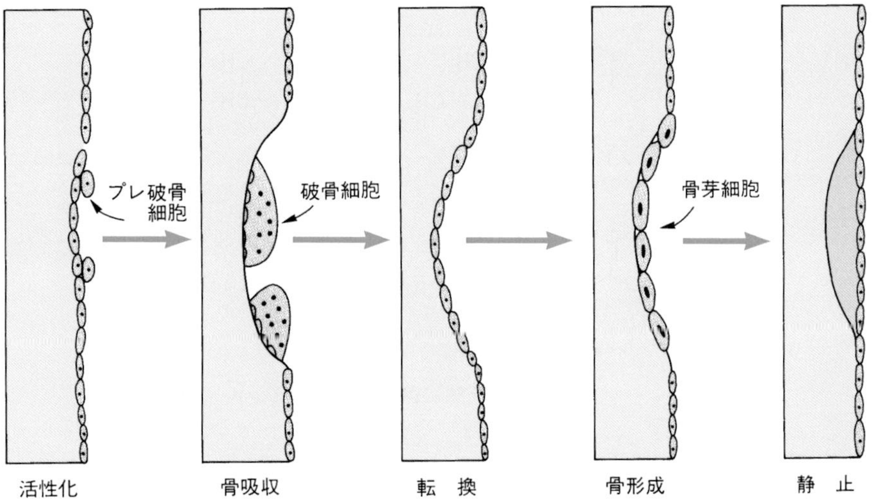

図2-43　骨リモデリングと活性型ビタミンD

■小林　正：*Health Digest*, 11(1), 1996.

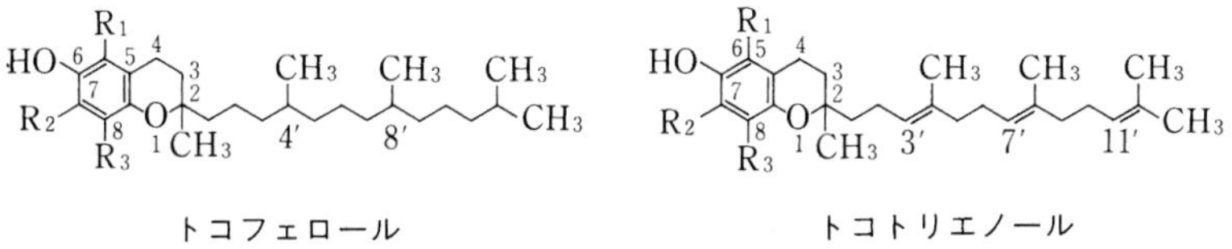

	トコフェロール	トコトリエノール
$R_1=R_2=R_3=CH_3$	α	α
$R_1=R_3=CH_3, R_3=H$	β	β
$R_1=H, R_2=R_3=CH_3$	γ	γ
$R_1=R_2=H, R_3=CH_3$	δ	δ
$R_1=R_2=R_3=H$	トコール*	トコトリエノール*

*自然界には存在しない．

図2-44　トコフェロールとトコトリエノールの構造

な酸化の害を防止するいろいろな機構が存在する．

ビタミンEの生理効果は生体内の脂質，とくに生体膜を構成している不飽和脂肪酸の酸化を防止する働きによるものと考えられている．

ビタミンEは，穀物とくに胚芽部や植物性油脂，緑黄色野菜などに豊富であり，通常の食事でも不足することはない．

1　構造と性質——トコフェロール，トコトリエノールともにクロマンとよばれる環状の部分と，イソプレン鎖よりなり，α，β，γ，δ の類縁体が存在する（**図2-44**）．トコフェロールの生物活性は $\alpha > \beta > \gamma > \delta$ の順であるとされるが，測定法などにより異なる場合もある．トコトリエノールの生物活性はトコフェロールよりも弱いとされている．トコフェロールの油脂に対する抗酸化効果は，生物活性とは逆に，$\delta > \gamma > \beta > \alpha$ の順とされる．

トコフェロール，トコトリエノールともに酸化されやすく，不安定な物質である．

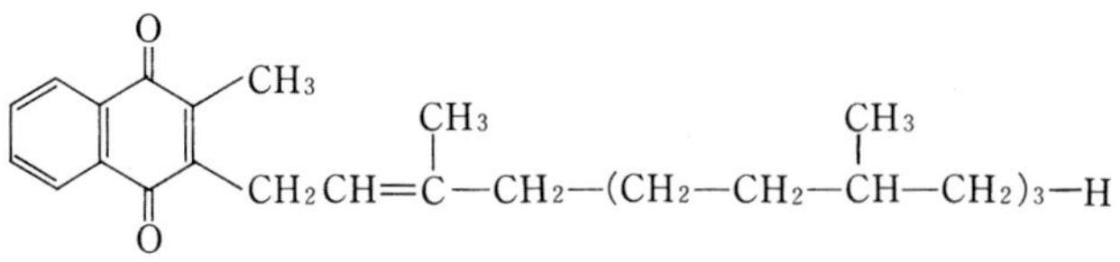

フィロキノン(ビタミンK_1)

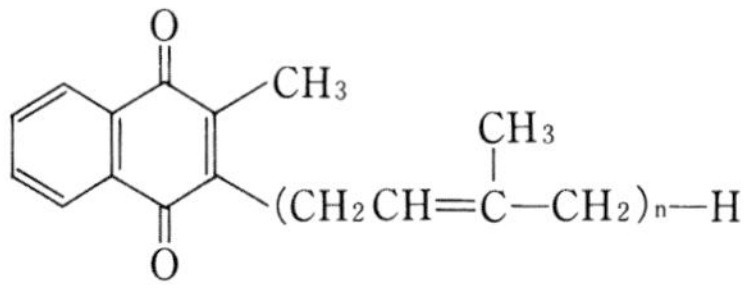

メナキノン-n(ビタミンK_2)

図2-45　天然に存在するビタミンK

2　食品中のビタミンE量——日本食品標準成分表2020年版（八訂）では，α，β，γ，δ各トコフェロール量がmg単位で収載されている．

4）ビタミンK（K_1，フィロキノン　phylloquinone；K_2，メナキノン　menaquinone，MK）

ビタミンKは抗出血性活性をもつビタミンであり，血液凝固に関係するタンパク質プロトロンビンの生合成に関与している．すなわち，ビタミンKはプロトロンビン前駆体ペプチド鎖中のグルタミン酸残基をγ-カルボキシグルタミン酸に変換するカルボキシラーゼの補酵素となっている．プロトロンビンはCa^{2+}やリン脂質との相互作用により，血液中のフィブリノーゲンを繊維状のフィブリンとして血液凝固が起こる．ビタミンKは植物や動物組織に広く分布し，腸内細菌によっても合成されるため，成人では欠乏は起こらないが，新生児や乳児では腸内での産生がないため，欠乏による出血症が知られている．また，抗生物質による大腸の無菌化と食事制限が重なり，成人でもK欠乏となる可能性がある．

ビタミンKには植物由来のフィロキノン，K_1と微生物由来のメナキノン類，K_2があるが，生理活性は同等である（**図2-45**）．

1　構造と性質——K_1，K_2ともナフトキノンに置換したイソプレノイドであり，K_2にはイソプレノイド鎖の長さによりいくつかの類縁体がある．ビタミンK依存性のカルボキシラーゼ反応はKのヒドロキノン型（還元型）により起こる．

2　食品中のビタミンK量——日本食品標準成分表2020年版（八訂）には高速液体クロマトグラフ法によるK_1とK_2の一種メナキノン-4の総和が可食部100g当たりのμg数で示されている．

2 ▶ 水溶性ビタミン

1）ビタミンB_1（チアミン，thiamine）

脚気は，昭和初期まで日本に多発した疾病であり，毎年多くの死者を出し，国民病といわれるほどであった．ビタミンB_1は抗脚気因子として米糠より単離され，ビタミン発見の端緒となったものである．

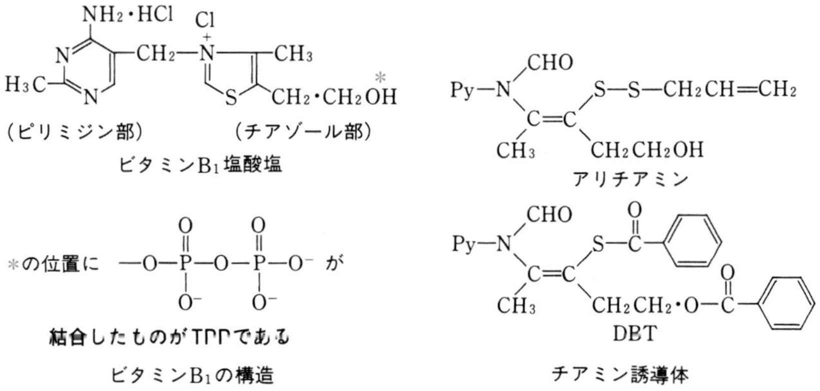

図2-46　ビタミンB_1とその誘導体

チアミンの生理作用はチアミンのピロリン酸エステルである，チアミンピロリン酸（TPP）のピルビン酸デカルボキシラーゼやトランスケトラーゼに対する補酵素作用による．ピルビン酸デカルボキシラーゼやトランスケトラーゼは，ブドウ糖など糖質の代謝に関係する酵素であり，白米などビタミンB_1含量の少ない糖質の大量摂取が欠乏症の原因となる．欠乏症には脚気のほかに，多発性神経炎，ウェルニッケ脳症がある．B_1欠乏による神経症状は脳のエネルギー源がブドウ糖であり，脳において大量のブドウ糖が代謝されるためと考えられている．栄養機能表示は「ビタミンB_1は，炭水化物からのエネルギー産生と皮膚と粘膜の健康維持を助ける栄養素です」である．

豚肉や大豆に多く，穀類は全粒や胚芽には多いが，精白したものは少ない．

[1]　構造と性質——チアミンはピリミジン部とチアゾール部よりなり，生体内ではTPPとなっているものが多い（**図2-46**）．アルカリ性では分解されやすいが，酸や熱には比較的安定であり，調理による損失は汁への溶出によることが多い．食品保蔵に使われる二酸化イオウにより完全に破壊される．

淡水魚，貝類の内臓，わらび，ぜんまい，ある種の細菌（*Bachillus thiaminolyticus*）には分解酵素のチアミナーゼが存在する．

チアミンと，にんにくの匂い成分であるアリシンが化合したものがアリチアミンであり，脂溶性で吸収されやすい．また，化学的に合成されるジベンゾイルチアミン（DBT）は，水に溶けないので強化米などに用いられる．

[2]　食品中のビタミンB_1量——日本食品標準成分表2020年版（八訂）のビタミンB_1量は高速液体クロマトグラフ法で分析されており，可食部100 g当たりのmg数を示してある．ただし定量用基準液にチアミン塩酸塩を用いているので，この値はチアミン塩酸塩相当量である．

2）ビタミンB_2（リボフラビン，riboflavin）

リボフラビンは，生体内ではフラビンモノヌクレオチド（FMN）やフラビンアデニンジヌクレオチド（FAD）の形で，種々の酸化還元酵素の補酵素となるビタミンである（**図2-47**）．発育ビタミンともいわれ，欠乏すると発育不良や口角炎を起こす．ヒトの場合，日常の食品に比較的豊富に存在するため，欠乏症はまれである．栄養機能表

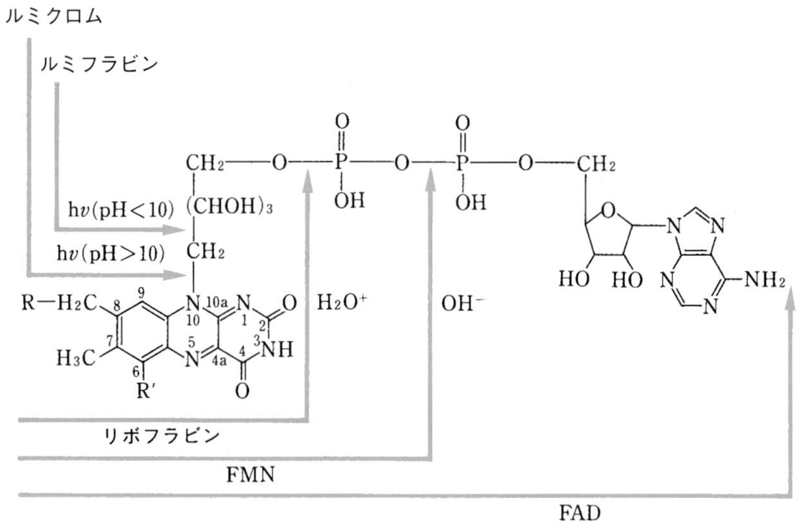

図2-47　フラビン化合物の構造

示は「ビタミンB_2は，皮膚や粘膜の健康維持を助ける栄養素です」である．

B_2を多く含む食品は，肝臓，乳および乳製品，卵，酵母，セロリーなどである．

1　構造と性質――リボフラビンはイソアロキサジン核とよばれる環状部と，鎖状の多価アルコールであるリビトール部よりなる，緑色の蛍光を有する黄色の色素である．活性型のFMNはリボフラビンにリン酸がエステル結合したものである．また，FADはリボフラビンとアデノシン二リン酸（ADP）がエステル結合したものである．生体中ではFADの形のものが最も多く，次にFMNであり，遊離型のものは少ない．

アルカリ性で加熱すると分解するが，中性や酸性条件では熱に対して比較的安定である．また遊離型は水にあまりよく溶けないが，FADとFMNは非常によく溶ける．このため，調理や加工での損失は分解よりも煮汁への溶出が問題である．ただし，リボフラビンは光に対しては非常に不安定であり，直射日光や紫外線で容易に分解する．またこの時，光増感作用により食品の変香（日光臭）や変色，脂質の酸化や栄養成分の分解などを引き起こす．直射日光にさらした牛乳がひなた臭い匂いとなるのはこのためである．

2　食品中のビタミンB_2量――日本食品標準成分表2020年版（八訂）のビタミンB_2量は高速液体クロマトグラフ法により測定され，可食部100g当たりのmgで表示されている．

3）ナイアシン（niacin，図2-48）

ナイアシンは，抗ペラグラ因子として見いだされたニコチン酸とニコチンアミドの総称である．これら2つの生理作用はまったく同じで，生体中ではニコチンアミドアデニンジヌクレオチド（NAD^+）とニコチンアミドアデニンジヌクレオチドリン酸（$NADP^+$）の形で，多くの酸化還元反応の補酵素となっている．欠乏症にはペラグラのほかに，イヌの黒舌病がある．栄養機能表示は「ナイアシンは，皮膚や粘膜の健康維持を助ける栄養素です」である．

名　　称	構　　造	名　　称	構　　造
ニコチン酸	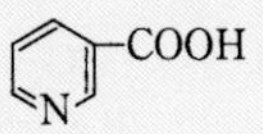	ニコチンアミド	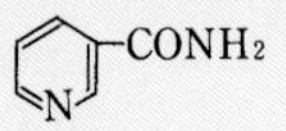
ニコチンアミドアデニンジヌクレオチド (NAD⁺)	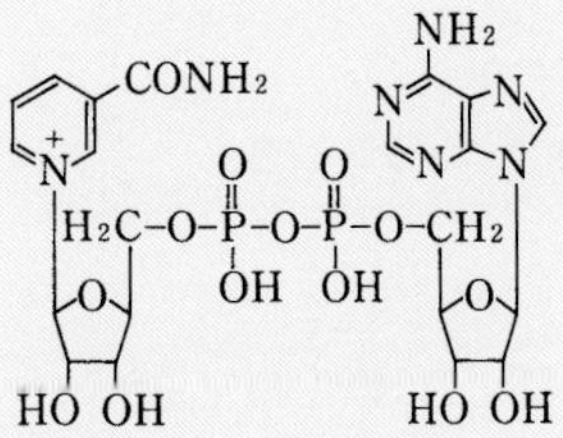	還元型ニコチンアミドアデニンジヌクレオチド (NADH)	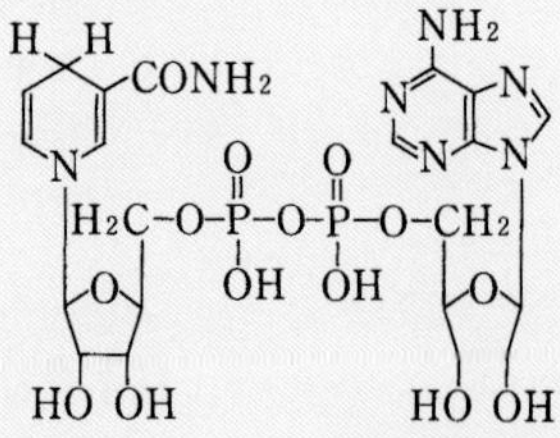
ニコチンアミドアデニンジヌクレオチドリン酸 (NADP⁺)	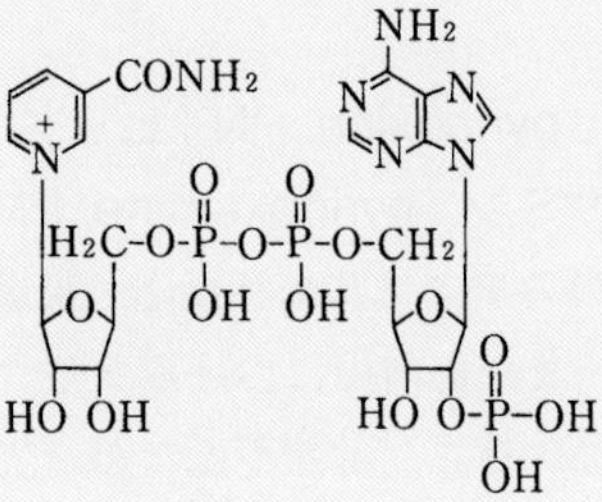	還元型ニコチンアミドアデニンジヌクレオチドリン酸 (NADPH)	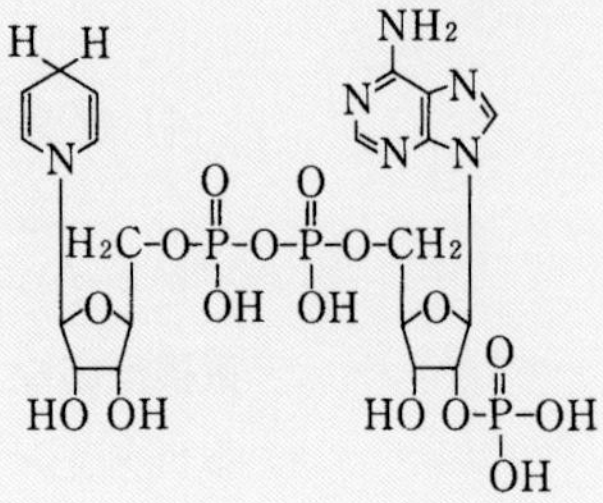

図2-48　ナイアシン関連化合物の構造

必須アミノ酸のひとつであるトリプトファンはナイアシンのプロビタミンである．

1　構造と性質——ニコチン酸はピリジンのカルボキシル誘導体であり，ニコチンアミドはそのアミドである．どちらも水によく溶けるが，比較的安定な物質であり，調理加工における損失は溶出による．

ペラグラは20世紀初めまで，南ヨーロッパやアメリカ南部に多く発生し，現在でも中米のとうもろこし多食地帯に発生している．とうもろこしのナイアシン含量は他の穀物と比べて特別少ないわけではなく，その原因はとうもろこしのナイアシンがヒトの消化酵素で遊離されない形で存在することと，プロビタミンのトリプトファンが少ないことによると考えられている．一般に穀物中のナイアシンは多糖類やペプチドと結合したものが多く，有効性が低いが，これをアルカリで処理するとナイアシンが遊離してくる．

メキシコで作られる薄焼きケーキ（tortillas）は，とうもろこしを一夜石灰水に浸して，ナイアシンの有効化を行っている例である．

2　プロビタミンと食品中のナイアシン量——トリプトファンはナイアシンのプロビタミンであるが，栄養学的にはトリプトファン60 mgよりナイアシン1 mgが生成する．そこでナイアシンの所要量はナイアシン当量という値で表されている．

ナイアシン当量(mgNE)＝ニコチンアミド(mg)＋ニコチン酸(mg)＋1/60トリプトファン（mg)

日本人の食事摂取基準（2025年版）では，ナイアシンの推奨量を成人男性で13～16 mgNE/日，成人女性で10～12 mgNE/日としている．

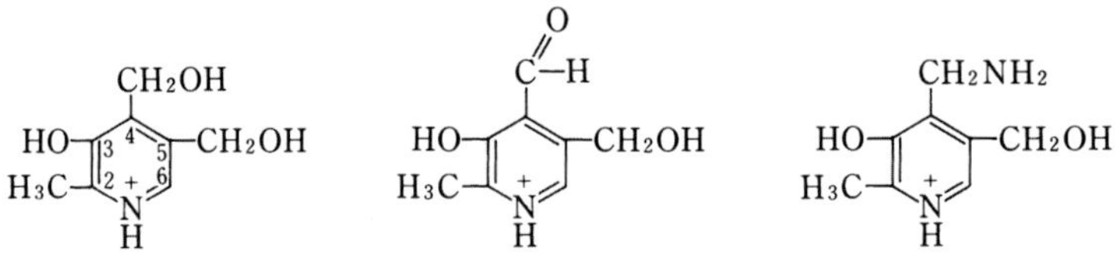

ピリドキシン　ピリドキサール　ピリドキサミン

図2-49　天然に存在するビタミンB₆

日本食品標準成分表2020年版（八訂）では微生物定量法によるニコチン酸相当量（ニコチン酸＋ニコチンアミド）とナイアシン当量が表示されている．

4）ビタミン B_6（ピリドキシン　pyridoxine, PN；ピリドキサール　pyridoxal, PL；ピリドキサミン　pyridoxamine, PM；図 2-49）

ビタミン B_6 はアミノ酸代謝におけるアミノ基転移反応，脱炭酸反応，分解ならびに置換反応などに補酵素として働き，また筋肉中におけるグリコーゲン代謝にも関係するビタミンである．皮膚炎，神経炎，貧血，食欲不振などが欠乏症として知られているが，食品中に比較的広く含まれており，欠乏はまれである．栄養機能表示は「ビタミン B_6 は，たんぱく質からのエネルギー産生と皮膚や粘膜の健康維持を助ける栄養素です」である．

1　構造と性質──ビタミン B_6 は密接に関連した3つのピリジン誘導体，ピリドキシン，ピリドキサール，ピリドキサミンとそれぞれのリン酸塩の総称である．ピリドキサルリン酸（PLP）が B_6 活性を示す主な補酵素型であるが，ピリドキサミンリン酸も活性型補酵素として作用する．

2　食品中のビタミン B_6 量──日本食品標準成分表2020年版（八訂）には微生物定量法によるピリドキシン相当量が可食部100 g当たりのmgで表示されている．

5）ビタミン B_{12}（コバラミン，cobalamin；図 2-50）

ビタミン B_{12} は抗悪性貧血ビタミンとして発見されたもので，酵母などの微生物により合成されるため，植物にはほとんど存在しないが，動物には肝臓に貯蔵されるためよい給源となる．B_{12} の吸収は回腸で行われるが，この場合胃粘膜より分泌される内因子（intrinsic factor）と結合していることが必要とされる．吸収後 B_{12} は血漿タンパク質であるトランスコバラミンⅡと結合して輸送される．また，トランスコバラミンⅠと結合して肝臓に貯蔵される．欠乏は胃切除などによる内因子欠乏により起こることが知られている．栄養機能表示は「ビタミン B_{12} は，赤血球の形成を助ける栄養素です」である．

1　構造と性質── B_{12} は複雑な環状構造（コリン環）よりなり，中心にコバルトイオンが配位している構造である．活性型はデオキシアデノシルコバラミンとメチルコバラミンであり，それぞれメチルマロニルCoAムターゼ，メチオニンシンターゼの補酵素となることが知られている．また，市販されている安定型はシアノコバラミンである．

2　食品中のビタミン B_{12} 量──日本食品標準成分表2020年版（八訂）には微生物

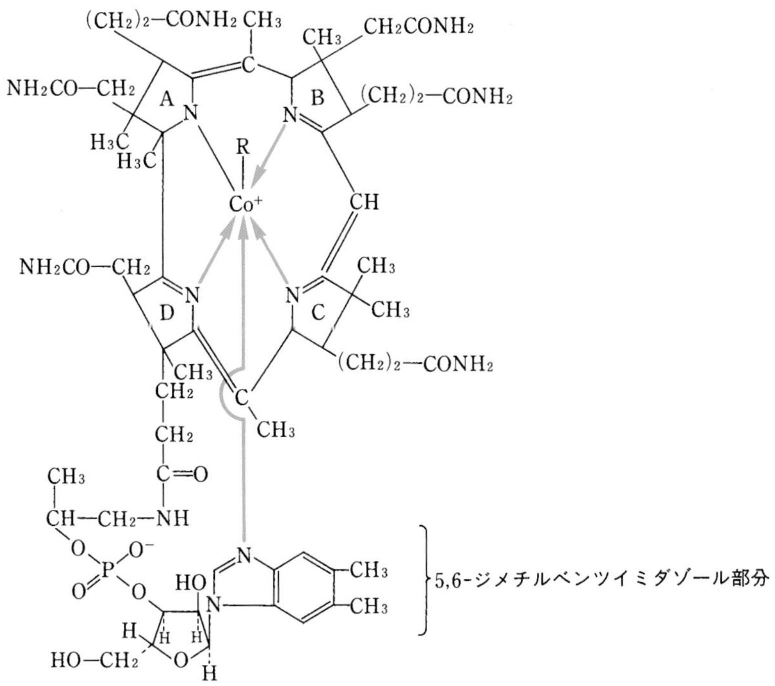

図2-50　ビタミンB_{12}（コバラミン）
R＝CN：シアノコバラミン
R＝CH_3：メチルコバラミン
R＝OH：ヒドロキシコバラミン
R＝5′-デオキシアデノシル基：5′-デオキシアデノシルコバラミン

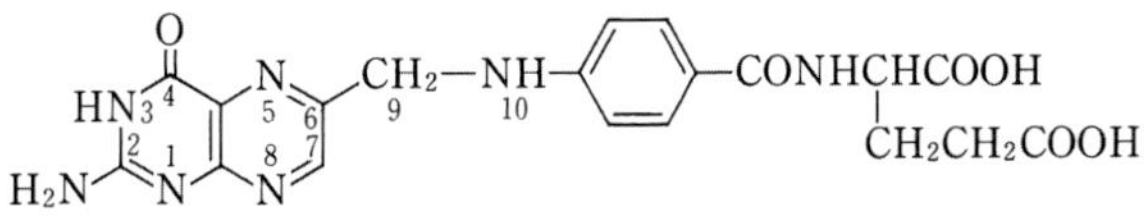

図2-51　葉酸（プテロイルグルタミン酸：PteGlu）

定量法による可食部100 g当たりのμg量が収載されている．

6）葉酸（folic acid）

葉酸はヒトやサルの抗貧血性因子として見いだされたもので，種々の葉酸補酵素の形となって，ヌクレオチド類の生成，分解やグリシン，セリン，メチオニンなどのアミノ酸やタンパク質の代謝に関与している．欠乏症には巨赤芽球性貧血，舌炎，精神神経異常などが知られている．これらは欧米ではしばしば認められるが，日本ではほとんど発生していない．これは米食を中心に野菜や魚を摂る食習慣により，葉酸摂取量がある水準以上に維持されているからである．

［1］構造と性質——葉酸の構造はプテロイルグルタミン酸（**図2-51**）であるが，天然型の葉酸は7, 8-ジヒドロまたは，5, 6, 7, 8-テトラヒドロプテロイルグルタミン酸に**図2-52**のような1炭素単位が結合したもの，およびそれらのポリ-γ-グルタミン酸誘導体となって補酵素の働きをしている．

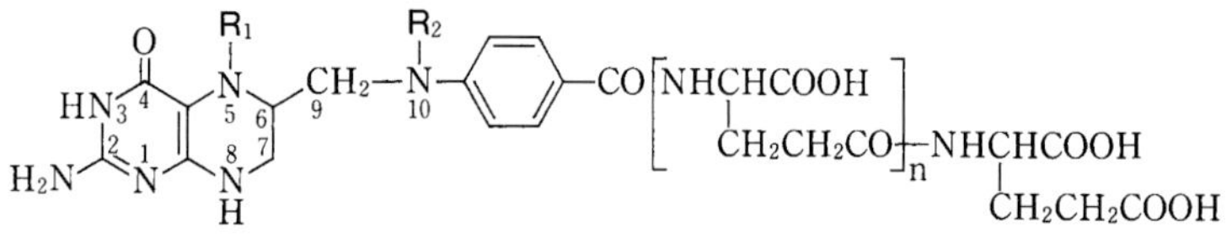

葉酸補酵素	1炭素単位の結合位置 R₁	R₂	R₁R₂	1炭素単位	1炭素単位の酸化状態
$H_4PteGlu$	H	H	—	—	—
5-ホルミル-$H_4PteGlu$	$-HCO$	H	—	ホルミル	ギ酸
10-ホルミル-$H_4PteGlu$	H	$-HCO$	—		
5-ホルムイミノ-$H_4PteGlu$	$-CH=NH$	H	—	ホルムイミノ	
5,10-メテニル-$H_4PteGlu$	—	—	$=CH-$	メテニル	
5,10-メチレン-$H_4PteGlu$	—	—	$-CH_2-$	メチレン	ホルムアルデヒド
5-メチル-$H_4PteGlu$	$-CH_3$	H	—	メチル	メタノール

図2-52　テトラヒドロ葉酸誘導体

母乳や組織中に存在する葉酸結合タンパク質 (FBP) は葉酸の吸収や輸送，貯蔵に関与していることが明らかにされている．栄養機能表示は「葉酸は，赤血球の形成を助ける栄養素です．葉酸は，胎児の正常な発育に寄与する栄養素です」である．

[2] 食品中の葉酸量――日本食品標準成分表2020年版（八訂）には微生物定量法による可食部100 g当たりのμg数が示されている．食品では肝臓，酵母，ほうれんそう，アスパラガスなどに多く含まれている．

7) パントテン酸 (pantothenic acid)

パントテン酸は酵母の生育促進因子として見いだされたもので，補酵素のコエンザイムA (CoA) や，アシルキャリヤープロテインの成分となっている4′-ホスホパンテテインの構成成分となっている．糖質や脂肪酸の代謝などで中心的な役割を果たしており，欠乏症には成長阻害，皮膚・毛髪の障害，副腎障害，末梢神経障害，抗体産生の障害などが知られている．栄養機能表示は「パントテン酸は，皮膚や粘膜の健康維持を助ける栄養素です」である．

[1] 構造と性質――パントテン酸はパント酸とβ-アラニンが結合したものである．パントテン酸にリン酸とシステインやシステアミンが結合したものが4′-ホスホパンテテイン，さらにアデニル酸が結合したものがCoAである．CoAはさらにアセチル基などのアシル基を結合することができる (**図2-53**)．

[2] 食品中のパントテン酸量――日本食品標準成分表2020年版（八訂）には微生物定量法による可食部100 g当たりのmg数が収載されている．食品では，肝臓，酵母，落花生，つくりたけ，卵，カリフラワーなどに多い．

8) ビタミンC (アスコルビン酸，ascorbic acid)

ビタミンCは生体中で皮膚や結合組織，骨などに存在するコラーゲン繊維の生合成

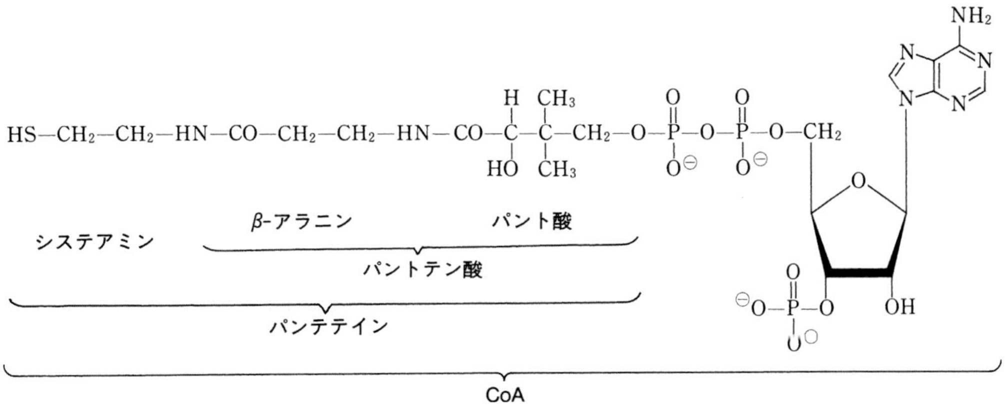

図2-53　パントテン酸およびCoAの構造式

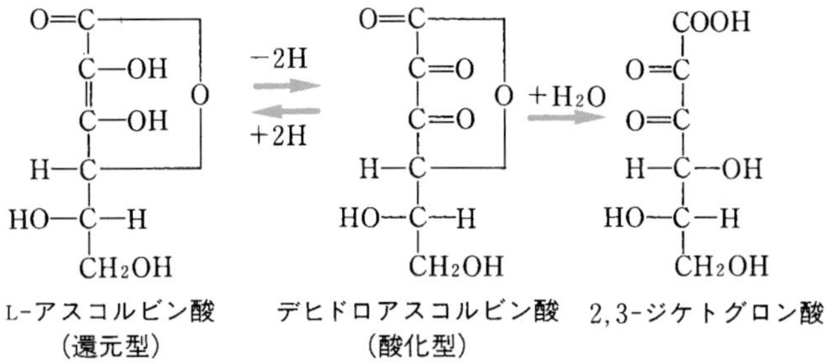

図2-54　アスコルビン酸からのデヒドロアスコルビン酸と
2, 3-ジケトグロン酸の生成

や，コレステロール代謝に関係し，また，ビタミンEと共同しての脂質の酸化防止など，抗酸化剤としての働きをしている．欠乏症は壊血病であり，ヒトでは歯肉の出血，炎症などの症状となる．新鮮野菜，果実などに多く含まれるが，調理，加工，保蔵などにより失われやすいビタミンである．栄養機能表示は「ビタミンCは，皮膚や粘膜の健康維持を助けるとともに，抗酸化作用を持つ栄養素です」である．

1　構造と性質――L-アスコルビン酸（還元型）は強い還元性をもつ物質であり，容易に酸化されて酸化型アスコルビン酸（デヒドロアスコルビン酸）となる（**図2-54**）．デヒドロアスコルビン酸は生体内で還元型のアスコルビン酸に変換されるので，五訂増補食品成分表では等価とされており，総ビタミンC量が表示されている．しかし酸化型は還元型に比べ，ビタミンCとしての効果は低いものと考えられている．

デヒドロアスコルビン酸は容易に変化して，生物効力のないL-2, 3-ジケトグロン酸となり，分解される．

アスコルビン酸は極めて酸化されやすいビタミンであり，空気中のような酸素存在下で失われやすく，熱や光はこれを促進する．また，かぼちゃ，きゅうり，にんじん，キャベツなどには，アスコルビン酸の酸化酵素であるアスコルビナーゼ（ascorbinase）が存在し，切断や磨砕，剥皮などによってもビタミンCは減少する．

2　食品中のビタミンC量――日本食品標準成分表2020年版（八訂）のビタミンC

表2-27　その他のビタミン類

	名　称	IUPAC-IUBによる常用名	補酵素，機能	関与する代謝	欠乏症
脂溶性	ユビキノン	ユビキノン ubiquinone		生体酸化	—
	ビタミンF （必須脂肪酸）	リノール酸 linoleic acid リノレン酸 linolenic acid アラキドン酸 arachidonic acid		脂質代謝 プロスタグランジン合成の素材	成長停止，皮膚炎（ネズミ）
水溶性	ビオチン	ビオチン biotin	酵素タンパク質と共有結合	CO_2の結合，転移（脂肪酸，糖質代謝）	皮膚炎（ネズミ）
	リポ酸	リポ酸 lipoic acid	酵素タンパク質と共有結合	糖質，分岐アミノ酸代謝	増殖阻害 (*Stc. faecalis*など)
	イノシトール	ミオイノシトール *myo*-inositol	—	脂質代謝	脂肪肝，皮膚炎（ネズミ）

■ビタミン学会編：ビタミン学．東京化学同人，1980.

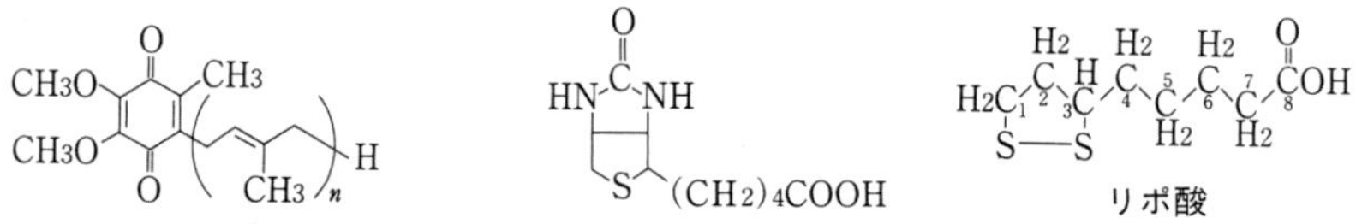

ユビキノン-n（補酵素Q_n，Q-n）　ビオチン（ビタミンH）　リポ酸（1,2ジチオラン-3-吉草酸）

図2-55　ユビキノン，ビオチン，リポ酸の構造

量は，高速液体クロマトグラフ法により測定されており，可食部100 g当たりの総ビタミンC（還元型ビタミンCと酸化型ビタミンCの合計量）mgで表示されている．

3 ▶ その他のビタミン

これまでに述べた以外のビタミンも，すべて栄養上非常に重要なものである．しかし，これらのビタミンは特別な場合以外は食品中に十分含有されていたり，腸内の細菌により産生されるため，欠乏することはまれである．**表2-27**に，これらの一覧を示す．

ユビキノンはコエンザイムQ（CoQ）ともいわれる脂溶性ビタミンである．コハク酸オキシダーゼやNADHオキシダーゼなど多くの酸化還元酵素の補酵素である．ミトコンドリアでの電子伝達系の成分として重要であり，また抗酸化作用も注目されている．**図2-55**の構造式で$n=1\sim12$の同族体が存在する．

ビオチンはB群に属する水溶性ビタミンであり，多くのカルボキシラーゼの補酵素となっている．欠乏症は口唇炎や指漏性皮膚炎がある．生体内では大部分が酵素タンパク質と共有結合した状態で存在し，酵母や肝臓に豊富である．多くの食品に含まれていることや，腸内細菌によって産生されるので一般にヒトでは欠乏症は見られない．しかし，卵白中に含まれるアビジンと結合し吸収が阻害される．栄養機能表示は「ビオチンは，皮膚や粘膜の健康維持を助ける栄養素です」である．日本食品標準成分表2020年版（八訂）には微生物定量法による可食部100 g当たりのμg数が表示されている．

リポ酸はリポ酸アセチルトランスフェラーゼなどの補酵素であり，微生物や動植物中に酵素タンパク質と結合した状態で存在している．

8 食品の消化吸収率とエネルギー

食品は胃や腸で，胃酸や消化酵素の働きで加水分解され（消化），単糖類，アミノ酸類，脂肪酸類などとなって吸収される．基本的には消化酵素の作用を受けるものが吸収されることになるが，実際はもっと複雑である．たとえば，消化酵素がない食物繊維であっても，腸内細菌により分解や発酵を受け，乳酸や短鎖脂肪酸となってかなりの部分が吸収される．また，消化吸収されるはずのデンプンの一部（老化デンプンや消化されにくい成分に包まれているようなデンプン）は，実際には消化されない．このようなデンプンを難消化性デンプン（レジスタントスターチ，resistant starch）という．

摂取した栄養素量に対して，吸収された栄養素の割合を消化吸収率といい，食品の栄養価の評価やエネルギーの利用率を考えるうえで非常に重要である．

1 ▶ 食品の消化吸収率（digestibility）

1）みかけの消化吸収率

食品中の栄養素で吸収されなかったものは糞中に排泄されるので，吸収された栄養素量は，摂取栄養素量より糞中栄養素量を差し引いた量となる．すなわち消化吸収率は，次のようになる．

みかけの消化吸収率＝（摂取栄養素量－糞中排泄栄養素量）/摂取栄養素量

しかし，この場合の糞中栄養素量には食品中の吸収されなかった栄養素だけでなく，吸収しきれなかった消化液や腸内細菌，消化器官の剥離したものなどを含んでおり，真の消化吸収率とは異なっている．この消化吸収率をみかけの消化吸収率とよんでいる．

2）真の消化吸収率

摂取食品中の消化吸収されなかった栄養素量を正確に知るためには，あらかじめ基礎食を摂取して，その時の糞中排泄量を求めておき，そこに被検食品を上乗せし，増加した排泄量を求めることによって可能である．

真の消化吸収率＝$\{I-(F_t-F_b)\}/I$

I ：測定食品からの栄養素摂取量（g/日）

F_t：テスト食期における糞中排泄量（g/日）

F_b：基礎食期における糞中排泄量（g/日）

これは，摂取食品に由来しない排泄量（基礎排泄量）を補正したものであり，真の消化吸収率を表すものである．

2 ▶ 食品の利用エネルギー

食品のエネルギー単位は，従来カロリーが用いられていたが，より体系的な単位であるジュール（joule）を用いることが国際的に進められている．八訂成分表では，キロジュール（kJ）単位とキロカロリー（kcal）単位が併記してある．七訂成分表まではキ

表2-28　尿中化合物の窒素含量と燃焼熱

	燃焼熱 (kcal/mol)	N含量 (g/mol)	kcal/gN
尿素	151.6	28.03	5.41
アンモニア	78.3	14.01	5.59
尿酸	460.2	56.03	8.21
クレアチニン	563.04	42.02	13.41
クレアチン	559.8	42.03	13.32
馬尿酸	1,012	13.99	72.33
アラニン*	387.7	14.00	27.69
ロイシン*	855.6	14.00	61.11

* アミノ酸の例として記載した．これらのアミノ酸がとくに多いということではない．

ロカロリーからキロジュールへ（1 kcal＝4.184 kJ）の換算係数を乗じて求めていたが，八訂成分表ではそれぞれの単位のエネルギー換算係数を別々に乗じて求めたものである．

1）食品の利用エネルギー

1　炭水化物と脂質の利用エネルギー——ヒトを含め動物は，栄養素を酸素を用い燃焼させてエネルギーを得ている．炭水化物や脂質は最終的に二酸化炭素と水に酸化される．この反応は体のなかで行われても，マッチで火をつけて燃焼させても，同じ量の熱エネルギーを発生する．このエネルギーを燃焼熱という．

燃焼熱は普通ボンブ熱量計（bomb calorimeter）を用いて測定できる．この方法は簡単にいえば，魔法びんの底に一定量の水を入れておき，そのなかで栄養素に火をつけて燃焼させる方法である．そうすると，発生した熱量だけ水の温度が上がるので，上昇した温度と水の量より燃焼熱が計算できる．

食品を摂取した場合，すべてが消化吸収されるわけではないので，消化吸収率を考慮しなければならない．すなわち炭水化物と脂質は，燃焼熱に消化吸収率を乗ずることによって利用エネルギーを求めることができる．

2　タンパク質の利用エネルギー——タンパク質をボンブ熱量計で燃焼させると，完全に燃焼して，窒素は窒素ガスに，炭素と水素は二酸化炭素と水になる．しかし，タンパク質が体内で代謝された場合には，窒素は尿素やクレアチニン，尿酸，アンモニアなどとなって，尿中に排泄される．これらのものはまだ燃焼可能であり（**表2-28**），タンパク質を摂取した場合には，尿中にこれらのエネルギーが損失していることになる．これを尿中損失エネルギーという．この値は，尿を乾燥して，その燃焼熱を測定すれば求められる．

タンパク質の利用エネルギーは，燃焼熱より尿中損失エネルギーを差し引いたものに，消化吸収率を乗じて求められる．

3　エネルギー換算係数——栄養素1g当たりの利用エネルギーを求めたものがエネルギー換算係数である．この値を求めておけば，種々の食品の栄養素量がわかれば，簡単にその食品の利用エネルギーが計算でき，非常に便利である．

Atwaterは多くの食品について栄養素の燃焼熱，タンパク質の尿中損失エネルギー，消化吸収率を測定し，1g当たりタンパク質4kcal，脂質9kcal，炭水化物4kcalという，いわゆるAtwaterのエネルギー換算係数を提出した．この時の尿中損失エネルギーは，タンパク質1g当たり1.25kcalを用いており，消化吸収率はみかけの消化吸収率であった．

また，食品の違いや成分によって消化性が異なることや，人種によっても消化性が変動することなどから，食品個別に修正係数が策定され，適用されてきた（修正Atwater法）．日本では四訂成分表策定の際，日本人の被験者について，日本の代表的な食品26種の利用エネルギーの調査がなされ，わが国独自のエネルギー換算係数が策定され，七訂成分表まで，多くの食品にこの係数が適用されてきた．しかしながら，差し引きによる炭水化物は食物繊維や糖アルコール，有機酸などを含む数値であり，窒素タンパク質換算係数を用いるタンパク質量も不確実さのある数値である．また，きのこや海藻のように消化吸収に個人差が大きく，換算係数が導けないものがあることなど，修正Atwater法には欠点があることも指摘されてきた．そこで，八訂成分表では，より正確なエネルギー値を導くために，国際的にも推奨されている成分ごとの換算係数を用いることが採用されたのである．すなわち，タンパク質はアミノ酸組成によるタンパク質，脂質は脂肪酸のトリアシルグリセロール当量，炭水化物は利用可能炭水化物（単糖当量），食物繊維総量，糖アルコールである．また，酢酸以外の有機酸も新たに組み込まれ，以前からのアルコールと同様エネルギー算出の要素としたのである（**表2-3**）．ほとんどがAtwater係数と同じであるが，利用可能炭水化物（単糖当量）はデンプンやオリゴ糖などを単糖に換算する際，水分子分の重量が増加するので，その分係数が3.75と小さくなっている，また，食物繊維総量には2.0の係数が適用されている．

3章 食品成分の化学と変化

1 水

1 ▶ 食品の水

食品中の水には自由水と結合水があると述べたが，食品中のすべての水は食品成分により何らかの影響や束縛を受けている．このため，完全に自由な水である純水とは異なる挙動を示す．食品中の水の束縛や結合の強さの度合いは段階的なものでなく，連続的なものの集合であるが，理解しやすいように**表3-1**のように4種のタイプに分類して考察するなど種々の試みがなされている．

このように結合水といっても，どの程度に束縛された水を結合水とするかは定まったものでないため，測定法の違いにより異なった束縛状態の水を対象としている．現在結合水量としてよく引用されるものは，後述する吸着等温線に基づく“単分子層吸着水”，熱分析による“不凍水”，核磁気共鳴装置を用いて測定した水の運動性に基づくものなどである．これらの結合水量の比較を**表3-2**に示す．

2 ▶ 吸着等温線

食品をある相対湿度の密閉容器に入れ，一定温度で放置すると，乾燥した食品は吸湿し，また水分の多い食品は乾燥して平衡に達する．この時の食品の水分含量を平衡含水量という．種々の相対湿度での平衡含水量を測定し図示すると，**図3-1**のような

表3-1 食品や生体中の水の結合の程度

水のタイプと結合の強さ	水の状態	水分活性	組織の凍結点
タイプⅠ ［活性は非常に低く結合エネルギーは非常に大きい］	単分子層吸着の水：化学的水和水，イオンに水和している水，強く結合している水	0～0.25	不凍
タイプⅡ ［かなり活性は低く結合エネルギーは大きい］	溶質に直接水和している水，溶質の近傍の多層水和水，毛管（直径1μm以下）中の水：液性は理想状態から大きくはずれる	0.25～0.8	降下している，または不凍
タイプⅢ （わずかに活性は低い）	膜，毛管（直径1μm以上），繊維などによって組織間に物理的にとらえられている水：ほとんど理想溶液に近い	0.8～0.99	降下している
タイプⅣ （完全に活性）	純水	＜1.0	平常

■野口 駿：食品と水の科学．幸書房，1992.

表3-2　種々の食品の結合水量の比較（gH_2O/g 乾燥物）

物質	単分子層吸着水量	不凍水量	緩和時間から推定される結合水量
グルコース	0.0002	0.37	0.013，0.011
スクロース	0.004，0.0002	0.18	0.011
フルクトース	0.0004	0.38	0.011
ガラクトース	0.0001		0.011
マルトース			0.013
ラクトース	0.006	0.16	0.011
うるち米デンプン	0.077		0.059
もち米デンプン	0.078		0.044
各種デンプン	0.074～0.111	0.26～0.32	0.11～0.14
乾燥めし	0.075		0.09
セルロース	0.027～0.03	0.131～0.147	0.069
寒天	0.139	0.43	0.6～1.0
ゼラチン	0.11，0.50	0.36～0.46	0.06～0.10
乾燥全卵	0.047，0.036		0.084
卵白アルブミン	0.057，0.061，0.064，0.35	0.26，0.33，0.32	0.11～0.12
コラーゲン	0.53		
サルミン	0.35		

■野口 駿：食品と水の科学．幸書房，1992.

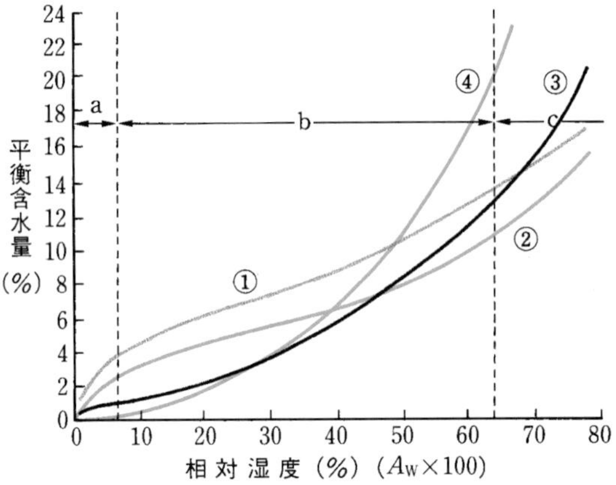

図3-1　乾燥食品を4群に大別した等温吸湿曲線（27℃）

①デンプン質食品（じゃがいも）　②タンパク質食品（牛肉）

③野菜（ピーマン），粉乳　④果実類（もも）

曲線が得られる．これを水分吸着等温線という．この曲線は，2カ所の変曲点をもつ逆S字形（シグモイド）をしており，変曲点から3部分に分けられる．aの部分の水は含水量に対して水蒸気圧が非常に低く，食品成分に強く結合された水であり，単分子層吸着水である．また，bの部分は含水量の増加にしたがって水蒸気圧が急激に増大する，多層吸着された弱い結合水を示し，cの部分は組織間に凝集した自由水を示しているとされる．

第1屈曲点の値から単分子層吸着水の量を求めることができる．

水分吸着等温線はある環境下における食品の吸湿，乾燥の様子を検討したり予測するのに用いられ，食品の保蔵性や加工性を論ずるのに有用である．また，曲線の形の類似性より食品群の分類を行うことも可能である．

3 ▶ 水分活性

漬け物や塩辛などの塩漬けや砂糖漬けされた食品は，水分活性が低下している．この原因は，溶液では水のモル分率が低下すること，溶質となった食塩や砂糖が水の自由度を減少させ，蒸気圧を低下させるためである．

溶液濃度と蒸気圧の関係はラウール（Raoult）の法則“理想溶液において，溶液の蒸気圧降下率は溶質のモル分率に等しい”で表される．

$$(P_0-P)/P_0=n_1/(n_1+n_2)$$

P_0：溶媒の蒸気圧　　P：溶液の蒸気圧

n_1：溶質のモル数　　n_2：溶媒のモル数

この式を変形すると水分活性は次のように表される．

$$A_W=P/P_0=n_2/(n_1+n_2)$$

すなわち水分活性は溶媒のモル分率に等しい．実際の溶液は理想溶液ではなく，結合水が生じて水の自由度が束縛されるので，この式とはかなりのずれが生じるが，砂糖などの非電解質の溶液では，低濃度(1モル濃度程度まで)ではほぼこの式に一致した水分活性を示す．また，食塩のような電解質では解離によりイオンを生じるので，より低い水分活性となる．

食塩（分子量58.44）と砂糖（分子量342.29）の分子量を比較すると砂糖のほうが大きいので，同じモル濃度の溶液を作るためには，砂糖のほうが多量に必要である．また，食塩は水に溶けると，Na^+イオンとCl^-イオンに完全に解離し，その各々のイオンが水を結合するため，ほぼ1/2のモル濃度で同等の水分活性の低下を示すことになる．食塩が多くの保存食品に用いられてきた理由である（**表2-5参照**）．

4 ▶ 食品保蔵と水分活性

食品の品質劣化には食品中の酵素や微生物によるもの，非酵素的褐変，脂質の酸化などがある．これらの要因と水分活性の関係は**図3-2**のように要約される．微生物を抑制するためには，微生物の繁殖のために必要な水，すなわち食品中の自由水の含量を低下させればよい．一般に微生物が繁殖するために必要なA_Wは，細菌では0.90以

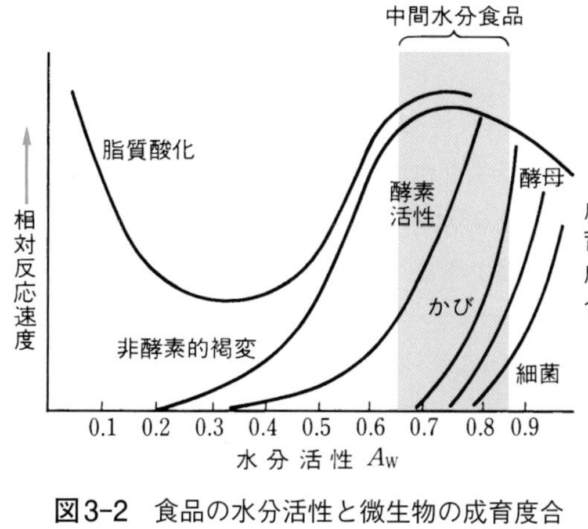

図3-2　食品の水分活性と微生物の成育度合

上，酵母では0.88以上，かびでは0.80以上であるので，A_Wを0.70以下に低下させれば，微生物の繁殖はほぼ抑制される．また，A_Wの低下と並行して，食品中の酵素活性や，非酵素的褐変も抑制される．非酵素的褐変はA_W 6.5～8.5辺のいわゆる中間水分食品の示すA_W値の範囲で最も高く，それ以上のA_W値下ではむしろ低くなる．この理由は，この反応を起こす原因成分の濃度が低くなるためとされる．

これに対し，脂質の酸化はA_W0.3程度までは水分活性の低下に伴い抑制されるが，それ以下では逆に促進される．この理由には，① 単分子層の水が酸素に対して障壁となる，② 酸化反応の触媒となる重金属イオンの触媒作用を抑制する，③ 酸化反応で生じる過酸化物を安定化し酸化反応の進行を抑制するなどがあげられている．

食品のA_Wを低下させるためには，① 食品を乾燥させる，② 食品に食塩や砂糖，グリセロールなどを添加して自由水の量を低下させる，③ 食品を凍結させるなどの方法がある．

これらの貯蔵法は微生物や酵素作用に対してはほぼ十分な抑制作用を示すが，長期保存においては色素成分の酸化による退色や脂質酸化による変敗が最も大きな問題となる．とくに食品を凍結乾燥した製品は，水分含量が少なく，多孔質で空気との接触面積が大きいので酸化されやすい．このため，乾燥食品に対する脱酸素剤の利用や真空包装，冷凍魚に対するグレーズ処理などが行われる．

グレーズとは冷凍魚を製造する際に，一度凍結した魚を冷水に浸すか冷水を噴霧して再度凍結し，氷の皮膜で魚の表面を覆うことであり，この皮膜のことをグレーズという．グレーズは冷凍魚の保存中に表面が乾燥し，直接空気に触れて油焼けや風味の変化が起こるのを防止する効果がある．

乾燥や凍結による貯蔵では歯ざわりなどのテクスチャーや物性の変化も問題となる．魚の干物のテクスチャーは生の肉に比べて硬くなる，これはタンパク質中のミオシンが徐々にS-S結合により重合し，乾燥によりこれが不可逆的に変性したためである．一般に乾燥や凍結によって自由水が減少すると，食品成分濃度が増加し相互反応しやすくなるため，タンパク質の変性などが起こりやすくなる．凍り豆腐や寒天などはこれを利用した食品である．

A_Wが0.65～0.85の食品は，中間水分食品とよばれ，適度な水分を含み軟らかくそのまま食べられるが，長期間の保存が可能である．伝統的な中間水分食品として，乾燥果実，ジャム，ゼリー，干し魚，佃煮，和菓子などがある．

5 ▸ 電子レンジ

適度な水分を含む食品はマイクロ波(極超短波)により加熱することができる．水分子にマイクロ波を照射すると，水分子が回転振動し，水分子間の摩擦熱が発生する．これが電子レンジの加熱原理である．

表3-3　タンパク質以外から分離されたアミノ酸

名称	構造式	備考
β-アラニン β-alanine	$H_2N-CH_2-CH_2-COOH$	パントテン酸の構成成分 りんご果汁に含まれる
アリイン aliine	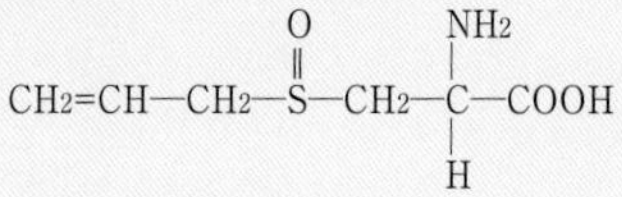	にんにく臭の前駆物質
シトルリン citruline	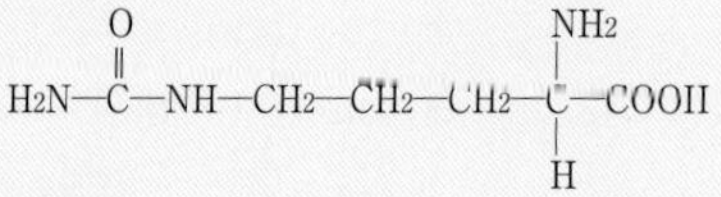	尿素形成の中間体 すいかの汁に含まれる
タウリン taurine	$H_2N-CH_2-CH_2-SO_3H$	いか，たこの筋肉エキスに含まれる
テアニン theanine	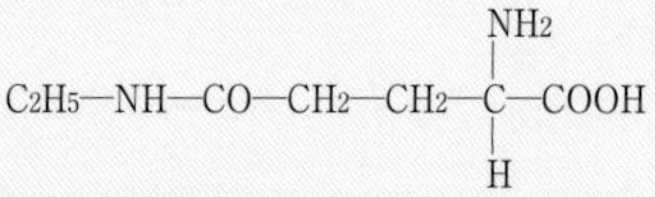	茶の旨味成分
クレアチン creatine	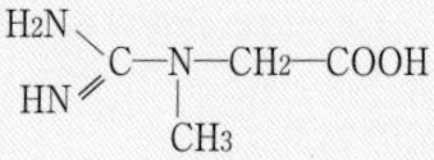	筋肉のエネルギー貯蔵に働く
オルニチン ornithine	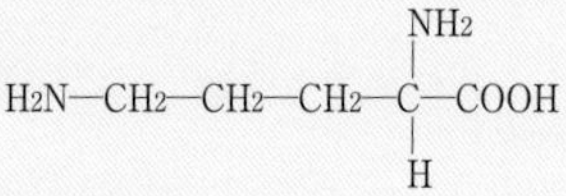	尿素形成の中間体
チロキシン thyroxine	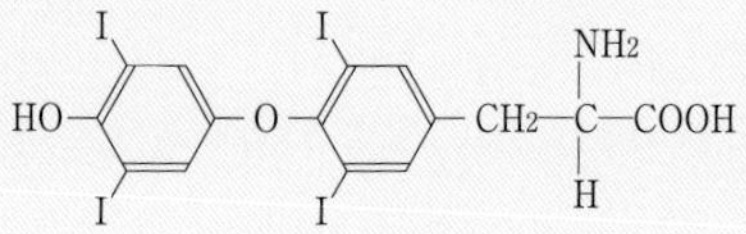	甲状腺ホルモン

2 アミノ酸とタンパク質

1 ▶ アミノ酸（amino acid）

1）天然アミノ酸

天然にはタンパク質を構成している以外の多くのアミノ酸が存在する*（**表3-3**）．これらのアミノ酸は生体内で遊離または結合状態で存在し，代謝の重要な中間体，神経伝達物質，血圧や血漿コレステロール濃度を下げるなどの生理活性物質，旨味物質，ネギ属などの香り成分の前駆体，有毒物質などとなっている．

2）アミノ酸の検出反応

一般にアミノ酸の検出には，各種の呈色反応が用いられる．アミノ酸一般の検出にはニンヒドリン反応が用いられる．この反応はアミノ酸とニンヒドリンを加熱すると，赤紫色に発色するもので，ペーパークロマトグラフィーや薄層クロマトグラフィーなどでの発色試薬としてや，アミノ酸自動分析計によるアミノ酸の定量などに用いられる．

特定のアミノ酸の検出反応には，チロシンの検出に用いられるミロン反応，アルギ

* 現在700種以上の非タンパク性アミノ酸が知られている．

表3-4　生理活性ペプチド

名　称	構　造　式	備　考
アンセリン anserine	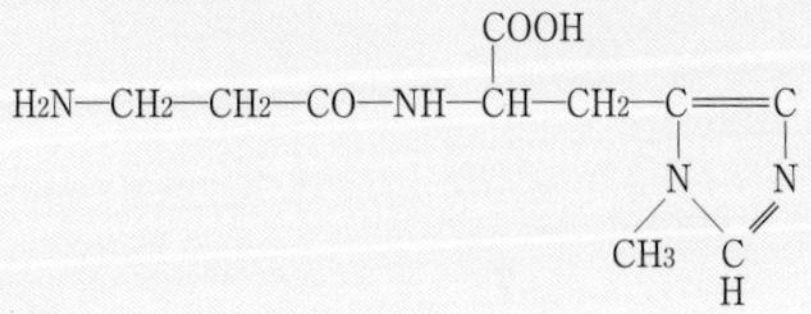	カルシウムの体内輸送
カルノシン carnosine	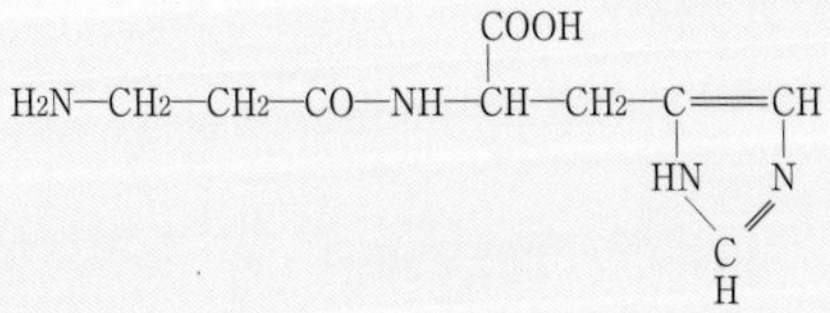	筋収縮や糖の代謝
グルタチオン glutathione	$H_2N—CH(COOH)—CH_2—CH_2—CO—NH—CH(CH_2SH)—CO—NH—CH_2—COOH$	生体内酸化還元
オキシトシン oxytocin	H—Cys—Tyr—Ile—Gln—Asn—Cys—Pro—Leu—Gly—NH_2	子宮筋収縮
グルカゴン glucagon	29個のアミノ酸	血糖上昇
インスリン insulin	51個のアミノ酸	血糖低下

ニンの検出に用いられる坂口反応などがある.

2 ▸ オリゴペプチド

天然には多くの生理活性をもつペプチドが存在している(**表3-4**). ヒトのホルモンのなかには, ペプチドであるものがあり, その例としてインスリン (血糖低下作用など), グルカゴン (血糖上昇作用など), オキシトシン (子宮筋収縮作用など) などがあげられる.

グルタチオンは動・植物組織や微生物に含まれ, 生体内酸化還元に関与するSH化合物である. また, 最近多くのペプチドにアンジオテンシン変換酵素*の阻害作用をもつものが発見され, 血圧降下剤として注目されている.

食品中のペプチドとしては, 牛肉中にカルノシン (β-アラニル-L-ヒスチジン) が, 鶏肉中に, アンセリン (*N*-β-アラニル-1-メチル-L-ヒスチジン) が含まれている. 発酵食品のなかにはタンパク質が酵素により加水分解されて生じた種々のペプチドが含まれており, 旨味や苦味など深みのある味の形成に関与している.

アスパラギン酸とフェニルアラニンのメチルエステルであるアスパルテーム (aspartame) は人工甘味料として使われている (**図3-83参照**).

この他にもペニシリンなどの抗生物質やテングタケ科キノコの毒であるアマニチンなど, 多くの生理活性ペプチドが知られている.

---

* 肝臓で産生され, 血中に分泌されるタンパク質アンジオテンシノーゲンにプロテアーゼの一種であるレニンが作用するとアンジオテンシンⅠが生成する. このペプチドは不活性であるが, これにアンジオテンシン変換酵素が作用すると血圧上昇活性をもつアンジオテンシンⅡが生成する. すなわちこの酵素を阻害する物質は血圧を低下させる効果をもつ.

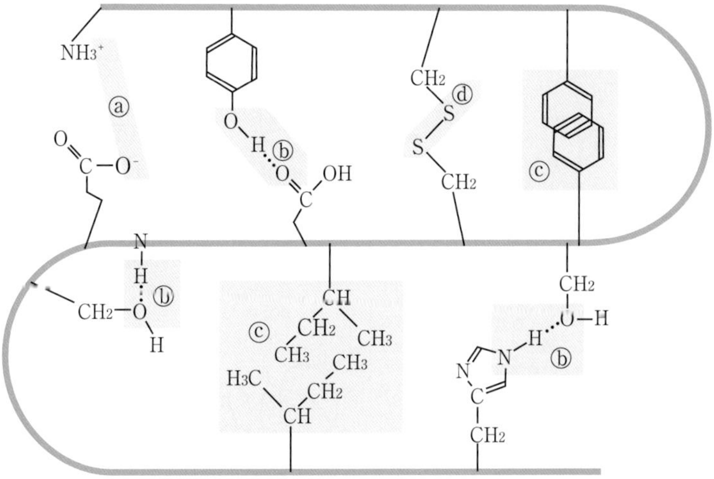

図3-3　タンパクの三次構造に関与するジスルフィド結合とその他の非共有結合
ⓐ静電作用によるイオン結合　ⓑ側鎖間および側鎖と主鎖の間の水素結合　ⓒ非極性側鎖間の疎水作用　ⓓジスルフィド結合

■田宮・他訳：コーンスタンプ生化学第5版．東京化学同人，1988.

3 ▸ タンパク質の変性（denaturation）

タンパク質は熱，圧力，凍結，乾燥のような物理的作用や，酸，アルカリ，有機薬品，重金属などの化学的作用により，その立体構造が変化し，溶解性の低下や生物活性の喪失，機能特性の低下などが生じる．これをタンパク質の変性という．

タンパク質の立体構造は二次構造のα-ヘリックスやβ-構造を支える水素結合ばかりでなく，ジスルフィド結合や疎水結合などによって安定化されている（**図3-3**）．

球状タンパク質では内部に疎水性アミノ酸が多く，表面に親水性アミノ酸が配される構造をしており，表面は結合水で覆われている．タンパク質変性の機構は種々の要因でポリペプチド鎖間の水素結合やイオン結合，疎水結合の一部が緩んだ結果，タンパク質の二次，三次，四次構造などの高次構造が緩んだり，時にはジスルフィド結合（S-S結合）の一部が切れてタンパク質の三次構造が崩壊し，立体構造が壊れるためである．

この結果，ポリペプチド鎖内部の原子団が表面に現れ，本来の位置とは異なった場所や，他のポリペプチド鎖と新たに疎水結合やS-S結合などの結合を形成し，ついには凝集して沈殿する（**図3-4, 5**）．

変性には変性の要因を取り除くと元の状態に戻る可逆的変性（reversible denaturation）と，変性の要因を取り除いても元の状態に戻らない不可逆的変性（irreversible denaturation）とがある．乳タンパク質カゼインの酸による凝固は不可逆的変性である．一方，可逆的変性には酵素リボヌクレアーゼの例がある．

リボヌクレアーゼは尿素溶液中でメルカプトエタノールなどの還元剤により分子内のS-S結合が還元され，チオール基（−SH）になり，酵素活性を失う．しかし透析により尿素や還元剤を除去し，さらに空気を吹き込むと，S-S結合が回復し，酵素活性もかなり回復する．

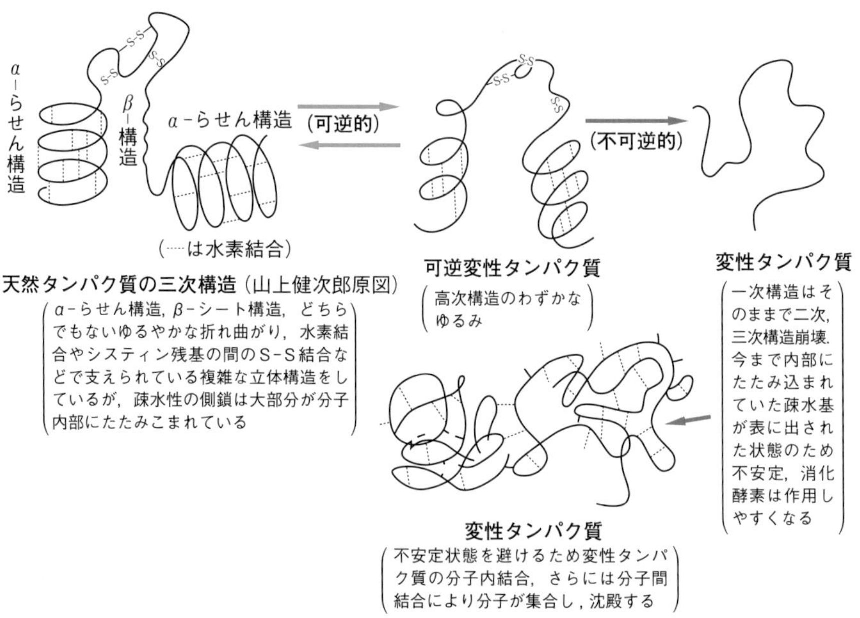

図3-4　タンパク質変性の模式図（一〜三次構造の変化）

■山上健次郎原図はブリタニカ国際大百科事典による．

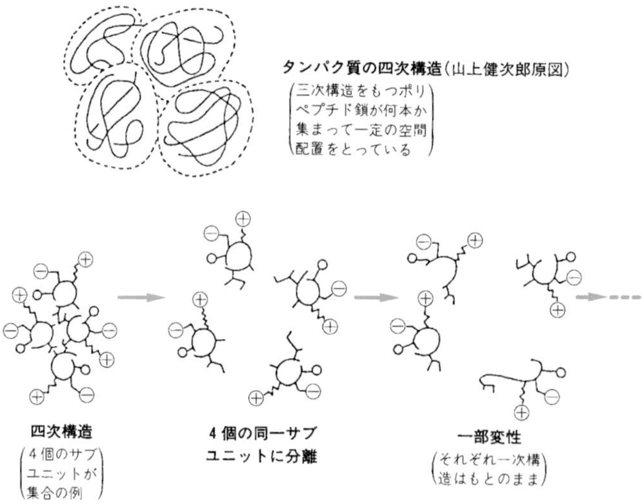

図3-5　タンパク質の四次構造とタンパク質の変性による四次構造崩壊の模式図

■杉田浩一・他編：調理科学事典．医歯薬出版，1975．p.354．

1）加熱によるタンパク質の変性

タンパク質を加熱していくと，大部分のタンパク質は55〜75℃で不可逆的な変化を起こし凝固していく．一般の食品のような多量の水とタンパク質が共存するような系では，加熱によりタンパク質分子や水の運動が激しくなり，その衝突などによってポリペプチド鎖がほぐれ，内部の疎水性アミノ酸が露出され，タンパク質分子間などで新たな疎水結合などを形成し，凝集する．可溶性タンパク質のアルブミンやグロブリンは熱変性を起こしやすい．

また，逆に不溶性のタンパク質が水溶性になることもある．コラーゲンを長時間水と加熱するとゼラチンになるのはこの例である．牛肉は短時間煮た場合は硬いが，シチュウのように長時間加熱すると，コラーゲンがゼラチン化して軟らかくなる．

卵白タンパク質の主成分はオボアルブミンであるが，卵白は58℃に加熱すると白濁して凝固が始まり，62〜65℃で流動性がなくなり，70℃で塊状となる．しかしここではまだゼリー状態を保っており，それ以上でほぼ完全に凝固する．

卵黄のタンパク質が完全に凝固するには，卵白よりも高い温度が必要であるが，固形分が多いため軽い凝固でも硬い感じを与える．温泉卵はこの性質を利用し，68〜70℃で30〜40分加熱して作られる．

一方，肉や魚のタンパク質であるミオシンやアクトミオシンはグロブリン系タンパク質であるが，やはり40〜55℃で凝固する．また，ミオゲンは60℃で凝固する．しかしアルカリ側に等電点をもつタンパク質のプロタミンやヒストンは熱変性を受けにくく，卵白中のオボムコイドのような糖タンパク質も熱凝固しない．

リンタンパク質のカゼインは140℃に加熱しないと沈殿しないが，これはカゼインのなかにシスチンやシステインの含量が少ないため，加熱されてもジスルフィド結合を形成しにくく，またプロリンやヒドロキシプロリンのようなアミノ酸が多いことも熱に対する安定性の高い理由とされる．一般にプロリン含量の少ないタンパク質のほうが加熱によりペプチド鎖間で水素結合による結びつきを作りやすい．

タンパク質の凝固温度は，タンパク質と共存する種々の物質により影響を受ける．

1 水——タンパク質の熱変性には水が必要である．卵白アルブミンは**表3–5**のように水分が少ないほど凝固温度が高くなる．すなわち乾燥タンパク質は熱に対する抵抗性が非常に強い．しかし120℃の水蒸気にさらすと，卵白アルブミンは5分間の処理で不溶化する．

2 **電解質**——タンパク質に電解質（塩化物，硫化物，リン酸塩，乳酸塩など）を添加するとその凝固温度が下がり，変性速度も増加する．またイオンの電荷が大きい電解質ほどタンパク質を凝固させやすい．

3 pH——タンパク質の凝固温度は水素イオン濃度によっても影響される．タンパク質はその等電点で溶解性が最も低くなるが，熱による凝固もしやすくなる．卵白アルブミンの等電点はpH4.8であるが，卵白アルブミンに酸を加えてpHを4.8以下にすると凝固温度は低下する．

表3–5 卵白アルブミンの水分と凝固温度との関係

水分含量	凝固温度（℃）
アルブミン＋50％水	56
アルブミン＋25	74〜80
アルブミン＋16	80〜90
アルブミン＋6	145
アルブミン＋0	160〜170

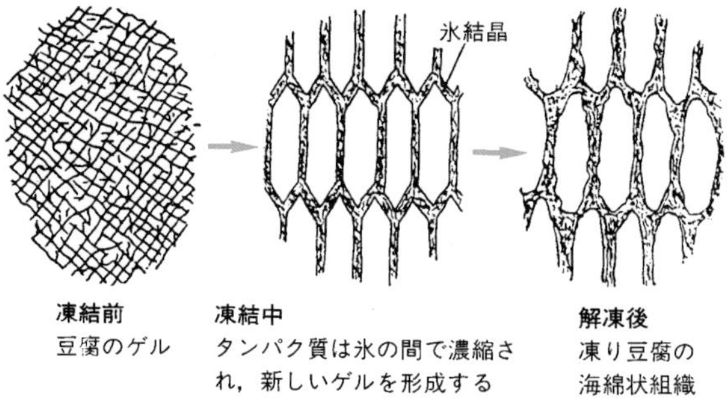

図3-6　凍り豆腐の海綿化と氷結晶の役割

■橋詰和宗：化学と生物，15：301，1977.

2）冷凍によるタンパク質の変性

タンパク質は冷凍によっても変性することがある．豆腐を冷凍して製造する凍り豆腐はそのよい例である（**図3-6**）．卵黄や牛乳は冷凍後解凍すると，ゲル化や凝固を引き起こす．また一般に，魚肉や畜肉でも冷凍したものは保水性の低下などの物性の変化を起こし，生鮮物に比べ品質が低下する．これらの変化は冷凍によって氷が生成した分水が減少し，タンパク質濃度が増加して，分子が接近することによる相互作用の増加，タンパク質を取り囲む水和水の変化，塩類濃度の増加などが関与しているものと考えられている．

冷凍による変性は緩慢に凍結した場合や，－20℃以上の温度で貯蔵した場合に起こりやすく，急速に凍結し低温に貯蔵するほど起こりにくくなる．

3）塩蔵によるタンパク質の変性

塩蔵法は肉，魚介類などを食塩を用いてつけ込んだ食品の貯蔵法で，食品の水分活性を低下させて貯蔵性を高めている．しかし塩蔵により肉は身が締まり，固くなる場合が多い．魚肉では，塩蔵中に筋原線維タンパク質アクトミオシンが変性し不溶性になる．しかし筋形質タンパク質ミオゲンは変性しない．この変化は食塩以外の他の無機塩類によっても起こる．

4）乾燥によるタンパク質の変性

魚介肉を乾燥すると，生の時より肉質が硬くなる．これは脱水乾燥によりタンパク質が変性したためである．乾燥した魚介肉は加熱した時は軟らかいが，生鮮肉とは異なった風味と触感をもっている．

ひらめ肉を乾燥すると，乾燥の程度により溶出するタンパク質量が変化する（**図3-7**）．

乾燥が進むと筋原線維タンパク質アクトミオシンの溶出量が著しく減少する．脱水変性した肉は水につけても，元のようには戻らない．

5）酸，アルカリによるタンパク質の変性

強い酸ではすべてのタンパク質は＋に帯電し，アルカリ中に置けば－に帯電する．このため静電的反発によりタンパク質は変性する．

大豆から分離大豆タンパク質を調製する際には，脱脂大豆粉を希アルカリ溶液（pH8

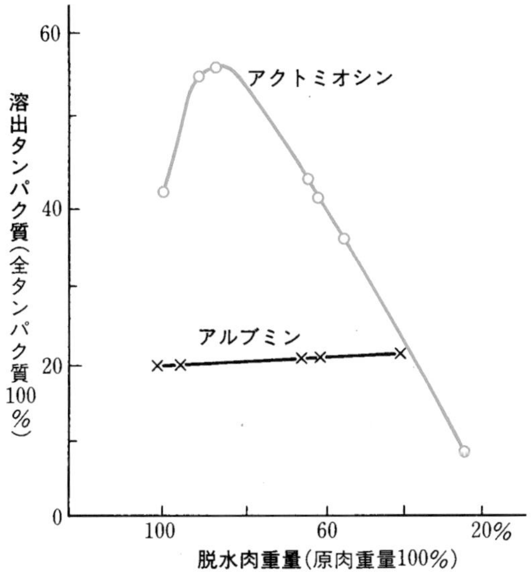

図3-7　脱水によるひらめ肉タンパク質の変性
■右田正男：食品タンパク質と水，日本食品工業学会誌，13 (9)：395-401，1966.

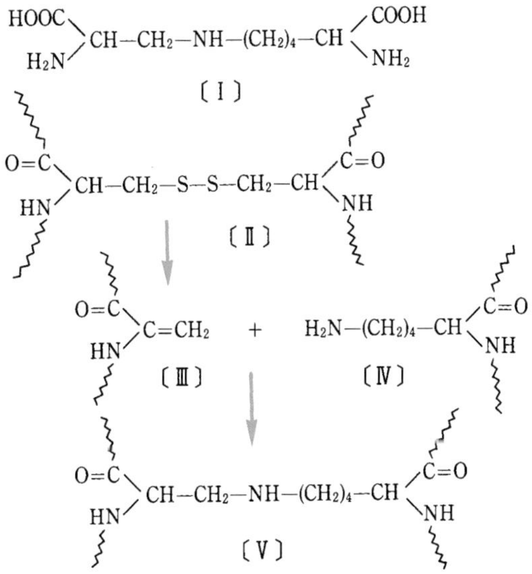

図3-8　リジノアラニンの生成
Ⅰ：リジノアラニン　Ⅱ：シスチン残基　Ⅲ：デヒドロアラニン残基　Ⅳ：リシン残基　Ⅴ：リジノアラニン残基

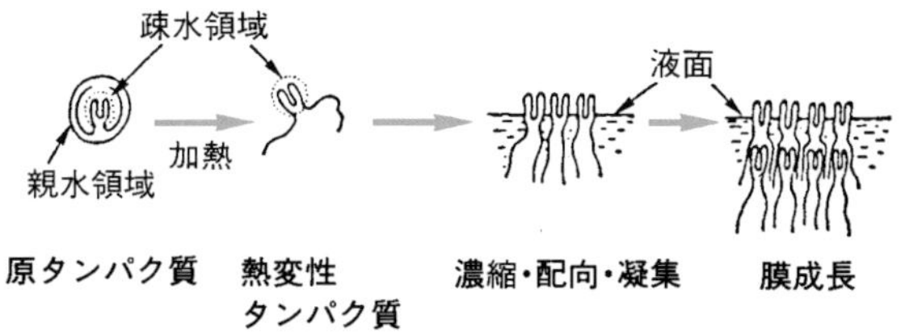

図3-9　膜生成機序推定模式図
■岡本 奨：調理科学，9：135，1976.

～9）で処理し，タンパク質を抽出している．この際，タンパク質の処理時間が長かったり，処理温度が高かったりすると，タンパク質は変性を受け，水への溶解性や各種機能特性が低下する．

タンパク質のアルカリ処理ではリジノアラニンも生成される（**図3-8**）．この結果，食品中のリジン含量が減少し，栄養価が低下する．リジノアラニンは腎臓に蓄積し，腎臓肥大を起こす有害物質であるとされる．

6）表面変性

タンパク質の溶液を激しく攪拌すると泡が立ってくる．また，タンパク質溶液と油を混ぜ激しく攪拌すると乳化が起こる．これらはタンパク質が気・液界面あるいは油・液界面において，表面張力ないし，界面張力の影響により変性して起こる現象である．卵の起泡性を利用してケーキを作ったり，マヨネーズの乳化などはこれを利用している．

また，豆乳を加熱した時に表面にできる湯葉や牛乳を加熱すると，乳清タンパク質が変性して膜を作ったりすることも表面変性の一種である（**図3-9**）．

7) 高圧によるタンパク質の変性

水を圧力媒体として，タンパク質を200 MPa（約2,000気圧）～600 MPa（約6,000気圧）で加圧処理すると，タンパク質は，分子内，分子間の水素結合等が切れ，立体構造が崩れて変性する．一例として生卵を400 Mpaで加圧処理すると，温泉卵（60℃，30分処理）と同様に卵黄部分が固まり，卵白部分はゲル状を呈する．また乳タンパク質のβ-ラクトグロブリンも加圧処理によりゲル化する．

4 食品タンパク質

1) 米のタンパク質

1 含量と組成——米は日本人の主食であるが，米のタンパク質含量は玄米中で7～8%，精白米で6～7%であり，他の穀類に比べて少ない．

米のタンパク質の主成分（約60%）はアルカリ可溶性のグルテリンであり，オリゼニンといわれている．このほかにプロラミン，アルブミン，グロブリンなどのタンパク質が含まれる．

グルテリンの分子量は約200万であり，分子量2～5万のポリペプチドがS-S結合により重合，高分子化している．一般にアルブミンとグロブリンの含量は米粒の内側にいくほど少なくなる．

2 栄養価——米のタンパク質のアミノ酸組成は，リシン，トレオニン，メチオニンの含量が動物性タンパク質に比べて少なく，リシンが第一制限アミノ酸である．しかし米タンパク質のアミノ酸スコアは93（精白米）であり，他の穀類のタンパク質より優れている（**表2-13参照**）．

米は日本人にとって重要なタンパク質の供給源であるが，タンパク質含量が高い米は粘りが低下し，食味は悪くなるといわれる．

2) 小麦のタンパク質

1 含量と組成——小麦粉中のタンパク質含量は，強力粉で11.5～13.0%，中力粉で7.7～10.5%，薄力粉で6.6～9.0%である．

小麦タンパク質はアルブミン，グロブリン，プロラミン，グルテリンの4成分が主要なものである．小麦タンパク質のプロラミンはグリアジン，グルテリンはグルテニンとよばれる．各成分の割合は**表2-9**のようであり，グルテニンが全タンパク質の40～45%，グリアジンが35～40%を占めている．

2 グルテン（gluten）——小麦粉に食塩水を加えてよくこねると，弾力のある生地，ドウができる．これをガーゼに包み，流水中で揉むとデンプンなどが白い濁りとなって流失し，ガーゼのなかに淡灰黄色で，粘弾性のあるチューインガム状の物質が残る．これをグルテンという．グルテンは小麦粉の製パン性や製麺性の原因となるタンパク質である．また，麩の原料でもある．

グルテンには炭水化物や脂質も含まれるが，大部分（約80%）はタンパク質であり，その主成分はグルテニンとグリアジンである．

グルテニンは，弾力性に富むタンパク質で，グルタミン酸，プロリンを多く含み，多数のポリペプチド鎖が分子間および分子内S-S結合により重合した構造をしてお

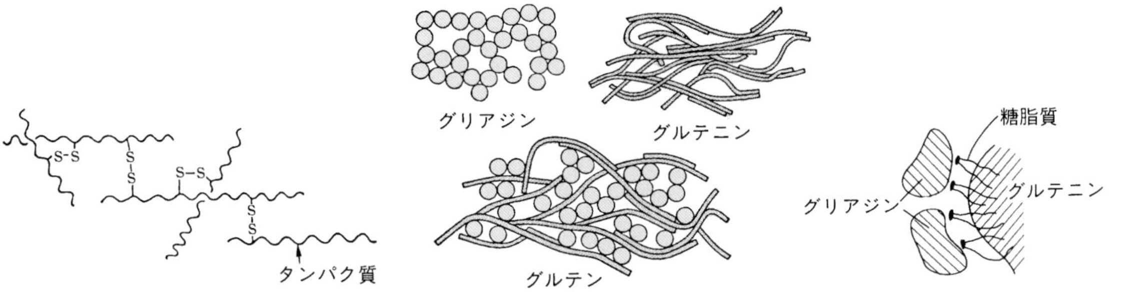

a. S-S結合で架橋したグルテンのモデル　b. 非共有結合をもつグルテンのモデル　c. 脂質を含むHoseneyらのモデル

図3-10　グルテンのモデル

■団野源一：食品タンパク質の科学．食品資材研究会，1984.

り，分子量数百万の巨大分子である．

グリアジンは，70％アルコールに可溶性のタンパク質で，分子量やアミノ酸組成が似通った多種類のタンパク質の混合物である．

グルテンの構造についてはその機能を説明するため，いくつかのモデルが提案されている（**図3-10**）．

③ 栄養価——小麦タンパク質全体のアミノ酸組成では，グルタミン酸の含量が最も多く，プロリンがこれに次いで多い．リシン，トレオニン，メチオニンなどの含量は動物性タンパク質に比べて少なく，アミノ酸スコアは56と米と比べて低く，第一制限アミノ酸はリシンである（**表2-13参照**）．

3）大豆のタンパク質

① 含量と組成——乾燥大豆には約35％のタンパク質が含まれるが，タンパク質の大部分は直径10nm内外のプロテインボディという小顆粒の形で子葉細胞中に含まれている．

脱脂大豆粉末に水を加えてタンパク質を抽出すると，約90％のタンパク質が抽出される．大豆タンパク質は超遠心分析により，沈降定数（S），2S，7S，11S，15Sの4成分に分離される．これら各成分の割合は**表3-6**のようになり，主成分は7Sと11Sのタンパク質である．

7S成分の主要タンパク質はβ-コングリシニン，11S成分の主要タンパク質はグリシニンである．また2S成分の主要タンパク質はトリプシンインヒビターである（**表2-9参照**）．

② 豆　腐——大豆タンパク質抽出液を加熱し，少量の苦汁《にがり》（カルシウム塩やマグネシウム塩）を添加すると，変性タンパク質分子間にS-S結合，水素結合，疎水結合の他に，Ca橋（またはMg橋）による網状構造ができて，ゲル化し，豆腐となる（**図3-11**）．D-δ-グルコノラクトンによるゲル化は，生成したD-グルコン酸による酸凝固でできるとされ，苦汁による豆腐よりも硬いが，脆いといわれる．

③ 発酵食品——みそやしょうゆ，納豆などの大豆発酵食品製造の際には，大豆タンパク質は微生物の酵素作用を受けて分解され，ペプチドやアミノ酸を生じ，これが発酵食品独特の呈味の原因となる．

表3-6　大豆タンパク質の組成

沈降成分	含量	主要タンパク質	分子量
2S	22%	2S-グロブリン	18,200～32,600
		トリプシンインヒビター	8,000～21,500
		シトクローム	12,000
7S	37%	β-コングリシニン	180,000～210,000
		γ-コングリシニン	105,000～150,000
		リポキシゲナーゼ	102,000
		ヘマグルチニン	110,000
		β-アミラーゼ	61,000
11S	31%	グリシニン	300,000～350,000
15S	11%	——	600,000

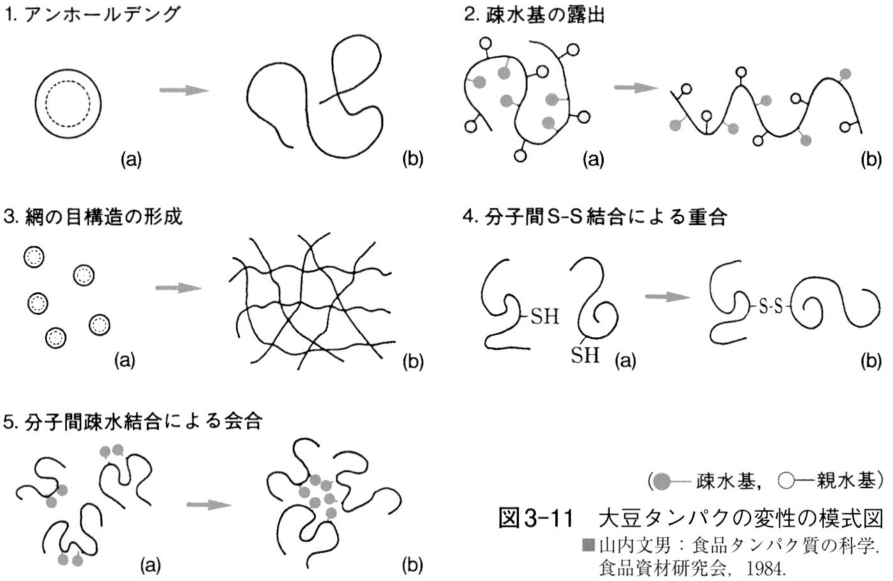

図3-11　大豆タンパクの変性の模式図
■山内文男：食品タンパク質の科学．食品資材研究会，1984.

4 **栄養価**――大豆タンパク質のアミノ酸組成は，グルタミン酸とアスパラギン酸の含量は多いが，含硫アミノ酸の含量が少なく，第一制限アミノ酸となっている．しかし，大豆タンパク質には穀類タンパク質に少ないリシン，トリプトファンが比較的多く，他の植物タンパク質に比べて良質で，アミノ酸スコアは100である（**表2-13参照**）．

4）牛乳タンパク質

1 **含量と組成**――牛乳には約3%のタンパク質が含まれるが，タンパク質の約80%がカゼインであり，残りは乳清（ホエー）タンパク質である（**表2-9，表3-7参照**）．

2 **カゼイン**――カゼインは牛乳または脱脂乳に酸を加えてpHを4.6にすると，等電沈殿し分離するが，これは単一なタンパク質ではなく，α_s-，κ-，β-，γ-の4種

表3-7　牛乳の成分（1kg中）

脂肪球
100〜10,000nm

グリセリド	
トリグリセリド	38g
ジグリセリド	0.10g
モノグリセリド	10mg
脂肪酸	60mg
ステリン	0.10mg
カロチノイド	0.30mg
キサントヒル	1mg
ビタミンA, D, E, K	60mg
水	
その他	
ラクトン，クマリンほか	

脂肪球膜
〜10nm

水	100mg
タンパク質	350mg
リン脂質	200mg
セルブロシド	30mg
グリセリド	>100mg
脂肪酸	15mg
ステリン	15mg
他の脂質	
酵素	
アルカリホスファターゼ	
キサンチンオキシダーゼ	
その他	
銅	4μg
鉄	100μg
モリブデン	+

カゼインミセル
10〜100nm

カゼイン	26g
αs1 12g　；　χ	4g
β　8g　；　γ	1g
その他	1g
ミネラル	2g
Ca　750mg　；　Mg　40mg	
Na　30mg　；　K　100mg	
リン酸塩	1g
クエン酸塩	150mg
結合水	〜7g
吸着水	
酵素	
リパーゼ	

（リンタンパクの微粒子）
リン脂質
タンパク質
酵　素
水

乳　清

水	860g
炭水化物	
乳糖	46g
グルコース	70mg
オリゴ糖	
その他	
ミネラル	
Ca（結合性）	450mg
Ca（イオン性）	80mg
Mg	90mg
K	1500mg
Na	400mg
リン酸塩	1000mg
硫酸塩	100mg
炭酸塩	150mg
塩素	
有機酸	
クエン酸塩	1500mg
ギ酸塩	20mg
酢酸塩	10mg
乳酸塩	20mg
蓚酸塩	20mg
その他	10mg
微量元素	
Zu	3mg
Fe	120μg
Cu	20μg
Si, B, I, Pb, Co, Mn	
Sr, Cs, F	
ガス	
O_2	16mg
N_2	6mg

脂質	
グリセリド	+
脂肪酸	20mg
リン脂質	100mg
セレブロシド	10mg
コレステロール	20mg
タンパク質	
カゼイン	+
β-ラクトグロブリン	3.0g
α-ラクトアルブミン	1.2g
血清アルブミン	0.3g
免疫グロブリン	0.7g
プロテオースペプトン	0.7g
その他	
窒素化合物	
ペプチド	+
アミノ酸	50mg
尿素	250mg
アンモニヤ	10mg
その他	300mg
酵素	
酸性ホスファターゼ	
パーオキシダーゼ	
その他	
ビタミン	
Bタイプのビタミン	200mg
アスコルビン酸	20mg
その他	
有機リン酸塩	200mg
カルボニル化合物	2mg
その他	

外 因 性 の 物 質

体細胞	放射性物質
白血球	^{90}Sr, ^{89}Sr（Caとして分布）
殺虫剤（脂肪中）	^{131}I（乳清中）
DDT	^{137}Cs（乳清中）
その他	その他
抗生物質（乳清中）	Cu
ペニシリン　その他	芳香物質

■仁木良哉：食品タンパク質の科学．食品資材研究会，1984.

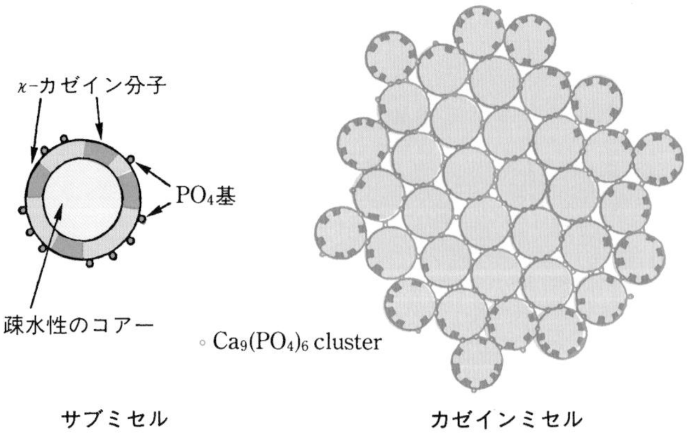

図3-12　カゼインミセルのモデル
■仁木良哉・他：化学と生物，22：219，1984.

に分類される．それぞれの牛乳タンパク質中での割合は，α_s-(37.6%)，κ-(12.5%)，β-(25.1%)，γ-(3.1%)である．γ-カゼインはβ-カゼインの牛乳プロテアーゼによる加水分解物である．また各タンパク質にはさらにいくつかの成分が存在している．

牛乳中でカゼインはそれぞれ単独の分子として存在しているのでなく，カゼイン成分間，カゼインとカルシウムなどの無機塩との相互作用により，平均粒子径100nmの球状のミセルとよばれるコロイド性の複合体となって分散している．カゼインミセルの構造は明らかでないが，**図3-12**のようなκ-カゼインが表面に位置するサブミセルがリン酸カルシウムで結合した構造のモデルなどが提案されている．

チーズの製造にはカゼインが酵素キモシン(製剤をレンネットという)により凝固する性質を利用している．この際，キモシンにより特異的に分解されるのはκ-カゼインであり，ミセル表面にあるκ-カゼインのフェニルアラニンとメチオニンとの結合が切断され，疎水性部分が露出して凝集し，カードが形成される．

③　乳清タンパク質――牛乳または脱脂乳からカゼインを除いた残りの溶液を乳清(ホエー)といい，β-ラクトグロブリン，α-ラクトアルブミン，血清アルブミン，免疫グロブリン，ラクトフェリンなどのタンパク質が含まれている．

β-ラクトグロブリンは，牛乳中で唯一シスチンを含有するタンパク質で，分子内でS-S結合を形成しているが，加熱の際にSH基が露出し，牛乳の加熱臭の原因となる．免疫グロブリンは抗体を含有するタンパク質であり，ラクトフェリンは鉄結合性のタンパク質で，静菌作用を示す．

ホエータンパク質は加熱による変性を受けやすく，牛乳を40℃以上で加熱すると，表面に薄い皮膜を生成する．この皮膜の主成分(約90%)は脂質であり，少量のホエータンパク質が含まれている．

5) 卵のタンパク質

①　含量と組成――鶏卵には約12%のタンパク質が含まれる．タンパク質は卵黄，卵白それぞれに含まれているが，卵黄は固形物の約30%がタンパク質であり，卵白は固形物の約80%がタンパク質である．

ⓐ 卵黄タンパク質：卵黄タンパク質の大部分は脂質と結合したリポタンパク質として存在する．卵黄固形物の約65%が低密度リポタンパク質（low-density lipoprotein, LDL）であり，これは80〜89%の脂質を含んでいる．次いで卵黄固形物の約16%を占めるのが高密度リポタンパク質（high-density lipoprotein, HDL）であり，これは約21〜22%の脂質を含んでいる．このほかに水溶性タンパク質のリベチンが約10%，約10%のリンを含むリンタンパク質であるホスビチンが約4%含まれている．

ホスビチンはカルシウム，マグネシウムのような2価の金属イオンと結合する性質がある．

ⓑ 卵白タンパク質：卵白タンパク質は十数種類のタンパク質からなる（**表2-9参照**）．卵白タンパク質の約54%は，熱凝固性のあるオボアルブミンである．次いで熱に最も不安定だが，鉄結合性の強いオボトランスフェリン（コンアルブミン）が12〜13%含まれている．オボトランスフェリンは起泡性に関与している．これに次いでオボムコイドが約11%含まれる．このタンパク質は耐熱性の糖タンパク質で，卵のアレルゲンとなる．また，トリプシンと結合してその作用を阻害する．

オボグロブリンにはG2とG3があり，それぞれ4%程度含有される．これらは起泡性に強く関与している．

オボムシンは卵白タンパク質に1.5〜2.9%含まれる極端に分子量の大きな糖タンパク質で，濃厚卵白の組織の維持や泡沫の安定性に役立っている．このほかに細菌細胞壁を破壊するリゾチームやビオチンと結合して吸収を阻害するアビジンなどのタンパク質が含まれる．

2 機　能——卵黄は乳化性が優れているが，これは主にリポタンパク質やレシチンの作用によるものである．一方，卵白は起泡力が大きいが，卵白構成タンパク質では，オボグロブリン＞コンアルブミン＞オボムコイド＞オボアルブミン＞リゾチームの順で起泡力が大きい．一般に変性を受けやすく，タンパク質分子間で相互作用を起こしやすいタンパク質ほど，起泡力が大きいと考えられている．

卵黄は65℃ぐらいの温度でゲル化が始まり，70℃以上で完全に凝固する．卵黄を−6℃以下に凍結するとやはりゲル化する．これはLDLの非可逆的な変性によるものである．

6）肉のタンパク質

1 含量と組成——動物の筋肉には約20%のタンパク質が含まれる．筋肉のタンパク質は筋肉組織における位置や塩類溶液に対する溶解度により，筋原線維タンパク質（myofibrillar protein），筋形質タンパク質（sarcoplasmic protein）および肉基質タンパク質（stroma protein）の3種に分けられる．また各タンパク質が全タンパク質中に占める割合は，それぞれおおよそ55%，30%，15%である（**表2-9参照**）．

2 筋原線維タンパク質——筋原線維タンパク質は筋肉の収縮弛緩に関係するタンパク質で，と体の死後硬直や肉の保水性，結着性などに関連する．また，このタンパク質は塩溶液に可溶性である．筋原線維タンパク質の50〜55%を占めるのがミオシンであり，筋原線維の太いフィラメント（Aフィラメント）の構成成分である．ミオシンはATPase活性をもち，ATPをADPと無機リン酸に分解する．筋原線維タンパク質には，この他にアクチンが15〜20%，トロポミオシンが5〜8%，トロポニンが5〜8%含まれるが，これらはいずれも筋原線維の細いフィラメント（Iフィラメント）に含まれている．ミオシンとアクチンは結合してアクトミオシン複合体を形成する（**図3-13**）．

3　筋形質タンパク質――筋形質タンパク質は筋しょうに含まれるタンパク質群で，主成分は多くの解糖系の酵素である．また，色素タンパク質ミオグロビンやヘモグロビンなどもこれに含まれる．筋形質タンパク質は水または低濃度の塩溶液に可溶性である．ミオグロビンは食肉および肉製品の色調と関係が深い．

4　肉基質タンパク質――筋肉を高濃度の塩溶液で抽出した残渣を肉基質という．肉基質タンパク質は肉基質に含まれるタンパク質の総称で，コラーゲン，エラスチン，レティキュリンなどがある．コラーゲンは動物の結合組織の主成分で，食肉の硬さと関係が深い．エラスチンは靭帯，血管壁，腱などに含まれるタンパク質であるが，加熱しても可溶化しない．レティキュリンは消化管，血管，皮膚などに含まれるタンパク質である．

5　栄養価――肉のタンパク質は，穀類などで制限アミノ酸となっているリシン，トレオニン，含硫アミノ酸，トリプトファンなどを十分に含んでおり，アミノ酸スコアも100と必須アミノ酸のバランスが取れた食品である（**表2-13参照**）．

6　肉の熟成（aging）――食肉を得るために動物をと殺すると，しだいに筋肉が硬くなり，いわゆる死後硬直を起こす．最大硬直期までに要する時間は，0～4℃に屍体を置いた場合で，牛で24時間，豚で12時間，鶏で2時間ほどである．このと体をさらに放置すると，やがて硬直が解け（解硬）軟らかくなる．1℃での貯蔵で硬直の80%が解けるのは，牛で10日，豚で5日，鶏で半日である（**図3-14**）．

殺した直後の肉は軟らかいが，旨味に乏しい．また硬直中の肉は硬く，保水力も小さくまずいので食用には適さない．解硬した後の肉は軟らかく，保水力も高まり，風味もよくなる．このように殺した後，肉を一定期間貯蔵して，死後硬直を解除させ，さらに食味を増加させることを肉の熟成という．

殺された動物の筋肉が食肉として食用に供されるまでの生化学的変化を，① 死後解

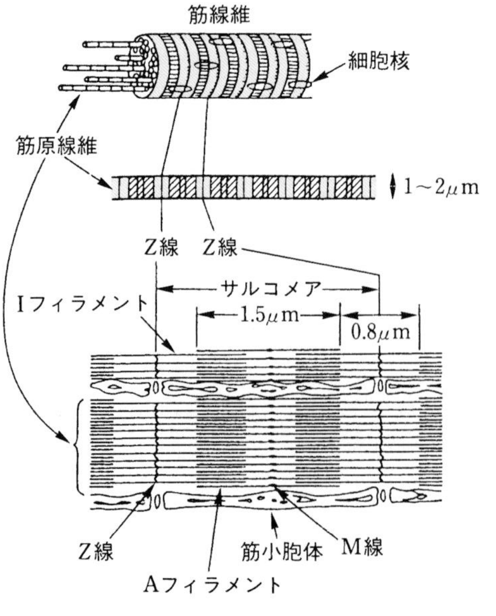

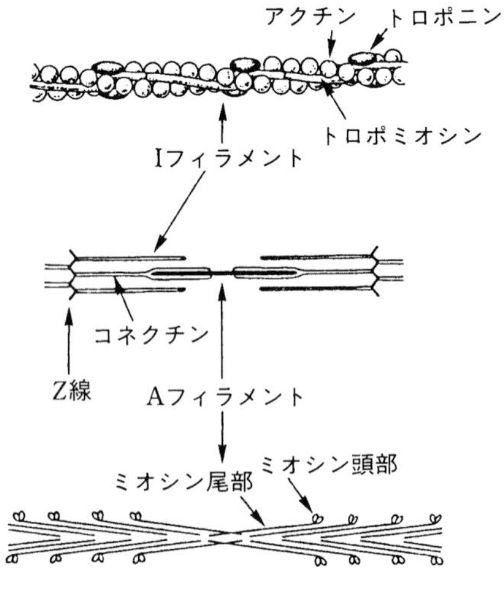

図3-13　筋原線維の微細構造

■沖谷明紘：化学と生物，32：229, 1994.

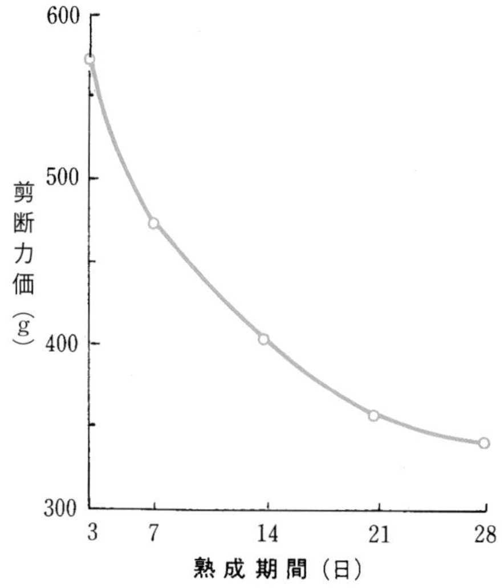

図3-14　熟成に伴う牛肉の軟化
ウシの半腱様筋を4℃に貯蔵し，10×10×20 mmの試料についてレオメーターで剪断力を測定した
■高橋興威：畜産の研究，46：1063，1992.

糖，② 死後硬直，③ 解硬の3段階に分けて考えることができる（**図3-15**）．

ⓐ 死後解糖：と殺後肉のpHはしだいに低下する（**図3-16**）．これはグリコーゲンがグルコースを経て，嫌気的解糖系によって分解され，乳酸を生成するためである．と殺前の筋肉のpHは7.0〜7.4であるが，乳酸の生成に伴ってpHは低下し，5.0〜5.5となる．

肉中のATPはフォスファターゼの作用により分解されるが（**図3-17**），上記解糖系やクレアチンリン酸より再生され，死後一定期間は分解と再生のバランスが保たれている．しかし，それ以後再生量が低下してくるとATP量が低下し，ついには完全に消失する．ATPから生成されるIMP（イノシン酸）は旨味物質である．

ⓑ 死後硬直：筋肉中のATPが減少し，pHが低下すると，筋肉の伸長度が減少し硬くなり，硬直が起こる．これは筋原線維タンパク質の太いフィラメントのミオシンと細いフィラメントのアクチンとが相互作用してアクトミオシンを形成し，収縮が起こるためと考えられている．と殺後ミオシンは急減し，アクトミオシンがある時期に著しく増加（最大硬直期）する．

ⓒ 解　硬：硬直を完了した肉は次第に軟らかくなり，熟成が進むにつれて食味がよくなる．

硬直が解けて肉が軟化する原因として，① Ca^{2+}による説と，② タンパク質分解酵素（プロテアーゼ）による説，が出されている．

Ca^{2+}説では，と殺直後には筋小胞体に保持されているCa^{2+}が熟成中に小胞体の機能が低下することにより漏れ出てくる．このためCa^{2+}濃度が増加し，これにより筋原線維のZ線が脆弱《ぜいじゃく》化し，さらにはアクチンとミオシンの硬直結合の脆弱化やコネクチンフィラメントが開裂して解硬が起こるとしている．

また，プロテアーゼ説では，筋肉中のカテプシンやカルパインなどのプロテアーゼの働きにより，筋原線維タンパク質が分解されて解硬が起こるとされている．

熟成後の肉は，ペプチドやアミノ酸が増加しており，肉様旨味が向上している．

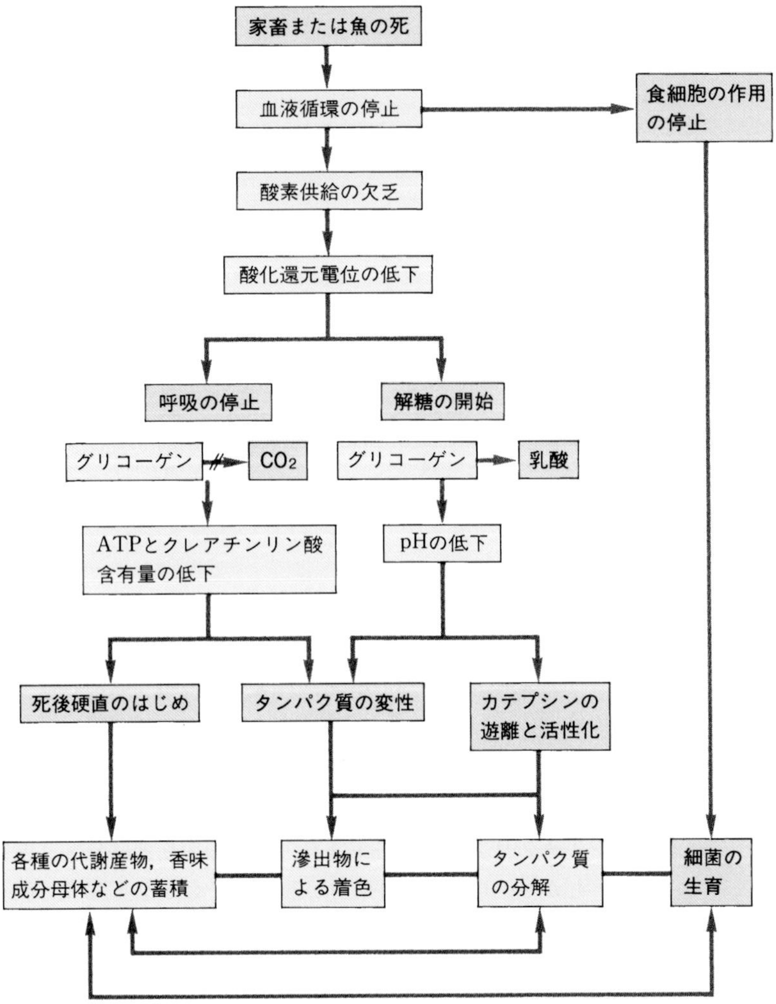

図3-15　家畜および魚の死後の主な変化

■R. A. Lawrie

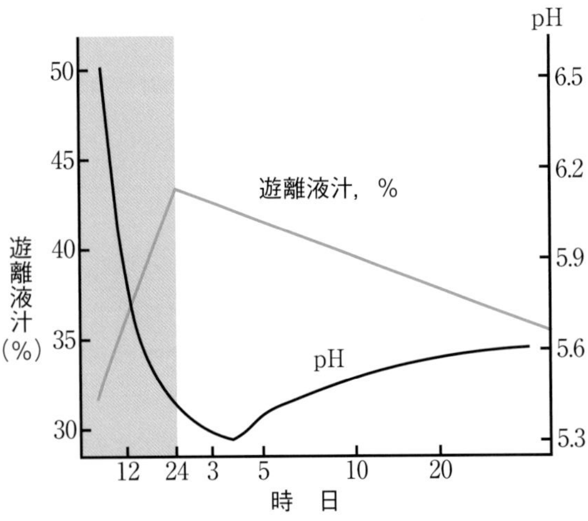

図3-16　肉の熟成とpH，保水力の変化

■E. Wierbicki, *et al*

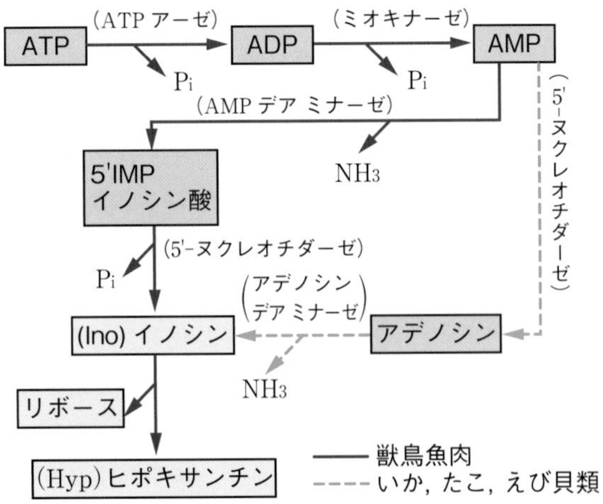

図3-17　ATPの分解過程

7）魚肉タンパク質

1　含量と組成――魚肉には15～20%のタンパク質が含まれる．魚肉タンパク質は筋原線維タンパク質，筋形質タンパク質，肉基質タンパク質に大別され，各タンパク質が全タンパク質中に占める割合は，それぞれ65～70%，20～30%，3～5%である（**表2-9参照**）．

各タンパク質の組成は赤身魚種と白身魚種で多少違いがあり，筋原線維タンパク質は白身魚のほうが多く，たらでは約76%を占めている．一方，筋形質タンパク質は白身魚では20～30%であるが，かつお，あじ，さばなどの赤身魚では30～50%と多めに含まれている．

魚肉の肉基質タンパク質の含量は少なめであるので，魚肉は畜肉に比べて軟らかい．

筋原線維タンパク質の主成分はミオシンとアクチンであり，両者で約80%を占める．筋形質タンパク質の主成分は解糖系の酵素であり，このほかにミオグロビンなどが含まれる．ミオグロビンはとくに血合い肉に多く含まれている．

肉基質タンパク質の主成分はコラーゲンとエラスチンである．魚皮コラーゲンは加熱により容易にゼラチンに変化する．

2　栄養価――魚肉タンパク質は畜肉タンパク質と同様に，必須アミノ酸のバランスがよく，アミノ酸スコアも100である（**表2-13参照**）．

3　かまぼこ――かまぼこを作るには魚肉を水さらししてから，2～3%の食塩を加え，低温で擂潰《らいかい》（すり潰す）して，すり身を作る．このすり身を成形し，80℃以上に加熱すると，かまぼことなる（**図3-18**）．かまぼこやその他の練り製品独特の弾力性や歯ざわりを“足”という．

擂潰により粘稠な肉のすり身ができるが，これは魚肉タンパク質の筋原線維が食塩の作用で溶解し，その主要構成成分であるアクチンとミオシンが結合して，アクトミオシンを形成したためである．アクトミオシンは繊維状に伸び，互いに絡み合っているため，粘度が高いゾル状態になっている．

このすり身を成型し，50℃以下の温度に放置しておくと，粘稠性を失ってゲル化する．この現象を“坐り”という．従来よりのかまぼこの製造はすり身をすぐに加熱するものであったが，魚種により足の強さに大きな違いがみられた（**表3-8**）．近年は，すけそうのように本来あまり足の強くない魚でも，足の強いかまぼこが製造できるようになったのは，加熱前にこの坐りの過程を入れたためである．坐りを起こした後加熱すると，非常に足が強くなるのである．

坐りの現象は，すり身の過程でタンパク分子内部から露出した疎水基により，網目状に疎水結合が形成されることによると考えられている．また，加熱による足の形成はタンパク質分子間にS-S結合や疎水結合，水素結合などの極性結合などによる架橋を作ることで，弾力性のある安定したゲルになるからである．

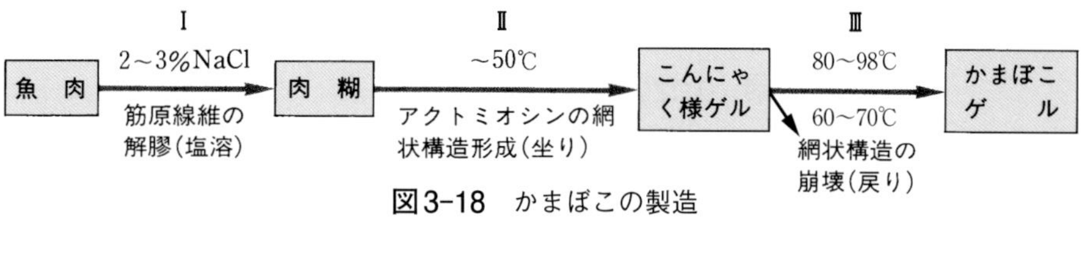

図3-18　かまぼこの製造

表3-8　魚の坐りやすさと足の強さ

	坐りやすい魚	普　通	坐り難い魚
足の強い魚	えそ	ぐち	さめ類
	とびうお	ひらめ	くろかわかじき
足の普通の魚	たちうお	ふぐ	しいら
	かます	にぎす	さめがれい
	すけそうたら	はも	
足の弱い魚	まいわし	さんま	かつお
	うるめいわし		きはだまぐろ

■岡田 稔・他編：魚肉ねり製品—理論と応用．恒星社厚生閣，1974.

しかし，一度坐ったすり身を再度擂潰すると，加熱しても弾力性のあるかまぼこにはならない．

成型したすり身を60℃付近に放置しておくと，ゲル構造の劣化が起こり，80℃以上に加熱しても弾力がでない．この現象を“戻り”という．これは魚肉中のプロテアーゼがミオシン重鎖を分解するためと考えられている．

かまぼこの原料としては100種類近くの魚が使われているが，旨味成分に富み，強い弾力を与える魚が理想的である．しかし実際の加工の際には，旨味成分に富む魚と，弾力の強い魚を適当に配合して利用している．

かまぼこの製造には白身の魚が用いられるが，赤身の魚はかまぼこ形成能が非常に低い．この理由は，赤身の魚は筋肉中のグリコーゲン含量が高いので，漁獲後乳酸が蓄積し，魚肉のpHが死後硬直期で5.8，解硬後で6.0と低めである．このため筋原線維タンパク質は速やかに変性していく．

一方，白身の魚のpHは一番低い硬直期でも，6.3～6.5くらいである．また，赤身の魚はミオグロビンや脂質を多く含む点でも加工性に問題がある．

かまぼこ製造に冷凍魚を用いた場合，冷凍期間が長くなると，ミオシンが冷凍変性して，かまぼこ原料としては使えなくなる．すけそうでは凍結貯蔵中に，肉に多数の小孔が生成し，これを解凍すると多量のドリップとともに組織が海綿状になる．この現象を肉のスポンジ化という．

冷凍すり身は，魚肉を十分水さらしして各種の酵素，無機質などをよく除いたものをすりつぶし，さらに凍結変性防止物質として，ショ糖やソルビトール，重合リン酸塩などを添加して凍結したものである．

糖は分子中に水酸基の多いものほど，変性抑制効果がある．また，重合リン酸塩はイオン強度とpHの保持で，変性を抑制しているとされるが，足増強効果はミオシンの溶解性を増すためとする説もある．

3 酵　素

1 ▶ 酵素（enzyme）の科学

酵素はタンパク質を主体とする高分子の有機触媒で，生体細胞内で生産され，生体内のほとんどすべての化学反応を触媒している．一般に化学反応の際には，活性化エネル

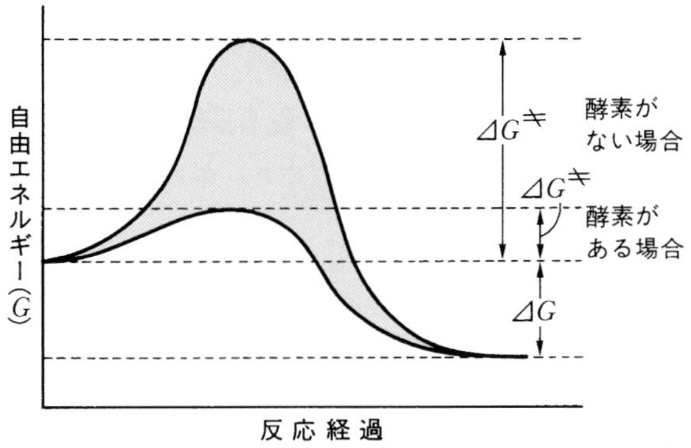

図3-19 酵素反応と活性化自由エネルギー

■一島英治：酵素の化学．朝倉書店，1995.

表3-9 非酵素反応と酵素反応における活性化エネルギー比較

反　応	触　媒	活性化エネルギー (cal/mol)
H_2O_2の分解	コロイド状白金	11,700
	カタラーゼ	<2,000
カゼインの加水分解	H^+ (酸加水分解)	20,600
	トリプシン	12,000
ショ糖の加水分解	H^+ (酸加水分解)	25,600
	β-フルクトフラノラーゼ	10,000
α-メチルグルコシドの加水分解	H^+ (酸加水分解)	32,600
	β-グルコシダーゼ	12,200

ギー（化学反応を起こさせるためのエネルギー）を必要とするが（**図3-19**），酵素は無機触媒よりも非常に低いエネルギーで反応させることができる（**表3-9**）．また酵素反応の対象となる物質を基質というが，酵素は基質と相補的な結合をするため，非常に高い選択性があり，特定の基質の特定の反応しか触媒しない．これを基質特異性という．

酵素の主体はタンパク質なので，温度，pHの変化により変性し，その活性を失いやすい．

酵素は生体内の化学変化で重要な役割をしているだけでなく，生物体を利用している食品においても，品質変化の重要な要因である．

1）酵素の名称と分類

従来酵素の名称は，ラクターゼ（lactase，乳糖加水分解酵素）のように基質，乳糖（lactose）の語尾を-aseに変えたり，アルコールデヒドロゲナーゼ（アルコール脱水素酵素）のように，触媒する反応の語尾に-aseをつけたものが慣用として用いられてきた．しかし，発見された酵素の種類が増えたことから混乱が起こったため，1961年国際生化学連合（IUB）の酵素委員会の提案により，酵素命名法が設定された．

酵素の名称は触媒する反応の種類を示す系統名（systematic name）と常用名（recommeded name）を併記し，さらに系統的に分類するための酵素番号（code number）が導入された．すなわち，酵素は触媒する反応の種類により，酸化還元酵素（oxidoreductase，EC1），転移酵素（transferase，EC2），加水分解酵素（hydolase，

EC3)，リアーゼ（lyase，EC4)，異性化酵素（isomerase，EC5)，リガーゼ（ligase，EC6）の6群に大別され，さらに各群はサブクラス，サブ-サブクラスに細分され，系統的に分類されている．たとえば，アルコール脱水素酵素は，系統名はalcohol：NAD^{+} oxidoreductaseであり，常用名アルコールデヒドロゲナーゼ，酵素番号は，EC1.1.1.1である．

2）酵素補因子

酵素はタンパク質部分のみで活性を示すものもあるが，多くの酵素では，活性の発現にタンパク質以外の補因子（cofactor）を必要とする．補因子のうち，酵素反応に不可欠な有機化合物を補酵素（coenzyme）という．また，金属イオンの多くは種々の酵素の補因子となっている．

酵素はこれらの補因子と複合体を形成して活性を発現しているが，補因子を除去したタンパク質部分をアポ酵素（apoenzyme）という．また酵素-補因子複合体をホロ酵素（holoenzyme）という．

補酵素にはNAD（ニコチンアミドアデニンジヌクレオチド）やTPP（チアミンピロリン酸）などがあるが，これらはそれぞれ水溶性ビタミンのナイアシンおよびチアミンから誘導されたものである．このように補酵素には水溶性ビタミンが主要部分を構成しているものが多い．金属イオンでは二価または三価のものが補因子となるものが多い．

3）酵素の触媒作用

酵素の触媒作用は，まず酵素と基質が結合し，酵素-基質複合体（enzyme-substrate complex）を作る．次いで基質が触媒作用により反応生成物に変化し，酵素-反応生成物複合体となり，最後に反応生成物が離れて酵素が遊離する（図3-20）．

$$E+S \longrightarrow ES \longrightarrow EP \longrightarrow E+P$$

酵素の触媒反応は，酵素の活性中心（active center）で行われる．活性中心は，酵素タンパクのアミノ酸配列では離れた位置に存在するアミノ酸が，三次元構造をとる際に，空間的に近接することにより形成されるものであり，特定の立体配置を有してい

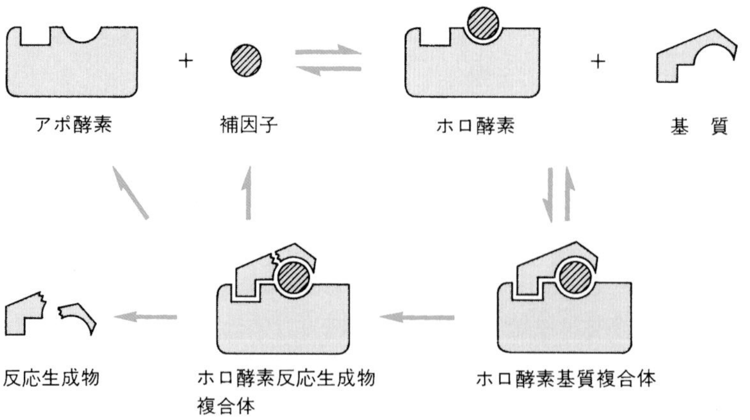

図3-20　酵素の反応

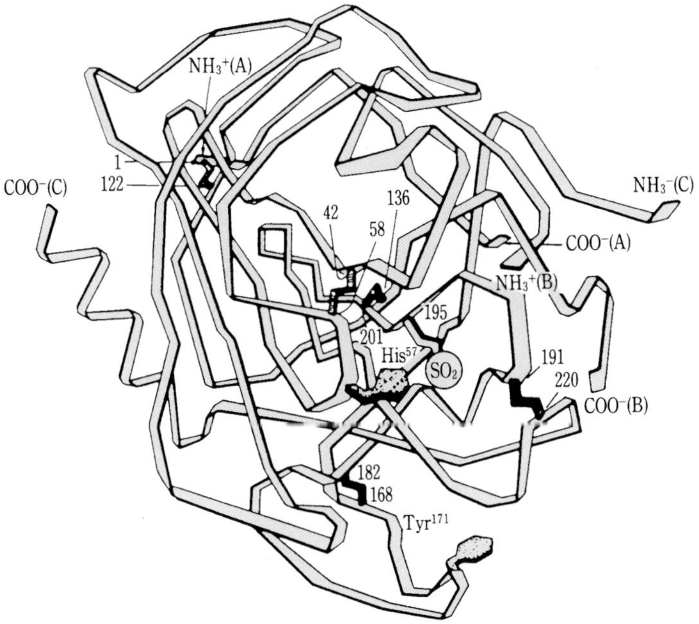

図3-21　膵臓キモトリプシンの立体構造

キモトリプシンは1本鎖であった不活性型のキモトリプシノーゲンが切断され，A鎖（1～13），B鎖（16～146），そしてC鎖（149～245）の3本のポリペプチドからなる活性型の分子である．分子中心に触媒反応を行うヒスチジン（His^{57}）とセリン（Ser^{195}）からなる活性中心のクレフト（裂け目）がある．

■Matthews BM, *et al*：*Nature*, 214：652, 1967 より改写.

る（**図3-21**）．また，活性中心の形成に酵素補因子を必要とするものもある．酵素-基質複合体を形成するには，基質はこの立体配置に適合するものだけが選択され，基質特異性が生じる．

活性中心領域にあって，触媒反応を行うアミノ酸残基を触媒サイト（catalytic site），酵素と基質の結合に関与するアミノ酸残基を結合サイト（binding site）という．

2 ▶ 酵素の特性

1）最適温度

一般に化学反応では，温度が高くなるほど反応速度も増大する．しかし酵素反応ではある温度までは，温度の上昇につれ反応速度も増加するが，ある温度以上では低下する．この理由は，酵素の本体がタンパク質であるため，ある温度以上では熱による変性を受け，活性を失うためである．そこで酵素反応速度が最大の温度を，みかけの最適温度（optimum temperature）という（**図3-22**）．

果実や野菜の加工の際に，褐変やビタミンの破壊を防ぐために，ブランチング処理をするのは，加熱により酵素を不活性化させるためである．

2）最適 pH

酵素の本体はタンパク質であるので，pHが変化すると酵素分子内のアミノ基やカルボキシル基など，解離基のイオンの状態が変わり，活性に影響を与える．また解離基のイオンの変化は酵素の立体構造にも影響を与える．

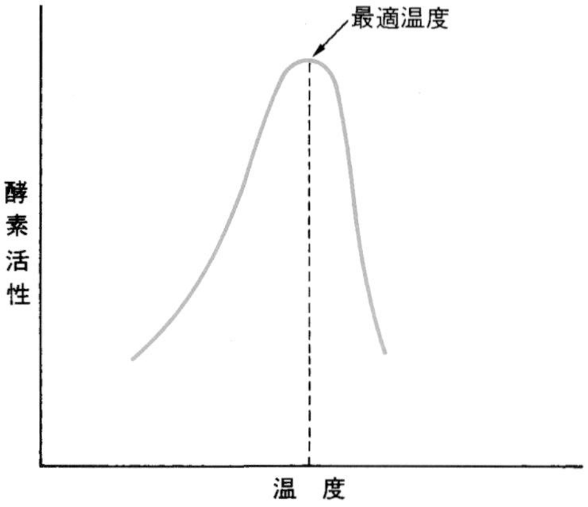

図3-22　酵素活性と反応温度

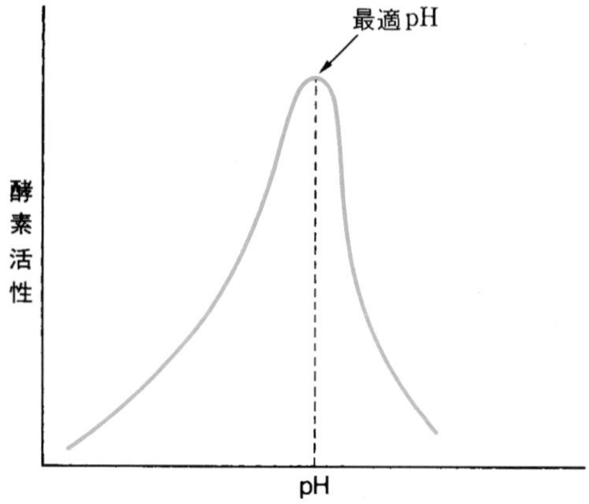

図3-23　酵素活性とpH

各酵素には最も高い活性を示すpHがあり，これを最適pH（optimum pH）という（図3-23）．多くの酵素の最適pHは中性付近であるが，酸性やアルカリ性側に最適pHをもつ酵素もある．

3）賦活剤《ふかつざい》（活性剤）

酵素反応の際に，少量の，Mg^{2+}，Ca^{2+}，Zn^{2+}，Mn^{2+}など二価の金属イオンや有機物を添加すると，酵素作用が活発になる場合がある．酵素活性を高めるこのような物質を賦活剤（activator）という．

パパイン，フィシン，ブロメラインはいずれも植物起源のタンパク質分解酵素であるが，分子内にシステインを含み，この－SH基が活性に必要である．これらの酵素に，シアン化物やグルタチオン，システイン等－SH基をもつ物質を添加すると，酵素作用が促進される．この理由として，シアン化物などの添加により酵素内のS-S結合が還元されるとともに，シアン化物の一部が酵素と結合し，酵素が活性化されると考えられている．

4）阻害剤

酵素に重金属やキレート剤を添加すると酵素反応を阻害する．また酵素に基質類似物を加えると，酵素・基質類似物複合体を作り，酵素反応を遅らせたりする．酵素反応を阻害するこのような物質を阻害剤（inhibitor）という．

阻害には可逆的阻害と非可逆的阻害がある．可逆的阻害は，酵素に可逆的に阻害剤が結合する場合で，何らかの方法により阻害剤を酵素から取り除くことにより，活性を回復できるものをいう．また，非可逆的阻害とは阻害剤が共有結合などで結合し，永久的に活性を取り戻せないような阻害をいう．

可逆的阻害には，競争（合）的阻害（competitive inhibition），非競争（合）的阻害（noncompetitive inhibition），不競争（合）的阻害（uncompetitive inhibition）の3つのタイプがある．

競争（合）的阻害（拮抗的阻害）は，阻害剤が基質と似た構造のため，酵素の活性中心に，基質と競り合う形で結合し生じる阻害である．この際，基質の濃度が高ければ阻害効果は小さく，基質の濃度が低いと阻害効果は大きくなる．一方，非競争（合）的阻害は阻害物質が酵素の活性部位以外のところに結合し，活性中心の構造を変化させて生じる阻害で，反応の際の基質濃度を高めても阻害はなくならない．これに対して不競争（合）的阻害は，阻害剤が酵素–基質複合体の活性中心と異なる部位とだけ結合して起きる阻害で，基質濃度を高めても阻害はなくならない．

非可逆的阻害は，熱により酵素タンパクが変性したり，阻害物質が酵素の活性部位に関与するアミノ基などに，非可逆的に共有結合で結合する場合である．この例にはリボヌクレアーゼのヨード酢酸による非可逆的阻害がある．

5）酵素活性の単位（activity unit）

一般に酵素の反応速度は基質濃度が十分高く，pHなどの条件が最適であれば，酵素濃度に比例する．そこでこのような条件下で測定した酵素の活性の強さを酵素単位（enzyme unit）で表す．1酵素単位は最適条件下30℃で，1分間当たり1 μ molの基質を変化させる酵素の量をいう．また酵素タンパク質1mg当たりの酵素単位を比活性（specific activity）という．

3 ▶ 酵素の種類

1）酸化還元酵素

酸化還元反応や，脱水素反応に関係する酵素で，水素原子や酸素原子および電子の移動を触媒する．ポリフェノールオキシダーゼ，グルコースオキシダーゼ，アスコルビン酸酸化酵素，パーオキシダーゼ，リポキシゲナーゼ，アルコールデヒドロゲナーゼなどがある（**表3-10**）．

表3-10　酸化還元酵素

酵 素 名	反 応	備 考
ポリフェノールオキシダーゼ（チロシナーゼ，カテコールオキシダーゼ，フェノラーゼなど）	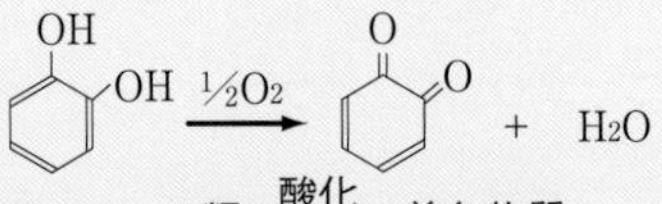 ポリフェノール類 $\xrightarrow{\text{酸化}}$ 着色物質	果実，野菜の褐変 じゃがいも，りんご，マッシュルームなどに含まれる
グルコースオキシダーゼ	D-グルコース $\xrightarrow{O_2}$ グルコノラクトン $+H_2O_2$	食品中の微量の酸素やグルコースの除去 *Penicillium notatum* などのかびに含まれる
アスコルビン酸オキシダーゼ	L-アスコルビン酸 $\xrightarrow{O_2}$ デヒドロアスコルビン酸	キャベツ，きゅうり，にんじん，じゃがいもなどに含まれる
アルコールデヒドロゲナーゼ	$CH_3CH_2OH+NAD^+ \rightleftharpoons CH_3CHO+NADH+H^+$	エチルアルコールとアセトアルデヒド間の酸化還元 酵母，高等植物，肝臓に含まれる
リポキシゲナーゼ（リポキシダーゼ）	$-CH=CH-CH_2-CH=CH- \xrightarrow{O_2}$ 過酸化物 上記構造をもつ脂肪酸やその他の物質	豆類，穀類に存在し，匂いの成分の生成や変色に関係する

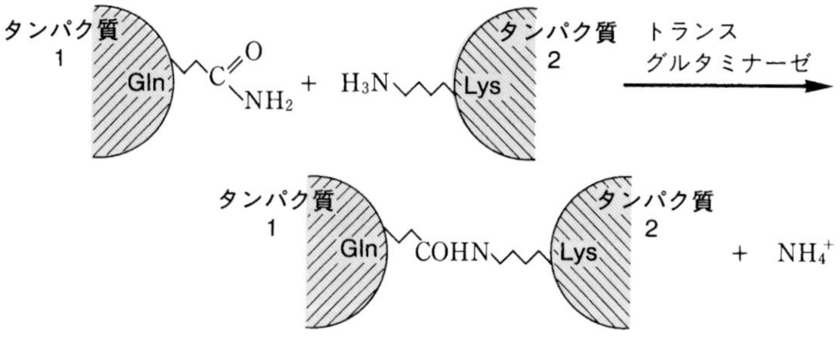

図3-24　トランスグルタミナーゼ（プロテイン－グルタミンγ-グルタミルトランスフェラーゼ）による分子間架橋反応

2）転移酵素

ある化合物の反応基（炭素数1個のメチル基，カルボキシル基，アルデヒド基，ケトン基など）を他の化合物に転移させる酵素である．チアミナーゼ，ヘキソキナーゼ，トランスグルタミナーゼなどがある．

チアミナーゼは，ビタミンB_1（チアミン）のチアゾール基をピリジンなどの塩基と交換して，ビタミンB_1の活性を失わせる．またトランスグルタミナーゼは水産練製品の保水性の増加など，食品工業に用いられている（**図3-24**）．

3）加水分解酵素

エステル結合，グリコシド結合，ペプチド結合などの加水分解反応に関係する酵素である．エステラーゼ，カルボヒドラーゼ，プロテアーゼなどがある（**表3-11**）．

エステラーゼはさまざまな種類のエステルを，酸とアルコールに加水分解する酵素で，リパーゼ，ホスファターゼなどがある．

カルボヒドラーゼは，糖類や配糖体のグリコシド結合を加水分解する酵素で，アミラーゼ，セルラーゼ，ラクターゼ，マルターゼ，シュクラーゼ，ペクチナーゼなどがある．

プロテアーゼはタンパク質やペプチドのペプチド結合を加水分解する酵素で，トリプシン，キモトリプシン，パパイン，ブロメリン，アクチニジン，アミノペプチダーゼなどがある．

4）リアーゼ

基質中のC-C結合，C-O結合，C-N結合，C-S結合などを非加水分解的に切断する反応に関係する酵素で，反応生成物に二重結合が生じる．また逆に二重結合に，基を付加させる場合もある．デカルボキシラーゼ，アルドラーゼ，フマラーゼなどがある．

また，ねぎ属植物やしいたけにあるシステインスルホキシドリアーゼ（C-Sリアーゼ）は，にんにく，たまねぎ，しいたけなどの香りや催涙成分発生系である．

5）異性化酵素

基質を異性化させる反応に関係する酵素である．乳酸ラセマーゼ，グルコースイソメラーゼなどがある．乳酸ラセマーゼはD-乳酸，L-乳酸の相互変換を触媒する酵素で

表3-11　主な加水分解酵素

酵素名	反　応	備　考
α-アミラーゼ	デンプンのα-1,4結合を無差別に加水分解 ⟶デキストリン，麦芽糖を生成	唾液，膵液，麦芽，こうじカビなどに含まれる デンプンの糖化に利用
β-アミラーゼ	デンプンを非還元性末端よりマルトース単位で加水分解 ⟶デキストリン，麦芽糖を生成	大豆，小麦，麦芽，さつまいもなどに含まれる 麦芽糖の製造に利用
グルコアミラーゼ (γ-アミラーゼ)	デンプンのα-1,4結合とα-1.6結合を加水分解 ⟶ブドウ糖を生成	カビ(*Asp.niger*など) に含まれるブドウ糖の製造に利用
セルラーゼ	セルロースのβ-1,4結合を加水分解 ⟶セロビオースを生成	カビ，きのこに含まれる 植物細胞壁の消化，セルロースの糖化に利用
インベルターゼ	ショ糖⟶ブドウ糖+果糖	カビ，酵母などに含まれる 転化糖の製造に利用
ラクターゼ	乳糖⟶ブドウ糖+ガラクトース	カビ，酵母，細菌，小腸の消化液などに含まれる 無乳糖牛乳の製造に利用
ナリンギナーゼ	ナリンギン⟶プルニン+ラムノース	カビに含まれる 夏みかん果汁の苦味除去
ヘスペリジナーゼ	ヘスペリジン⟶ヘスペレチン +グルコース，ラムノース	カビに含まれる 温州みかん缶詰の白濁防止
ミロシナーゼ	からし油配糖体⟶からし油	あぶらな科植物の種子，茎，葉 からしの辛味発現
ペプシン	タンパク質のポリペプチド鎖の加水分解 ⟶プロテオース，ペプトンを生成	胃液に含まれる
キモシン	凝乳酵素，κ-カゼインのN末端より105番目のフェニルアラニンと106番目のメチオニン間のペプチド結合を切断⟶パラ-κ-カゼイン +マクロペプチド	仔牛の第4胃から得られる チーズの製造
カテプシン	タンパク質，ペプチドの加水分解 ⟶プロテオース，ペプトンを生成	肝臓，膵臓などに含まれる 肉の熟成
パパイン	タンパク質のポリペプチド鎖の加水分解 ⟶アミノ酸	パパイアの果実に含まれる （パパイン，フィシン，ブロメリン共通：ビールの混濁防止，食肉の軟化）
フィシン	〃	いちじく乳汁に含まれる
ブロメリン	〃	パインアップルに含まれる
アクチニジン	〃	キウイフルーツに含まれる
リパーゼ	トリグリセリド+H_2O ⇄グリセリン+脂肪酸	動物の膵臓，植物種子 こうじカビに含まれる 消化剤(パンクレアチン) 脂肪酸の製造，チーズ香，バター香の製造
ATPアーゼ	ATP+H_2O ⇄ADP+無機リン酸+エネルギー	筋肉に含まれる
AMPデアミナーゼ	AMP+H_2O ⇄5′IMP+NH_3	筋肉に含まれる イノシン酸の製造

あり，グルコースイソメラーゼはD-グルコースをD-フルクトースに異性化する酵素である．この反応によるD-グルコースとD-フラクトースの混合物を異性化糖という．異性化糖は砂糖より安価なため，清涼飲料水などに用いられている．

6）リガーゼ

ATPのピロリン酸結合（高エネルギーリン酸結合）を切断するとともに，その際発生したエネルギーを利用して2つの分子を結合させる反応に関係する酵素である．合成酵素ともよばれる．アスパラギン合成酵素，アセチルCoA合成酵素などがある．アスパラギン合成酵素，アスパラギン酸アンモニアリガーゼは，ATPのAMPとピロリン酸への分解と共役して，L-アスパラギン酸とアンモニアからL-アスパラギンを合成する反応を触媒する．またアセチルCoA合成酵素はATPのAMP，ピロリン酸への分解反応と共役して，酢酸とCoAからアセチルCoAを合成する．

4 ▶ 食品の酵素

1）酵素作用の抑制

収穫後の果実，野菜は酵素の作用により組織が軟化したり，変色したりする．また精白米を高温，多湿の状態に長期間おくと，酵素作用により，還元糖や遊離脂肪酸が増加し，さらに脂質の変敗も起こる．この結果，古米臭が生じたり，米粒組織の硬化が起こり，食味が低下する．このような食品では品質を保つために，食品中の酵素活性を抑制することが行われる．

果実，野菜を缶詰や冷凍食品に加工する際には，加工操作の最初に原料を湯煮または蒸煮（ブランチング）して酵素を不活性化させる．また果実，野菜などでは収穫後すぐに予冷してから出荷するなどの方法がとられる．環境のガス組成を変化させて（空気中の酸素を減らしたり，炭酸ガスを増やしたりする）貯蔵する方法もある．これをCA貯蔵という．また食品の水分活性を低下させると，酵素反応を抑制することができるので，乾燥や塩蔵などの貯蔵法がある．

緑茶では摘んだ生茶葉を蒸熱し，酸化酵素を不活性化してから乾燥しているので，茶葉の緑色が保たれている．

2）酵素活性の利用

酵素を利用して食品の品質を改良している場合もある．

紅茶は摘んだ生茶葉を加熱せずに揉捻し，ポリフェノールオキシダーゼを働かせて，カテキン類を酸化し，赤色の色素テアフラビンを生成している．

カラシやワサビには，シニグリン（カラシ油配糖体，辛みはない）が含まれるが，カラシを煉るか，ワサビをすりおろすと，チオグルコシダーゼ（ミロシナーゼ）が遊離し，シニグリンが加水分解され，アリルイソチオシアネートを生じ，辛みを呈する．

塩辛を製造する際には，魚介類の肉や内臓に食塩を加えて，熟成させるが，熟成中に肉や内臓のプロテアーゼが働いて，タンパク質がペプチド，アミノ酸に分解され，肉が軟らかくなり，旨味も増す．また，肉の熟成中の変化や乾しいたけの水戻しと加熱によるアミノ酸や旨味成分である5'-グアニル酸の増加も酵素作用によっている．

3）食品工業での酵素の利用

みそ，しょうゆ，日本酒，食酢，納豆，ナチュラルチーズのような発酵食品では，微生物の酵素を利用して作られているものが多い．

みそやしょうゆでは原料の大豆中のタンパク質を麹菌のプロテアーゼにより低分子ペプチド，アミノ酸にまで分解し，旨味や複雑なこく味が作られる．また原料中のデンプンは麹菌のアミラーゼによりブドウ糖や麦芽糖に分解され甘みを呈する.

日本酒の製造では麹菌のアミラーゼにより，米のデンプンを糖化すると同時に，生成した糖を酵母がアルコール発酵して，エタノールを製造している.

糸引き納豆は蒸煮大豆に納豆菌（*Bacillus natto*）を接種して粘質発酵させたもので，納豆菌が分泌するプロテアーゼにより，大豆タンパク質が低分子ペプチド，アミノ酸にまで分解され，独特の風味が形成される．また粘質物はフルクタンとグルタミン酸が100前後結合したポリマーであるといわれているが，このポリマーはグルタミン酸からγ-グルタミルトランスペプチダーゼによって作られている.

デンプンからの麦芽糖やブドウ糖の製造には，アミラーゼが利用されている．またブドウ糖にグルコースイソメラーゼを作用させると，果糖が生成する．このように製造したブドウ糖と果糖の混合した糖を異性化糖という．異性化糖はショ糖とほぼ同じ甘みがあり，安価で，低温で甘みが増すので，清涼飲料水に使用されている.

デンプンにサイクロデキストリングルコノトランスフェラーゼを作用させると，サイクロデキストリンが合成される．サイクロデキストリンは6個程度のブドウ糖がα-1, 4結合で環状になったもので，悪臭のマスキングなどに用いられる.

ショ糖にフルクトフラノシルトランスフェラーゼを作用させると，フルクトオリゴ糖が生じる．フルクトオリゴ糖はビフィズス活性をもつ甘味料である.

牛乳では乳糖不耐症の人のための牛乳が開発されている．これはあらかじめ乳糖をラクターゼで処理し，グルコースとガラクトースに加水分解してある.

プロテアーゼの利用としては，パパイン（パパイア），フィシン（いちじく）など植物起源のプロテアーゼが食肉の軟化剤として肉用の唐揚粉などに添加されている.

果実の加工では，ヘスペルジナーゼがみかん缶詰シロップの白濁物質ヘスペリジンの分解に用いられ，ナリンギナーゼが夏みかんなどの苦み物質ナリンギンのプルニンへの加水分解に用いられる．また果汁の清澄化にペクチナーゼが，果汁や酒中の酸素の除去にグルコースオキシダーゼが用いられている.

4）固定化酵素

酵素を触媒として利用する場合，従来，酵素を水に溶解して基質と反応させていた．しかしこの場合，反応終了後に酵素と反応生成物の分離が必要で，酵素の活性が残存していても，酵素を回収して再利用することは困難であった．そこで酵素活性を保ったまま，酵素を水に不溶性の担体に結合させたり，架橋試薬を用いて酵素タンパク質同士を架橋化させたり，マイクロカプセルや格子中に酵素を包括し，不溶性の固体とする固定化酵素の技術が開発された（**図3-25**）．固定化酵素では反応終了後，反応液からの酵素の回収が容易であり，再利用することができる．また連続反応も可能である．固定化酵素は，グルコースイソメラーゼによる異性化糖の製造や牛乳のラクターゼ処理など，多くの食品製造に用いられている.

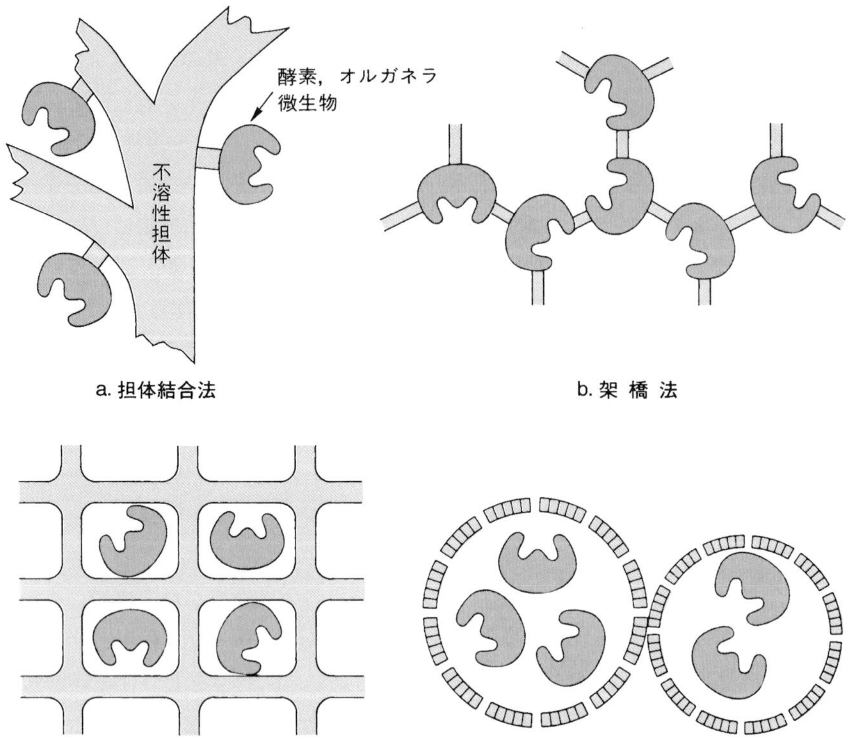

a. 担体結合法　　b. 架 橋 法

①格 子 型　　②マイクロカプセル型

c. 包 括 法

図3-25　固定化酵素，固定化オルガネラおよび固定化微生物の模式図

■千畑一郎・編：固定化酵素．講談社サイエンティフィク，1975.

4 脂　　質

1 ▸ 油脂の利用と化学

1）油脂の化学

1　脂肪酸組成とトリグリセリド組成――油脂はトリグリセリドを構成する脂肪酸の種類や組み合わせにより性質が異なる．総じて，不飽和脂肪酸の比率の高いものは融点が低く，常温で液体であり，不飽和脂肪酸の少ない（飽和脂肪酸の比率の高い）ものは常温で固体となる．植物性のものに油が多く，動物性で脂肪が多いのはこの理由による．このような脂質を構成する脂肪酸の構成割合を脂肪酸組成という．

しかしより厳密にいえば，油脂の性質は，脂肪酸の組み合わせが異なる多種類のトリグリセリドの性質の総体であり，脂肪酸組成だけでは説明できないものである（**表3-12**）．たとえば，植物性の油にも少し冷却しただけで固化する部分が含まれており，このためサラダ油の製造にはウィンタリングという工程が含まれている．

トリグリセリド分子種の存在比をトリグリセリド組成といい，バターやマーガリンなどの固型脂の性質に決定的な影響がある．

表3-12 天然油脂トリグリセリドの主要分子種

試料	主要TG分子種(%)
綿 実 油	PLL(24.9)POL(16.4)LLL(13.8)OLL(13.0)PPL(9.0)
な た ね 油	OOL(25.3)OOO(20.0)OOLn(11.1)OLL(9.6)OLLn(8.8)
オリーブ油(イタリア産)	OOO(41.5)OOP(24.8)LOO(10.4)LOP(4.9)OOS(4.0)
とうもろこし油	OLL(24.6) LLL(17.8)PLL(15.5) SLL/POL (15.3)OOL(11.2)
大 豆	OLL(12.4) LLL(11.5)PLO(6.0)PLL(5.7)OLO(5.4)
カカオバター	POS(38.2)SOS(26.5)POP(16.1) SOO/PPP (4.1)PSO(3.0)
牛肉脂質	POO(33.2)SOO(10.1)OOO(9.1)POS(8.1)PPoO(6.4)

P, $C_{16:0}$；Po, $C_{16:1}$；S, $C_{18:0}$；O, $C_{18:1}$；L, $C_{18:2}$；Ln, $C_{18:3}$

■和田 俊：油化学, 36：105, 1987.

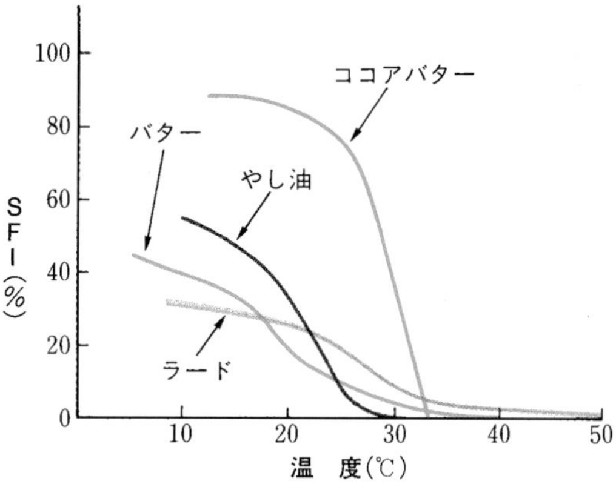

図3-26 ココアバターなどのSFIカーブ

■柳原昌一：食用固型油脂. 建帛社, 1975.

② 固型脂の性質

ⓐ 可塑性：粘土やマーガリンのように弱い力では変形しないが，ある一定以上の力を加えると変形し，元の形に戻らないような性質を可塑性という．

マーガリンのように，冷蔵庫の温度から室温までのかなり温度変化があっても可塑性を維持するようなものを可塑性範囲が広いという．これに対し，チョコレートでは体温より少し低い温度で一気に融けてしまう．このようなものを可塑性範囲が狭いという．

可塑性である状態の固型脂は固体の脂肪と液体の油が混ざった状態であり，融点の低いものから高いものまでのトリグリセリドが混在すると，可塑性範囲が広くなり，融点の近似したトリグリセリドだけよりなるものは狭くなる．

チョコレートの原料であるココアバターはパルミチン酸，オレイン酸，ステアリン酸よりなるトリグリセリドが多いため，シャープな口どけとなる．

ある油脂が所定温度で固体脂と液体油をどのような割合で含むかを，固体脂の百分率で表した値を固体脂指数(SFI)という(**図3-26**)．油脂が固相から液相に変化する際の体積の変化を膨張計で測定して固体脂指数を算出している．液体油では固体脂指数は0であり，固体脂指数5以下の油脂は軟らかすぎ，10～35の油脂は比較的軟らかい固形脂であり，40以上は硬い固形脂である．

ⓑ 多　形：固型脂は固化条件，温度処理によって複数の結晶構造を示す．これを多形現象（polymorphism）という．油脂の結晶形としては主として，α，β'，β型の3種類が知られているが，油脂によってはもっと多くの結晶形が明らかになっている．たとえばココアバターではⅠ～Ⅵの6種の結晶形があるとされる．

油脂を加熱して急冷すると，α型の結晶が得られる．さらにα型の結晶をゆっくり加熱し冷却すると，β'型になり，β'型の結晶をゆっくり加熱し冷却すると，β型になる．各結晶形は同一物質でありながら，融点が異なり，β型が最も安定で融点の高い結晶型である(**図3-27**)．

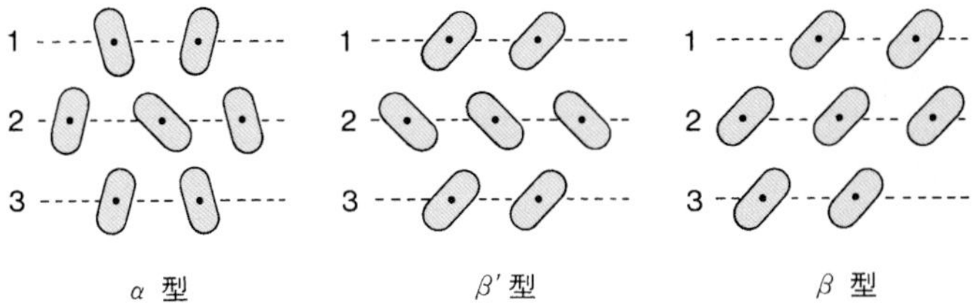

図3-27　固型脂の多形

■日高 徹：食品用乳化剤．幸書房，1991．

ラード，マーガリン，ショートニングなどの固形脂ではβ′型結晶が多いものが品質が高く，β型結晶は硬く，粒径も大きい粗大結晶となり，機能や品質を劣化させる．

また，チョコレートに用いるココアバターではV型の結晶が良好な品質を与えるので，テンパリング[*1]（tempering，調温）処理を行って，Ⅵ型結晶によって起こるファットブルームを防止している．

ⓒ ショートニング性：固型脂がビスケットやクッキーに，砕けやすさや脆さを与える性質をショートニング性という．小麦粉に油脂を加え，生地をこねると，油脂がグルテンが出るのを抑えるため，砕けやすくなるとされている．油脂のなかではラードがショートニング性のすぐれた油脂である．この代用品として開発されたものがショートニングである．

ⓓ クリーミング性：ケーキの生地やクリームなどを攪拌した時に，空気を抱き込む性質をクリーミング性という．バターケーキ[*2]はバターやショートニングなどの固型脂のクリーミング性を利用して作られている．

2）油脂の性質

油脂の脂肪酸組成やトリグリセリド組成から，それぞれの油脂の性質を完全に把握するのは困難であり，従来の伝統的な油脂の分析法は，現在でも油脂の種類判別や品質判定に重要な役割を果たしている．このような化学的分析による測定値で，油脂の特徴を示すものを油脂の特数という．

1　化学的性質

ⓐ 特　数

ケン化価（saponification value）：油脂1gをケン化するのに要する水酸化カリウムのmg数をケン化価という．ケン化の際，分子量の大きい油脂は水酸化カリウムの消費量が少なくてすみ，分子量の小さい油脂は水酸化カリウムの消費量が多くなる．そこでケン化価により油脂を構成する脂肪酸の平均分子量を算出することができる．

ヨウ素価（iodine value）：不飽和脂肪酸を含む油脂にヨウ素を作用させると，二重結合にヨウ素が付加する．そこで吸収されたヨウ素の量により，油脂中の二重結合の数を知ることができる．油脂100gに吸収されたヨウ素のg数をヨウ素価という．

植物油脂ではヨウ素価100以下を不乾性油，100～130を半乾性油，130以上を乾性油に分類している．

*1 適当な温度で長時間放置して行う．
*2 パウンドケーキやマドレーヌなど．

不乾性油には，オリーブ油，落花生油，半乾性油にはごま油，なたね油，綿実油などがあり，これらはいずれも食用油として用いられている．

乾性油にはあまに油，桐油があるが，これらはリノール酸，リノレン酸が多く，薄膜にして空気にさらしておくと，酸化されて樹脂状の皮膜になる．このためペンキ，印刷インキなどに用いられる．

この他の特数には水に可溶な揮発性脂肪酸（C_4～C_6）量を表すライヘルト・マイスル価（Reichert-Meissl value）と水に不溶な揮発性脂肪酸（C_8～C_{12}）量を表すポレンスケ価（Polenske value）がある．前者は乳脂肪で高く，後者はヤシ油で高い．

ⓑ変 数

酸価（acid value）：油脂1g中に含まれる遊離脂肪酸を中和するのに要する水酸化カリウムのmg数をいい，精製された食用油脂では1以下である．しかし油脂を長く貯蔵すると，加水分解や酸敗を起こして酸価は増加する，油脂の精製度の目安となる．

過酸化物価（peroxide value）：油脂の酸化の初期では油脂にO_2が反応して，過酸化物が生成する．油脂1kg当たりの過酸化物のmg当量数を過酸化物価という．油脂の変敗の程度を知ることができる指標で，新鮮な食用油脂では値は0に近い．

カルボニル価（carbonyl value）：不飽和脂肪酸が酸化されて生じた過酸化物は，さらに酸化分解してカルボニル化合物を生じるので，2,4-ジニトロフェニルヒドラジンを用いて比色定量することができる．油脂1kg中に含まれるカルボニル化合物のmg当量数をカルボニル価という．油脂の変敗によりカルボニル価は高くなっていく．

チオバルビツール酸価（thiobarbituric acid value，TBA価）：油脂の過酸化物から生成するマロンアルデヒドはチオバルビツール酸と反応して，赤色の生成物を生じる．これを比色定量して油脂1g当たりの吸光度で表したものである．油脂の変敗の状態を判断することができる．

2 物理的性質——油脂の物理的性質を調べる試験項目としては，色（color），比重（specific gravity），屈折率（refractive index），融点（melting point），粘度（viscosity），発煙点，引火点，燃焼点（smoke point，flash point，fire point）などがある．

これらの各値のうち，比重，屈折率，融点などは，油脂を構成する脂肪酸の分子量や不飽和度により異なる．また油脂が酸化されると，各項目は影響を受けるので，油脂の品質を判断するための指標として使われている．

3）食用油脂の製造と加工

1 食用油脂の製造

ⓐ採 油：採油法には圧搾法（pressing），抽出法（sonvent extraction）および融出法（rendering）がある．植物原料は圧搾法または抽出法か，これら両者を組み合わせた圧油法で採油する．圧搾法では植物を粉砕後，加熱し，細胞膜を破壊し，タンパク質を凝固させ，油脂を流失しやすくしてから圧搾機で圧搾する．しかし圧搾法の油脂の収率は悪い．抽出法は，有機溶媒（*n*-ヘキサンなど）を用いて油脂を抽出する方法で，原料の油脂をほとんど採油できる．動物原料は融出法で採油する．これは原料を乾式（原料のみを加熱する）または湿式（水を加えて加熱する）で処理し，油脂を融出させる方法である．

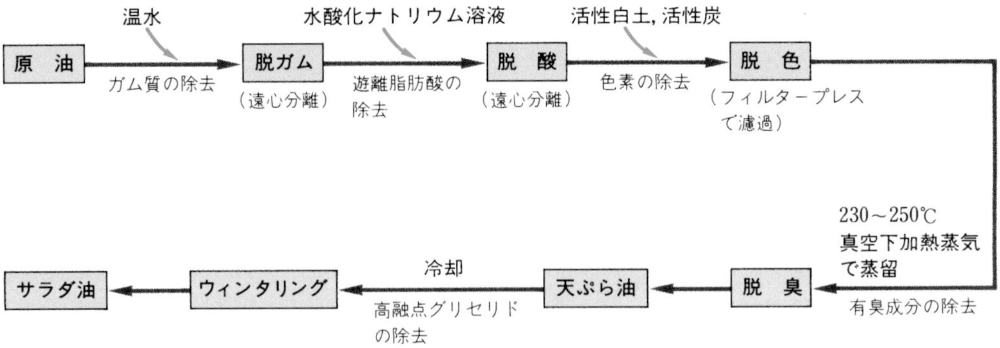

図3-28　食用油脂の精製工程

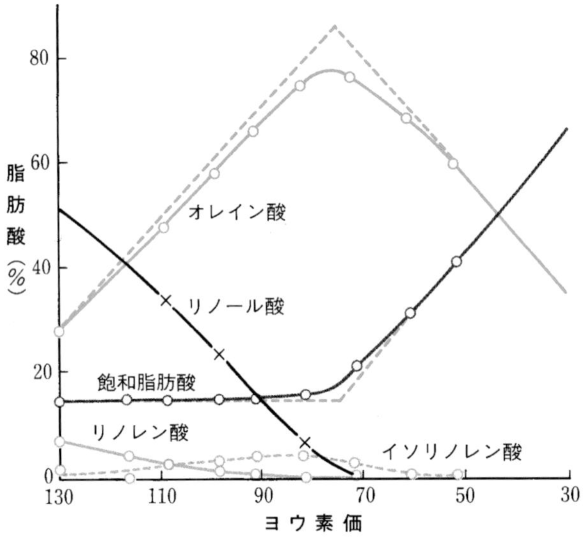

図3-29　大豆油の水素添加による脂肪酸組成の変化

ⓑ 精　製：採油された油脂を原油とよぶが，原油中には，タンパク質，遊離脂肪酸，リン脂質，色素，有臭物質などが含まれており，そのままでは食用に用いることはできない．食用油脂の精製工程は**図3-28**のように，脱ガム，脱酸，脱色，脱臭の4工程があり，サラダ油ではこれらにウィンタリング工程が加えられる．

2 油脂の化学的加工

ⓐ 水素添加（hydrogeneration）：高温高圧下で，Niなどを触媒として油脂中の不飽和脂肪酸の二重結合に水素を付加させることを水素添加という．水素添加により油脂の不飽和度が減少するので，油脂の融点が上昇し，油脂は硬化する．このような工程で製造した油脂を硬化油（hardened oil）という．硬化油の原料としては，魚油，鯨油，大豆油，綿実油などが用いられる（**図3-29**）．

これらの油脂は多価不飽和脂肪酸を多く含むので，融点が低く酸化を受けやすいが，水素添加により硬化し，保存性も向上する．また魚油，鯨油では不快臭が除かれる．大豆油の製造では戻り臭（青臭い臭い）が生じるのを防ぐため，軽く水素添加している．

水素添加の際，不飽和脂肪酸の異性化が起こり，天然にはほとんど存在しないトラ

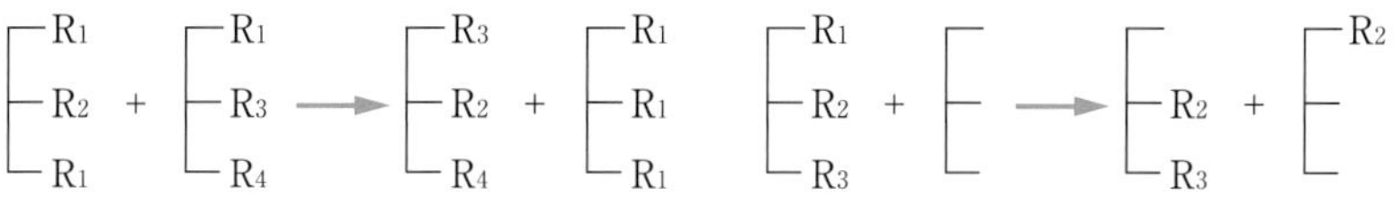

ラードの場合　　　　　　モノ，ジグリセリド製造の場合

図3–30　エステル交換

ンス型の脂肪酸が生じる．トランス型脂肪酸は融点が高いので，硬化油の性質に影響を与える．また，心臓疾患のリスクの増加が懸念されるため，問題となっている（p65参照）．

硬化油は十分に脱臭して，マーガリン，ショートニング，石けんなどの原料に用いられている．

ⓑ エステル交換（ester interchange）：油脂を適当な条件下で触媒（ナトリウムメチラート，CH_3ONa，など）を用いて反応させると，構成脂肪酸の交換が起こり，トリグリセリド組成を変換することができる．この反応をエステル交換という．エステル交換には油脂を融点以上で反応させるランダム型と，融点以下で反応させるダイレクト型とがある（**図3–30**）．

エステル交換により油脂のトリグリセリド組成が変わるので，融点，硬さなどの油脂の物理的特性やSFI，結晶性などを改変することができ，加工性のよい油脂を製造できる．また短鎖脂肪酸や中鎖脂肪酸等を結合させると低エネルギーの油脂として利用できる．さらに油脂にグリセリンを混合して反応すると，モノグリセリドやジグリセリドの製造を行うことができる．

ラードは粗大結晶を作りやすく，舌ざわりが悪く，クリーミング性が低いことが欠点とされているが，これはラードのトリグリセリドにパルミチン酸とステアリン酸よりなるものが多いことが原因となっている．エステル交換によりこれらの組み合わせを減らし，ラードの品質を改良して，製菓，製パン用のショートニングなどに利用されている．

ⓒ 乳　化（emulsification）：水と油脂は相互に溶け合わないが，界面活性剤とよばれる両親媒性物質を添加して攪拌すると，油脂を水のなかに，または油脂のなかに水を分散させることができる．これを乳化といい，乳化作用を示す物質を乳化剤（emulsifying agent）ともいう．乳化の際，両親媒性物質の疎水基（親油基）は油脂に，親水基は水に作用し，分散相を包むような形で分散媒中に分散する．

乳化には水のなかに油脂の粒子が分散した水中油滴型（O/W型，oil in water type）と，油脂のなかに水の分散した油中水滴型（W/O型，water in oil type）がある．O/W型の食品としては牛乳，アイスクリーム，マヨネーズがあり，W/O型の食品としては，バター，マーガリンがある．近年O/W/O型やW/O/W型などの多重乳化型も開発されている．

O/W型になるかW/O型の乳化になるかは，乳化剤の性質によって左右される．親水性の強い乳化剤を用いればO/W型の乳化となり，親油性の乳化剤ではW/O型の乳化となる．乳化剤の親水基と親油基のバランスを表す指標のひとつに，HLB値（hydro-

表3-13　乳化剤のHLB値

乳化剤の種類	HLB値
モノグリセリド	3～ 4
酢酸モノグリセリド	1
乳酸モノグリセリド	3～ 4
クエン酸モノグリセリド	9
コハク酸モノグリセリド	5～ 7
ジアセチル酒石酸モノグリセリド	8～10
ポリグリセリンエステル	4～14
シュガーエステル	1～16
ソルビタンエステル	2～ 9
PGエステル	1～ 3
レシチン	3～ 4
CSLステアロイル乳酸カルシウム	7～ 9

■日高 徹：食品用乳化剤．幸書房，1991．

phile lipophile balance）がある（**表3-13**）．HLB値は親水基の量が0%の時を0，100%の時を20として等分した値であり，HLB 3～6の乳化剤は疎水性が強いので，W/O型のエマルジョンに，8～12の乳化剤は親水性が強いので，O/W型のエマルジョンを作るのに適している．

乳化剤としてはホスファチジルコリン（レシチン），モノグリセリド，ジグリセリド，ショ糖脂肪酸エステル，ソルビタン脂肪酸エステル，胆汁酸やある種のタンパク質がある．またデンプン，寒天，ペクチン，デキストリン，アルギン酸，アラビアガムなどは乳化安定剤としての作用がある．

4）食用油脂の種類

食用とされる十分精製された動・植物油脂は用途により，① てんぷら・フライ用油，② サラダ油，③ 油漬油，④ 製菓用油，⑤ 食卓用脂，⑥ ショートニングオイル，⑦ 調理用油などに分類される．

てんぷら油は別名白絞（しらしめ）油ともよばれ，ごま油，大豆油，なたね油，綿実油などが用いられる．またフライ用油としては，ラードのような動物脂が用いられる．

サラダ油は生野菜料理に使う十分精製した食用油で，風味にくせがなく，色も淡色である．ウィンタリング処理した綿実油，大豆油，なたね油などが用いられる．油漬油は油漬缶詰に用いられる油で，サラダ油程度に精製した油を用いる．

食卓用脂にはバター，マーガリンなどがある．バターは牛乳から分離したクリームを攪拌し練圧したもので，食用や調理用に用いられる．マーガリンはバターの代用品として開発されたもので，動・植物油脂やその硬化油に食塩水，乳化剤を加え，乳化後，急冷混和したものである．食用，製菓用，調理用に用いられる．

ショートニングはラードの代用品として開発されたもので，精製した動物脂や食用硬化油を主原料とし，乳化剤などを加え，急冷，混和工程中にチッ素ガスまたは空気を圧入してから熟成させている．固体で可塑性のある油脂で，ビスケット，クッキーなどに，ショートニング性，クリーミング性，吸水性，安定性などを与える．

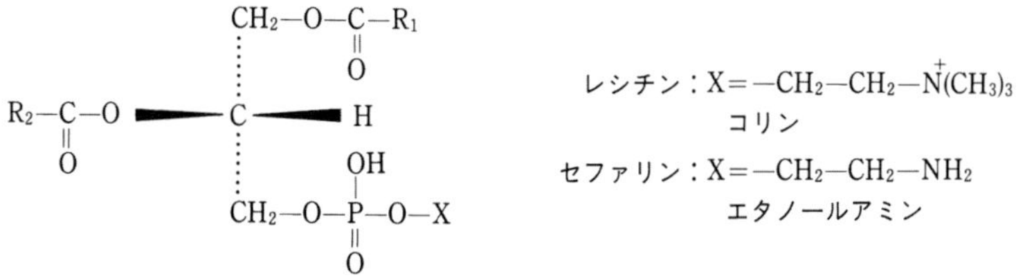

図3-31 ホスホグリセリド（リン脂質）の一般式

2 ▶ 複合脂質（compound lipid）

分子中にアルコールと脂肪酸以外に，リン酸，糖質，窒素化合物，イオウなどを含む脂質を複合脂質といい，含有する成分によりリン脂質（phospholipid），糖脂質（glycolipid），硫脂質（sulfolipid）などとよぶ．複合脂質は細胞膜，核膜，細胞内顆粒などの膜やリポタンパク質の構成成分で，その機能に関与している．また食品工業ではリン脂質が乳化剤や油脂の酸化防止剤として用いられている．

1）グリセロリン脂質（phosphoglyceride）

グリセリン1分子に脂肪酸2分子と，リン酸が結合したホスファチジン酸（phosphatidic acid）の誘導体である．リン脂質にはレシチン（lecithin）：ホスファチジルコリン（phosphatidyl choline）やセファリン（cephaline）：ホスファチジルエタノールアミン（phosphatidyl ethanolamine）などがある（**図3-31**）．

レシチンはホスファチジン酸のリン酸部位に，窒素塩基コリンがエステル結合したもので，大豆（全リン脂質中21%），卵黄（全リン脂質中69%）などに多く含まれている．レシチンは分子内に脂肪酸炭化水素鎖の疎水性部位と，リン酸やコリンの親水性部位を含むので，両親媒性であり，乳化剤として利用されている．

セファリンはホスファチジン酸のリン酸部位に，エタノールアミンまたはセリンがエステル結合したものである．肝臓，大豆，卵黄などに含まれる．

リン脂質では，グリセリンの2位の大部分は不飽和脂肪酸がエステル結合しており，不飽和度が高いため酸化を受けやすく，組織変敗の原因となる．

2）スフィンゴ脂質

炭素数18の高級アミノアルコール，スフィンゴシンに，脂肪酸，リン酸，窒素塩基，糖などが結合したものである．スフィンゴシンのアミノ基に脂肪酸が酸アミド結合したものをセラミド(ceramide)という．代表的なスフィンゴ脂質にスフィンゴミエリンがある．これはセラミドの1位の水酸基にホスホリルコリンがエステル結合したスフィンゴリン脂質で，脳や神経組織に含まれている（**図3-32**）．またセラミドの1位の水酸基に糖がグリコシド結合したものをスフィンゴ糖脂質といい，とくに単糖類が結合したものをセレブロシドという．

結合する単糖にはグルコース，ガラクトースが多く，他にキシロース，フコース，マンノース，グルクロン酸もみられる．ガラクトースが結合したガラクトセレブロシ

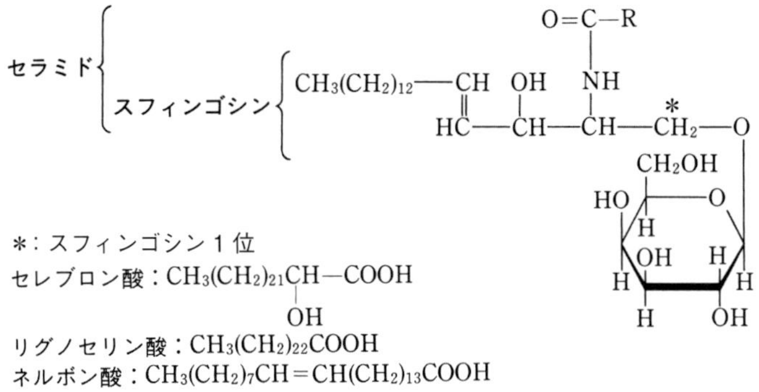

図3-32　セレブロシド

ドは動物の脳組織に含まれるミエリン鞘の主成分である．セラミド部の脂肪酸としてはC_{16}～C_{27}の長鎖脂肪酸が多く含まれている．

3 ▶ 脂質の酸化

古くなった油や，揚げ煎餅や魚の干物など，油脂や脂質を含む食品を空気中に長期間放置すると，脂質が酸化され，不快な臭いを発したり，色調の変化や風味の悪変など，品質が低下する．このような劣化を変敗という．またこの時，遊離の脂肪酸が増加することが多いので，酸敗ともいわれる．

変敗は多くの機構により進行するが，① ラジカル*連鎖反応（自動酸化），② 一重項酸素*p.146脚注参照による酸化（光増感酸化），③ リポキシゲナーゼによる酸化，④ 熱酸化重合などが主な原因である．

1）脂質の自動酸化（auto oxidation）

1　自動酸化の機構——油脂を空気と接触させておくと，油脂は次第に酸化され，不快な臭いや味を示すようになる．この変化は，何らかの原因で生じたラジカルが，空気中の酸素を取り込みながら，自己増殖的に次々に反応を繰り返し進行するので，ラジカル連鎖反応または，油脂の自動酸化といわれる．

この反応でまず生成するのは過酸化脂質（lipoperoxide）であるが，過酸化脂質はさらに分解や重合を起こし，不快臭の成分や重合物を生成し，脂質を変敗させる．

自動酸化の反応機構は，**図3-33**のようであり，ラジカル開始反応，連鎖反応，停止反応の3段階からなる．

ⓐ 誘導期：不飽和脂肪酸を含む油脂に光，とくに紫外線が照射されると，リノール酸のような1,4-ジエン構造をもつ脂肪酸では，二重結合間にはさまれたメチレン基の水素が引き抜かれて，脂質ラジカルR・が生成する．またオレイン酸では二重結合のとなりの炭素原子につく水素が離脱し，脂質ラジカルが生成する．また，油脂中に含

* フリーラジカルまたは遊離基という．共有結合は反対方向のスピンをもつ電子が対になって結合軌道に入ることにより形成されるが，単独で対になっていない電子をもつ基を遊離基という．不安定でエネルギーの高い状態にあり，結合対電子を形成しようとする反応性の高い基である．電気的には中性である．

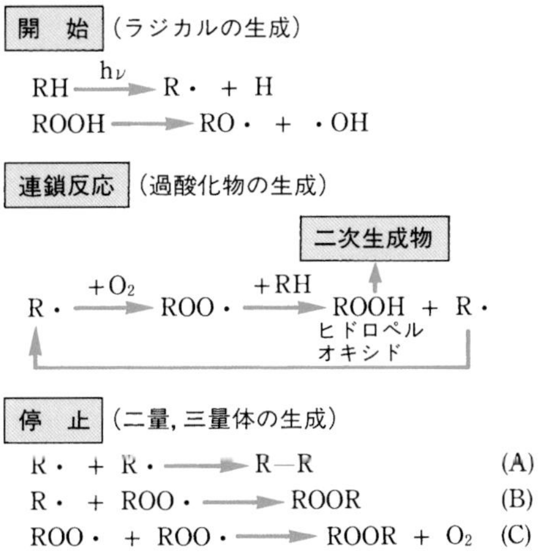

図3-33　自動酸化の連鎖反応

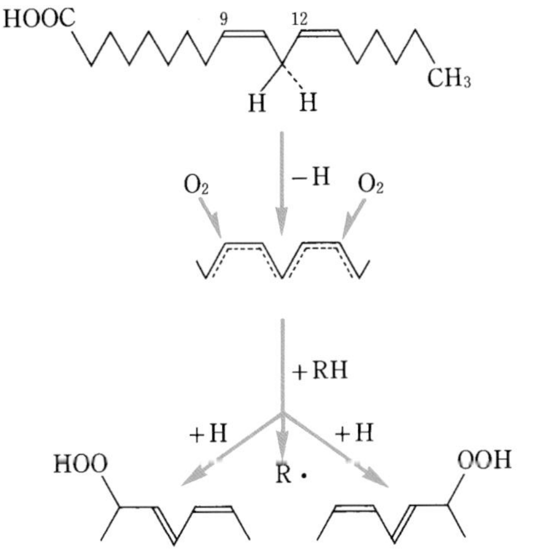

9-ヒドロペルオキシド　13-ヒドロペルオキシド

図3-34　リノール酸の自動酸化機構

表3-14　各種脂肪酸メチルの酸素吸収速度

脂肪酸メチル	酸素吸収速度比*
ステアリン酸メチル	1
オレイン酸メチル	11
リノール酸メチル	114
リノレン酸メチル	179

* ステアリン酸メチルを1とする.
100℃で測定

まれる微量のヒドロペルオキシドROOHが分解して，ラジカルを生成する場合もある．この場合，鉄，銅などの遷移金属が反応を促進する．

この時期は，酸素の吸収もほとんどなく，過酸化物も生成されず，誘導期とよばれている．

ⓑ 連鎖反応：脂質ラジカルR・が生成すると空気中の酸素と結合して，ペルオキシラジカル（ROO・）になり，さらに他の分子の水素を引き抜いてヒドロペルオキシド（ROOH）と，新しいラジカル（R・）を生成する．生じた新しいラジカル（R・）は同様にペルオキシラジカルとなり，反応が継続していく．また，生成したヒドロペルオキシドも分解してアルコキシラジカル（RO・）やヒドロキシラジカル（・OH）を生成するので，反応は急速に進行するようになる．この段階の反応を連鎖反応という．

リノール酸の自動酸化によるヒドロペルオキシドの生成機構を**図3-34**に示す．リノール酸のヒドロペルオキシドでは，2種の異性体が生じる．

ⓒ 停　止：ラジカル同士が結合した場合，反応は停止する．この際二量体や三量体などの重合体が生成し，分子が大きくなるので，油脂の粘度が増大する．

2　自動酸化を促進する因子

ⓐ 脂肪酸の種類：不飽和脂肪酸およびそのエステルは，飽和脂肪酸に比べ酸化を受けやすい．また二重結合の数が多くなるほど，酸化は促進される（**表3-14**）．

ⓑ 温　度：自動酸化の速度は温度が上昇するにつれて速くなる．ショートニングオイルの酸化試験では，110℃での酸化率は，97.8℃の約2.5倍で，この温度付近では9℃

上がるごとに，酸化速度は約2倍に上昇している．またオレイン酸メチルの場合は，60℃付近で著しく酸化され，酸化速度は11～12℃ごとに2倍に上昇している．

ⓒ 光：油脂の自動酸化は光線，とくに紫外線の照射により促進される．可視光線では波長の短い光ほど油脂の酸化を促進する．そこで油脂は缶または褐色ビンに入れて保存するか，暗所に貯蔵する必要がある．

ⓓ 金属イオンおよびヘム化合物：油脂のなかに微量に含まれる遷移金属イオンは，油脂の自動酸化を促進する．銅，マンガン，鉄，クロム，ニッケルなどの金属イオンはとくに酸化促進作用が強い．これは酸化により生成したヒドロペルオキシドが金属イオンと反応して，アルコキシラジカルやペルオキシラジカルを生成し，これが自動酸化の連鎖反応を起こすためと考えられている．

$$ROOH + M^{2+} \longrightarrow RO\cdot + OH^- + M^{3+}$$
$$(\text{または}\ RO^- + \cdot OH + M^{3+})$$
$$ROOH + M^{3+} \longrightarrow ROO\cdot + H^+ + M^{2+}$$

油脂にキレート剤を添加すれば，これらの金属と結合するので，金属を不活性化することができる．

食肉や魚肉にはヘモグロビンやミオグロビンが含まれるが，これらはいずれもポルフィリンと二価の鉄(Fe^{2+})の錯塩であるヘム色素を含んでいる．このFe^{2+}が酸化されて，Fe^{3+}になったヘマチン化合物は，ヒドロペルオキシドを分解して，フリーラジカルを生成する．このフリーラジカルが自動酸化を促進する．またヘマチン化合物は，直接不飽和脂肪酸を酸化するともいわれている．

加熱した赤身肉を冷蔵や冷凍した場合，生肉に比べ脂質の変敗が激しく起こるのは，組織に多い複合脂質が不飽和度が高いことと，ヘマチン鉄が原因であるとされる．この現象は組織変敗ともいわれる．また，魚肉では普通肉よりも血合い肉で脂質の酸化が著しい．

* 三重項酸素および活性酸素

①三重項酸素：酸素分子の外殻電子は8個（2つの酸素原子の2P軌道の電子）あるが，それらは2個ずつ対になってσ軌道と2個のπ軌道に入っているが，残りの2個はそれらよりもエネルギー順位の高い2つの反結合軌道πx^*とπy^*に入ることになる．この時，2つの電子のスピンが反対のものを一重項，平行のものを三重項酸素という．一重項，三重項とはそれぞれに相当する状態が1つおよび3つあることを意味している．大多数の物質では一重項の状態は三重項の状態よりもエネルギー的に低いが，酸素は例外的に三重項のものが低い基底状態となっている．普通に存在する酸素はほとんど三重項酸素であり，$^3O_2$と表記される．$^3O_2$は2個の不対電子を有するためビラジカルに似た性質を有しており，他のラジカルに対して高い反応性をもっている．

②活性酸素：活性酸素とは$^3O_2$に対して高いエネルギーをもった酸素という意味であるが，一重項酸素$^1O_2$やスーパーオキシドアニオン$O_2\cdot^-$だけでなく，過酸化水素H_2O_2，ヒドロキシラジカル・OH，ヒドロペルオキシドなどのラジカルや活性酸素種を総称している．

一重項酸素$^1O_2$とは，酸素分子の2個のπ^*軌道の電子のスピンが反対方向となっているもので，$^3O_2$が励起されて生じる反応性の高い状態の酸素である．2つのπ^*軌道の一方に対となって電子が存在するものと双方の軌道に存在するものとがあるが，通常問題とされるのは前者である．このものは，ラジカル的性質はほとんどないが，親電子的反応で二重結合に付加し，脂質の酸化に大きな影響を与える．

スーパーオキシドアニオン$O_2\cdot^-$は，$^3O_2$が1電子還元されたもので，やはり反応性は大きく，求核的なイオン反応を起こす．ヒドロキシラジカル・OHは過酸化水素から生じたもので，活性が極めて高く，脂質などに酸化的障害を与える．

2）光増感酸化

1 光増感剤——光のエネルギーを吸収して励起した原子や分子が，そのエネルギーを他の物質に与え化学反応を進行させることを，光増感反応という．また，この作用を行う光吸収性の物質を光増感剤，あるいは光増感物質という．

光増感剤が進行させる酸化反応を光増感酸化反応という．これには光増感剤が基質と反応して基質をラジカルとし，自動酸化と同じように酸化が進行するものと，基底状態の酸素（三重項酸素，${}^{3}O_2$）にエネルギーを与え，活性の高い一重項酸素，${}^{1}O_2$とし，その一重項酸素により引き起こされる酸化反応がある．

食品中の光増感剤にはリボフラビン，クロロフィル，フェオフォーバイド，種々の色素などがある．

2 一重項酸素による脂質の酸化——油脂中に光増感物質が含まれていると，光の照射により，光増感物質が励起される．励起された光増感物質は，反応性の高い一重項酸素を生じる．この一重項酸素は不飽和脂肪酸の二重結合に付加し，ヒドロペルオキシドを生成する．一重項酸素による酸化反応の速度は自動酸化の1,500～3,000倍であるとされる．

$${}^{1}\mathrm{Sens} \longrightarrow {}^{1}\mathrm{Sens}* \longrightarrow {}^{3}\mathrm{Sens}*$$

$${}^{3}\mathrm{Sens}* + {}^{3}\mathrm{O_2} \longrightarrow {}^{1}\mathrm{Sens} + {}^{1}\mathrm{O_2}$$

$$\mathrm{RH} + {}^{1}\mathrm{O_2} \longrightarrow \mathrm{ROOH}$$

この反応により生成するヒドロペルオキシドは，ラジカル連鎖反応により生成するものとは異なる異性体となる（**表3-15**）．

3）酵素による酸化

大豆，えんどうなどの豆類や，小麦，大麦などの穀類に含まれるリポキシゲナーゼは，リノール酸，リノレン酸，アラキドン酸のような不飽和脂肪酸やカロテンなどを酸化し，ヒドロペルオキシドを生成する．リポキシゲナーゼは，リノール酸などに含まれる二重結合にはさまれたメチレン基（*cis*型の$-CH=CH-CH_2-CH=CH-$，*cis*，*cis*-1, 4-ペンタジエン構造）に作用し，メチレン基の水素をひとつ引き抜き，ラジカルを生成する．このラジカルから自動酸化と同じようにヒドロペルオキシドが生じる．自動酸化で生じたヒドロペルオキシドはラセミ体であるが，リポキシゲナーゼでは光学活性体である．

表3-15　不飽和脂肪酸の自動酸化と光増感酸化（クロロフィル）におけるヒドロペルオキシド異性体の割合

		組成比（%）								
		8-OOH	9-OOH	10-OOH	11-OOH	12-OOH	13-OOH	14-OOH	15-OOH	16-OOH
自動酸化	18：1	23.9	24.7	23.6	27.8	—	—	—	—	—
	18：2	—	47.4	—	—	—	52.6	—	—	—
	18：3	—	31.1	—	—	11.2	14.6	—	—	43.1
光増感酸化	18：1	—	49.1	50.8	—	—	—	—	—	—
	18：2	—	30.2	19.7	—	19.8	30.1	—	—	—
	18：3	—	21.6	14.3	—	15.3	15.7	—	12.0	21.1

大豆リポキシゲナーゼはリノール酸を基質として，13-ヒドロペルオキシドを生成する．大豆から豆乳を製造する際には，大豆を一晩水につけてからすりつぶすが，この時に大豆中の油脂がリポキシゲナーゼにより酸化されてヒドロペルオキシドを生じ，さらにこれが分解されて豆乳臭の原因となる．そこで豆乳の製造では磨砕前に大豆を加熱して，この酵素を失活させる必要がある．

リポキシゲナーゼは，茶葉，野菜，果実などの植物性食品では青草臭の成因となっている．また，動物組織ではアラキドン酸やイコサペンタエン酸からの，プロスタグランジンやロイコトリエンのようなイコサノイドとよばれる生理活性物質の合成に関係している．

4）ヒドロペルオキシドの分解

自動酸化，光増感酸化，リポキシゲナーゼによる酸化などで生じたヒドロペルオキシドは，かなり不安定な物質であるが油脂中や食品中に蓄積される．油脂変敗の指標とされる過酸化物価はこの量を測定したものである．しかし，加熱すると速やかに分解するため，長時間加熱した揚げ物油には残存はみられない．また，ヒドロペルオキシドは常温でも光や遷移金属イオンなどの触媒により，分解が促進され種々の分解物や重合物を生じる．

ヒドロペルオキシドは分解して，アルコキシラジカルを生じ，これがさらに分解や酸化を受け，アルデヒドやケトン，カルボン酸，エポキシド，炭化水素などを生じる．また，アルコキシラジカルが他のラジカルと反応すると，二量体や三量体などの重合物を形成する．分解により生成する物質をまとめると**図3-35**のようになる．

ヒドロペルオキシドの分解物のうち，カルボニル化合物や炭化水素は，不快臭の原因となる．大豆油を室温で放置すると，数日でいやな臭いを発することがあるが，こ

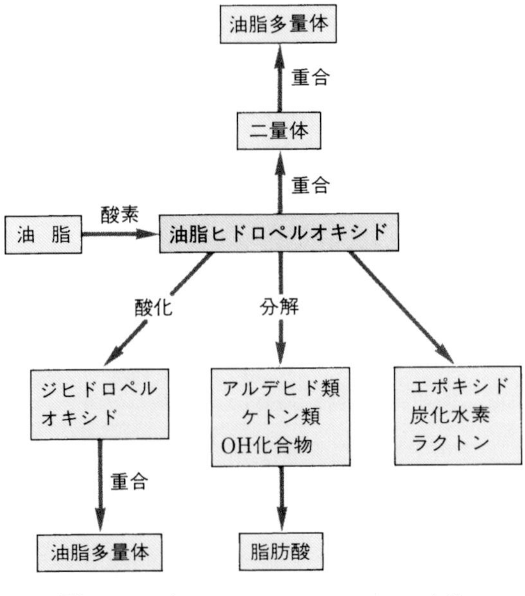

図3-35　油脂ヒドロペルオキシドの変化

れを戻り臭（revertion flavor）とよぶ．これは自動酸化の初期に，大豆油に多いリノレン酸が酸化されて生じた2-ペンチルフラン，2,4-ヘプタジエナール，3-ヘキセナールなどが原因物質であるといわれている．カルボニル化合物は油脂の渋味にも関係し，また－OH基，－OOH基をもつ遊離の不飽和脂肪酸は，苦味に関係しているといわれている．たとえば，身欠きにしんに含まれるヒドロキシ酸は，苦味やえぐ味を呈する．

5）加熱による油脂の変化

油脂を高温で長時間加熱した場合，酸化，重合，加水分解などの反応が起こる．綿実油を170～180℃に加熱し，じゃがいもをフライにした場合の油脂の特数や変数の変化を**表3-16**に示す．過酸化物価は大きな変化はみられないが，酸価，カルボニル価は経時的に増加し，ヨウ素価は減少している．また油脂の粘度，比重，屈折率，泡立ちなども増加していく．一方，油脂の発煙点や色調は低下する．

長時間使用した油脂は小さな泡がたくさん生じ，揚げ物の油ぎれも悪くなる．このような状態の油脂を油が疲れたという．油の疲れは油が酸化重合し，界面張力が低下して生じたものである．

1　熱酸化重合——油脂を高温で空気と接触させると，激しい酸化反応が起こる．この反応を熱酸化（thermal oxidation）といい，重合と分解を伴う．油脂が酸化されて生じるヒドロペルオキシドは高温ですぐにアルデヒド，ケトンなどの低分子カルボニル化合物やラジカルに分解されるが，ラジカル同士は結合して二量体，三量体等の重合体を形成する．

オレイン酸メチルを65℃の自動酸化が進行する条件で酸化した場合，生成した重合体は，**図3-36a**のようなエーテル結合をもった二量体が多い．また，これらは金属触媒があると酸化の初期に生成される．しかし，210℃で酸化した場合，生成する重合体は**図3-36b, c**のような構造で，自動酸化時のような酸素橋の生成は減少し，炭素-炭素（C-C）結合が多くなる．また重合によって二重結合が減少する．

油脂を高温酸化して生成した重合体中の二重結合や水酸基，カルボニル基などの数は，反応温度，水分，触媒の有無，空気や酸素との接触状態の微妙な差により，かなり変動する．

表3-16　フライ油の変化

時　間	酸　価	ヨウ素価	過酸化物価	カルボニル量（ミリモル/10g）
0（原料油）	0.07	101.7	13.2	0.101
5	0.05	97.1	21.2	0.837
10	0.83	90.6	22.9	3.074

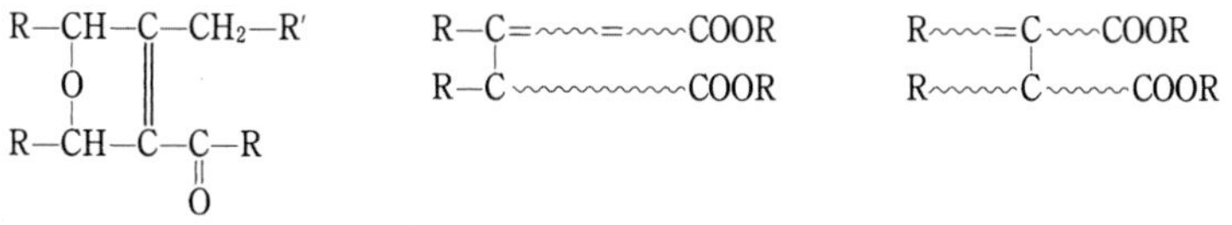

a.　　b.　　c.

図3-36　オレイン酸の熱酸化重合物

高温下で油脂と水が反応すると，非酵素的に加水分解が起こり，グリセリンと脂肪酸が生じる．揚げ物の時には，油脂は種物から出る水分や水蒸気と接触して，加水分解を起こし，遊離脂肪酸が増加する．酸価の増加の原因である．

2 熱重合および熱分解——油脂を空気の存在しない状態で高温に加熱すると，重合および分解を起こす．この反応を熱重合（thermal polymerization）および熱分解（thermal decomposition）という．熱重合は200℃以下では起こりにくい．

高度不飽和脂肪酸などを多く含む魚油などでは，熱重合により，6員環構造をもつダイマーやトリマーを生じる．

6）脂質酸化の防止

1 脂質酸化防止——油脂の酸化を抑制するためには，油脂の酸化を促進する因子を除去することが必要である．そのため油脂を光を遮断するような容器に入れ，容器内の酸素分圧を下げ，低温で保存する方法がとられている．また，キレート剤により触媒となる遷移金属イオンを封鎖したり，種々の抗酸化剤が使用される．

容器内の酸素分圧を低下させるために，真空包装や窒素ガスを充填する方法がなされているが，近年，脱酸素剤の利用が多い．これには鉄粉を利用したもの，アスコルビン酸を利用したもの，亜ジチオン酸塩や糖質を利用したものなどがある．鉄粉を用いたものは，小型で安価なので，油脂を含む食品の保存に広く用いられている．この酸素吸収反応は次のようである．

$$Fe \longrightarrow Fe^{2+} + 2e^-$$

$$1/2\ O_2 + H_2O + 2\,e^- \longrightarrow 2(OH)^-$$

$$Fe^{2+} + 2(OH)^- \longrightarrow Fe(OH)_2$$

$$Fe(OH)_2 + 1/4\ O_2 + 1/2\ H_2O \longrightarrow Fe(OH)_3$$

2 抗酸化剤——化学的に油脂の酸化を抑制するためには，抗酸化剤（antioxidant）を用いる．抗酸化剤には，次のようなものがある．

① ラジカル補足剤（radical scavenger）として機能するもの
② 活性酸素除去剤（一重項酸素 ${}^1O_2$ クエンチャー quencher）として機能するもの
③ 過酸化物分解剤として機能するもの
④ 酵素阻害剤として機能するもの

ラジカル補足剤はアルコキシラジカルやペルオキシラジカルに水素や電子を与えて安定な物質にするもので，フェノール性抗酸化剤などがある．

活性酸素除去剤は一重項酸素 ${}^1O_2$ のエネルギーを消去して安定な ${}^3O_2$ にするもので，β-カロテン，トコフェロール，アミン類，金属キレートなどがある．

合成の抗酸化剤としてはブチルヒドロキシアニソール（BHA），ジブチルヒドロキシトルエン（BHT），没食子酸プロピルなどが用いられている（**図3-37**）．これらはいずれもフェノール性水酸基をもつ化合物であり，天然物中のポリフェノール類と同様に抗酸化性を示す．BHA，BHTは熱安定性が高く，優れた抗酸化剤であるが，発がん性

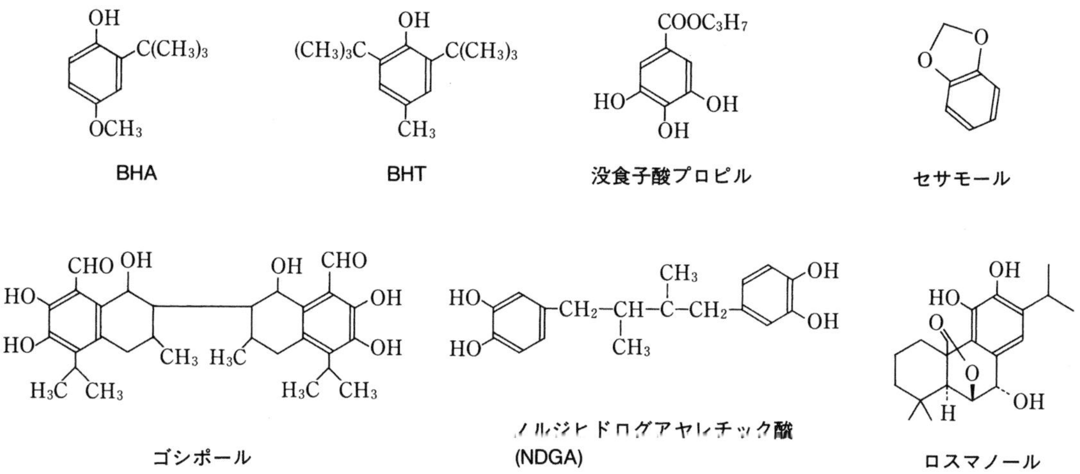

図3-37　種々の抗酸化物質

などの疑いが指摘されている．そのため，より有効で安全な抗酸化剤の開発が望まれている．

天然の抗酸化剤の代表物質はトコフェロール（ビタミンE）である．トコフェロールにはα，β，γ，δの異性体があるが，抗酸化力は$\delta > \gamma > \beta > \alpha$の順に強く，ビタミンE活性とは逆になっている．小麦胚芽油などに多く含まれている．

ごま種子中にはセサモリンが含まれるが，焙煎時の加熱でセサモールに分解する．セサモールは耐熱性の抗酸化物質で，同一濃度でα-トコフェノールの約4倍の誘導期延長効果を示す．このほか綿実中にゴシポール，大豆中にイソフラボノイドのダイジンや没食子酸などが含まれる．また茶葉中のカテキン類や，コーヒー中のクロロゲン酸なども抗酸化作用を示す．

香辛料のクローブやナツメグの精油にはオイゲノールが含まれ，タイムの精油にはチモール，ローズマリーにはロスマノールが含まれる．これらはフェノール系水酸基をもつ物質で，抗酸化性を示すが，抗酸化力はそれほど強くない．またユソウ木樹脂のグアヤク脂とクレオソートブュシュのノルジヒドログアヤレチック酸（NDGA）が抗酸化剤として，油脂やバターへの添加が認められている．

クエン酸，リン酸，アスコルビン酸，酒石酸などは，抗酸化剤と併用すると，その抗酸化力を著しく高める．このような物質をシネルギスト（synergist；相乗剤あるいは共力剤）という．シネルギスト自身は抗酸化力をもたないか，あっても弱い．シネルギストは過酸化物ラジカルと抗酸化剤が反応して生じた抗酸化剤ラジカルに水素を与え，抗酸化剤を元に戻すと考えられている．

アスコルビン酸はそれ自身のみでは強い酸化促進効果（プロオキシダント）を有しているが，トコフェロールとともに用いると，トコフェロールラジカルを元に戻し，抗酸化力を強める働きがある．なお，アスコルビン酸の酸化促進作用は三価鉄を二価鉄に還元するためと考えられている．

ROO・＋AH（抗酸化剤）$\longrightarrow$ ROOH＋A・

A・＋SH（シネルギスト）$\longrightarrow$ AH＋S・

またシネルギストには，クエン酸やリン酸，フィチン酸，アミノ酸，リン脂質のように，金属イオンと結合して触媒機能を不活性化させるキレート剤として働くものもある．

4 過酸化脂質と栄養

1）過酸化脂質の毒性

油脂が酸化されて，過酸化物価が100以上になると，栄養価が低下し，ネズミの成長が悪くなる．また過酸化物価が500以上の油脂ではネズミの成長が停止したりする．これは酸化された油脂に含まれるヒドロペルオキシドやその分解物による影響である．

各化合物のLD_{50}（50％致死量）を比較すると，炭素数5～9の不飽和アルデヒドにヒドロペルオキシドが結合したヒドロペルオキシアルケナールのLD_{50}は，ヒドロペルオキシドの80倍以上で，非常に毒性が強く，小腸，肝臓，腎臓など各臓器の壊死，脂肪沈着，血管の拡張，充血を起こす．

即席麺が出始めたころ（1963年）に，長期間保存した即席麺による食中毒が発生したが，これは油脂が酸化して生じたヒドロペルオキシドやその分解物による食中毒例である．

熱酸化重合による二量体，三量体等の重合体はネズミの成長を阻害するが，熱重合により生成する環状単量体は，さらに毒性が強いことが知られている．

過酸化脂質は，アミノ酸，タンパク質，ビタミンなどと反応して，食品の嗜好性や栄養価を低下させる．タンパク質に脂質ペルオキシドが接触すると，ペルオキシドは分解してタンパク質はラジカルとなる．ラジカルとなったタンパク質は重合して，不溶性となり，その結果，酵素活性が失活したり，消化性が低下したりする．また，ほとんどのビタミンや色素などは，不飽和結合などの化学的に不安定な要素をもつ化合物であり，ラジカルにより障害を受けて，活性を失ったり退色したりする．

2）過酸化脂質と生体

近年，過酸化脂質ががんや多くの疾病と関連があることが明らかにされつつある．

酸素は化学的に非常に活発な分子であり，基底状態の $^3O_2$ が強い酸化作用を有するばかりでなく，$^1O_2$ やスーパーオキシドアニオンなどの活性酸素と総称される物質群はそれ以上の強力な作用を有している．脂質ペルオキシドも活性酸素の一員である．ヒトを含む生命の歴史は，このような酸素毒に対する防御の歴史でもある．

生体は活性酸素に対して酵素系や抗酸化剤などの多くの防御機構を有しているが，それらのバランスが崩れた時，発がんなどの危険にさらされる．

過酸化脂質あるいは活性酸素は生体を構成するタンパク質や脂質に傷害を与え，細胞の機能低下や動脈硬化などを起こし，種々の疾患を誘発すると考えられている．さらには，遺伝情報を司るDNAに損傷を与え，発がんの原因ともなっている．また，最近の研究では，過酸化脂質が老化の進行と関係があることが指摘されており，大きな注目を集めている．

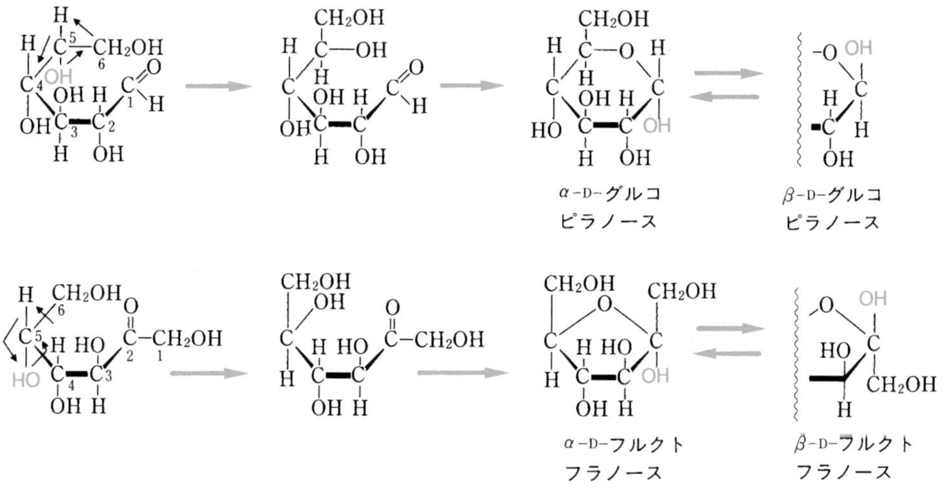

図3-38　単糖類の環式構造

5 炭水化物

1 ▶ 糖質の化学

1）単糖類の光学活性

単糖類は不斉炭素原子をもつので，光学活性物質であり，偏光面を回転させる性質を有する．このような性質を旋光性とよび，偏光面を時計方向に回転させるものを右旋性，反時計方向に回転させるものを左旋性という．右旋性は（+），左旋性を（−）で表す．また偏光面の回転角度を旋光度とよび，溶質1g/dlを含む溶液が10cmの液層の長さで示す旋光度を比旋光度という．比旋光度は〔α〕$^{温度}_{偏光の波長}$ = ± α°として表示する．D-グルコース水溶液の比旋光度は〔α〕$^{20}_{D^*}$ = +52.5°である．

2）単糖類の環状構造

4炭糖以上の単糖は，カルボニル基と水酸基が分子内で反応して，環状ヘミアセタールを形成し，5員環（フラノース構造）または6員環（ピラノース構造）の環状構造をとる．また，この時，鎖状構造でカルボニル基であった炭素に，新たに水酸基ができ，この炭素原子が不斉炭素原子に変わるため，環状構造にはαとβの2つの異性体（アノマー）が存在する．この水酸基はアノマー水酸基とよばれるが，他の水酸基に比べて反応性に富み，単糖や水酸基をもつ物質と結合してグリコシドを形成するので，グリコシド性水酸基ともよばれる．アノマー水酸基が鎖状構造でのD, Lを決定する水酸基と同方向のものがα型，反対方向のものがβ型である（**図3-38**）．

ブドウ糖水溶液の比旋光度は，最初〔α〕$^{20}_{D}$ = +109.6°を示すが，時間がたつと+52.5°まで減少する．この現象を変旋光という．これはブドウ糖の結晶がα-D-グルコース〔α〕$^{20}_{D}$ = +111.2°であり，最初はこれが多く存在し，時間の経過とともにβ-グルコース〔α〕$^{20}_{D}$ = +18.5°に変わり，最終的にαとβの割合が38：62の混合物になるためである．

* D線，Na原子の発光スペクトル（Naランプの光）波長589.592nmと589.995nmの黄色の光．旋光度測定によく用いられる．

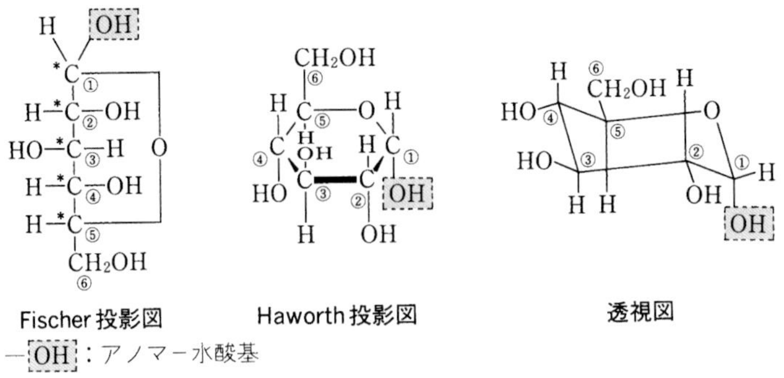

図3-39　α-D-グルコースの構造

単糖類の誘導体ではアミノ糖やウロン酸も環状構造を呈する．

糖の環状構造は，前節で示したFischer投影法でも表されるが，Haworth投影法や透視図で示されることが多い（**図3-39**）．Haworth投影法では環を平面として表し，手前の結合を太線で描画する．また，炭素原子に結合する置換基は環の上下に描く．図のように環内の酸素原子を右奥にした場合には，Fischer投影法で右側の基は環の下になる（**表3-17**）．

3）単糖類の反応性

1　還元性——単糖類はアルドース，ケトースともアルカリ性で還元性を示すので還元糖といわれる．単糖類をフェーリング溶液に加えて煮沸すると，銅イオン，Cu^{2+}が還元されて，酸化第一銅Cu_2Oの赤褐色沈殿が生じる．また，単糖類はアンモニア性硝酸銀溶液中の銀イオンを還元して，遊離の銀を生じる，これを銀鏡反応という．これらの反応は還元糖の定性または定量に用いられる．

2　グリコシドの生成——糖のアノマー水酸基は反応性に富み，他の水酸基と脱水縮合してグリコシド（glycoside）を生成する．この結合をグリコシド結合といい，α型のアノマー水酸基が結合したものをα-グリコシド，β型のものをβ-グリコシドという．また，グリコシドの糖部分がグルコースならばグルコシド，ガラクトースならばガラクトシドなどという．

一般に糖以外のもの（アルコール，フェノール，カルボン酸など）とのグリコシドを配糖体といい，結合非糖成分をアグリコン（aglycon）という．配糖体は植物界に広く分布し，その大部分はβ-グリコシドである．

3　酸　化——アルドースのアルデヒド基を臭素水，希硝酸などでおだやかに酸化すると，アルドン酸（aldonic acid）が生成する．グルコースから得られるグルコン酸は酸味料として酒，食酢，清涼飲料水に用いられている．またアルドン酸を減圧下で加熱すると，分子内で脱水して，環状のγ-ラクトン，δ-ラクトンが生成する．

D-δ-グルコノラクトンは豆腐の凝固剤として用いられているが，これは加熱によりグルコン酸に分解し，大豆タンパク質を酸凝固するためである．

4　還　元——アルドースやケトースのカルボニル基を水素や水素化ホウ酸ナトリウムで還元すると，糖アルコールが得られる．D-キシロースからキシリトール（キシリ

表3-17a　主な単糖の環状構造と主な誘導体の構造

名　称	構　造　式	備　考
D-**キシロース** xylose	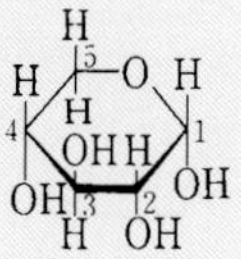	キシランとして，わら，籾殻，木材に含まれる 4位のCとHとOHが逆のものがアラビノース
D-**リボース** ribose	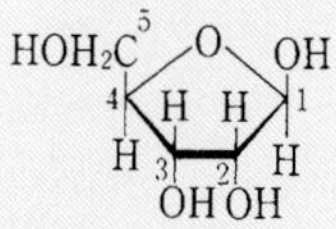	分布量は少ないが，核酸（RNA），種々の酵素など生物的に重要な物質の成分 2位のCとOH基がHになったものがデオキシリボース（核酸：DNAの成分）
D-**グルコース** glucose	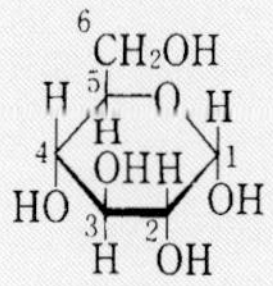	果物，とくにぶどう中に20%血中に0.1%存在する．主な少糖類や，セルロース，デンプン，グリコーゲンの成分で最も重要な単糖類，セルロース，デンプンを分解して作る．甘味剤として利用する。別名ブドウ糖. 2位のHとOHが逆のものがマンノース（コンニャクマンナンの成分）
D-**ガラクトース** galactose	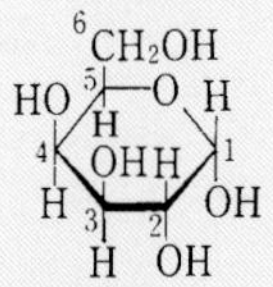	グルコースと結合して，乳糖中に存在する．また海藻中のガラクタンの成分
D-**フルクトース** fructose	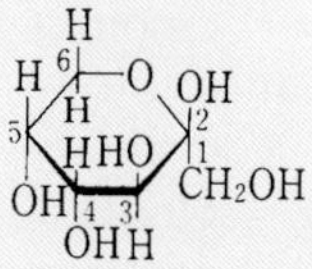 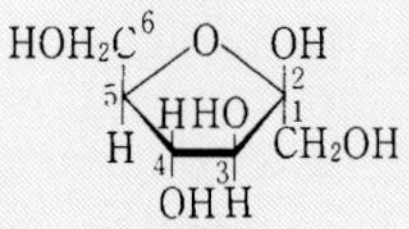	別名果糖　水溶液（20℃）中ではβ-ピラノース型（68%），α-ピラノース型（2%），β-フラノース型（22%），α-フラノース型（6%）．水温が上がるとβ-ピラノース型が減り，β-フラノース型が増える．結合する時はフラノース型となる 果実，ハチミツなどに含まれる．グルコースと結合してショ糖を作る．ケトースの代表的な糖である
デオキシ糖 L-**ラムノース** rhamnose	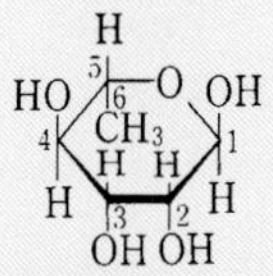	デオキシヘキソース（メチルペントース），フラボノイド配糖体クェルセチンに存在，6-デオキシ-L-マンノース 2, 4, のOHが逆になったものがL-フコースfucose（6-デオキシ-L-ガラクトース）海藻多糖類の成分
アミノ糖 D-**グルコサミン** glucosamine D-**ガラクトサミン** galactosamine	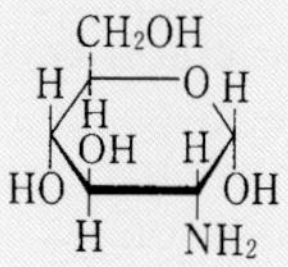 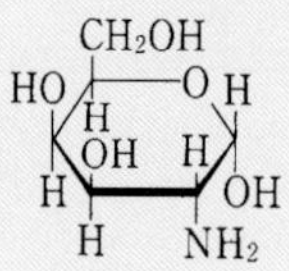 D-**グルコサミン**　D-**ガラクトサミン**	N-アセチルの形で，かに，えびのキチンの成分，その他ヒアルロン酸やヘパリンなどの多糖類中にもみられる コンドロイチン硫酸の成分

ット），D-グルコースからソルビトール（ソルビット），D-マンノースからマンニトール（マンニット）が生成される．また，麦芽糖が還元されたものがマルチトールである．

ソルビトールはりんご，ももなどの果汁や干し柿表面の白粉に含まれている．また，マンニトールは海藻に多く，乾燥コンブ表面の白粉の成分である．

糖アルコール類は低う蝕性や低カロリーの甘味料として用いられている．

表3-17b　主な単糖の環状構造と主な誘導体の構造

名　称	構　造　式	備　考
ウロン酸		
D-グルクロン酸 glucuronicacid	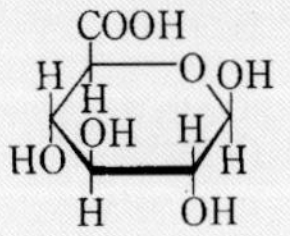 D-グルクロン酸	複合多糖類の成分
D-マンヌロン酸 mannouronic acid	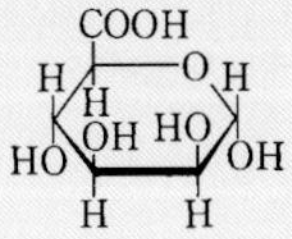 D-マンヌロン酸	褐藻類の多糖類，アルギン酸の成分
D-ガラクツロン酸 galactouronic acid	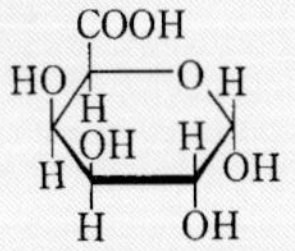 D-ガラクツロン酸	ペクチン酸の成分
アルドン酸		酸味料，豆腐の凝固剤
グルコン酸 gluconicacid	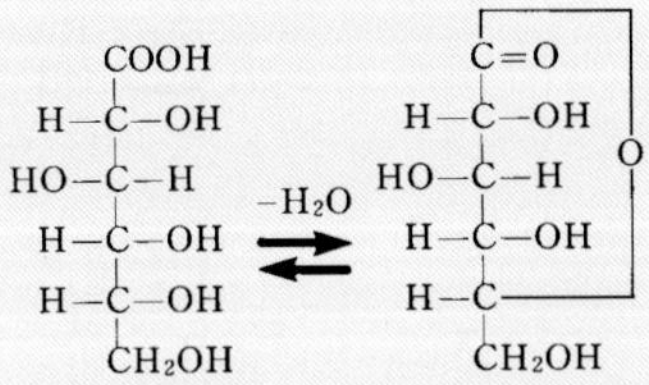 D-グルコン酸　D-δ-グルコノラクトン	
糖アルコール		
エリスリトール erythritol	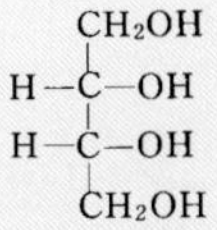	きのこ，ワイン，しょうゆなどに含まれる．低カロリー甘味料
キシリトール xylitol	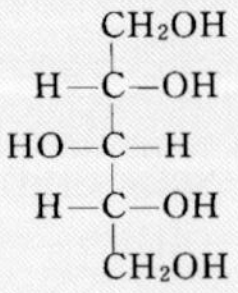	キシロースを還元，低う蝕性甘味料
D-ソルビトール sorbitol	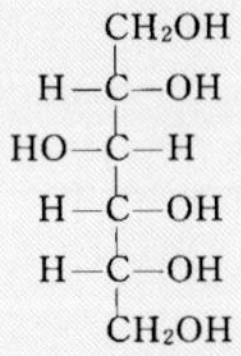	干し柿，果汁に存在，ブドウ糖を還元，低う蝕性甘味料
マンニトール mannitol	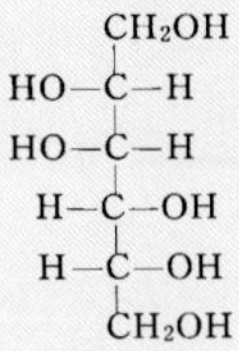	こんぶに存在，マンノースを還元
マルチトール maltitol	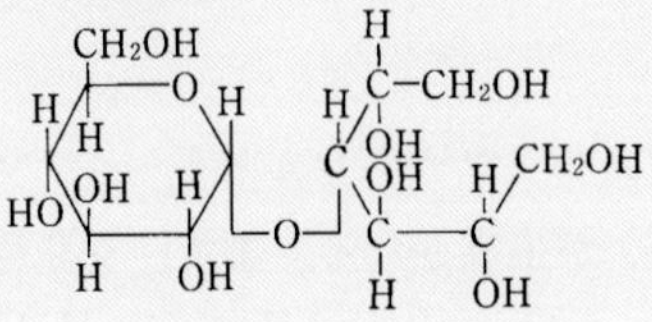	麦芽糖を還元，低カロリー甘味料

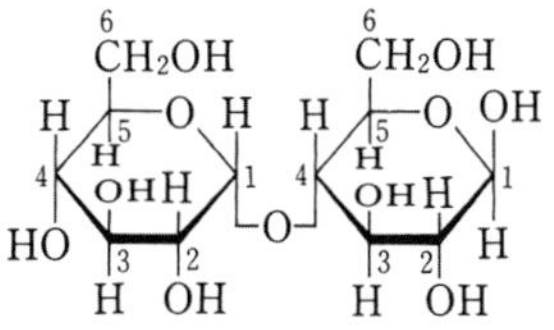

(*O*-α-D-glucopyranosyl-(1→4)-
β-D-glucopyranose)

麦芽糖(マルトース)

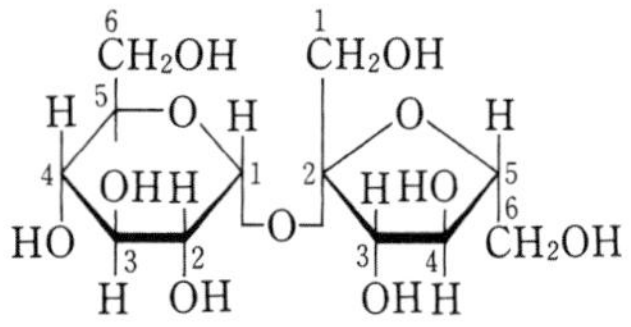

O-α-D-glucopyranosyl-(1→2)-
β-D-fructofuranoside

ショ糖

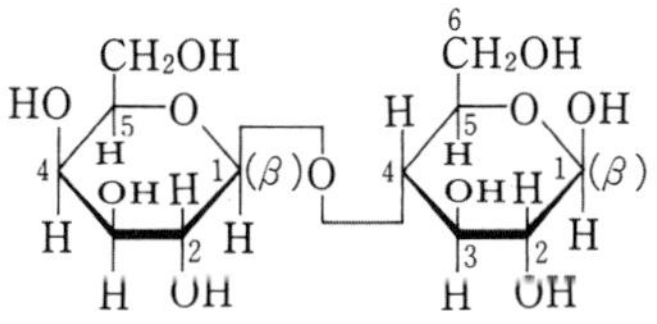

O-β-D-galactopyranosyl-(1→4)-
β-D-glucopyranose

乳　糖

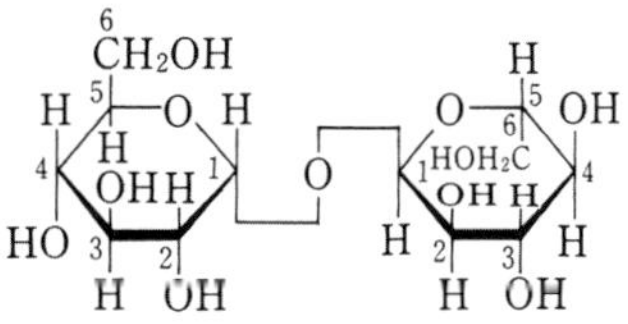

O-α-D-glucopyranosyl-(1→1)-
α-D-glucopyranoside

トレハロース

図3-40　少糖類

2 ▶ 少糖類 (oligosaccharide)

1) 二糖類 (disaccharide)

麦芽糖はα-D-グルコースのアノマー水酸基（1位）ともう一方のD-グルコースの4位の水酸基がグリコシド結合（α-1,4-グリコシド結合）したものであり，乳糖はβ-D-ガラクトースのアノマー水酸基とD-グルコースの4位の水酸基が結合している（**図3-40**）．これらは一方のアノマー水酸基が結合に参加していないため，還元糖である．これに対し，ショ糖は，α-D-グルコースとβ-D-フルクトース（フラノース型）のアノマー性水酸基同士の結合であり，還元性を示さない．また，酵母やきのこ類に多いトレハロースもD-グルコース2分子がα-1,1-グリコシド結合したもので，非還元糖である．

ショ糖を希酸やインベルターゼで加水分解すると，D-グルコースとD-フルクトースを1：1で生じるが，この時，旋光度が右旋性〔α〕$^{20}_{\mathrm{D}}$ = +66.4°から左旋性〔α〕$^{20}_{\mathrm{D}}$ = −20°に逆転する．このように旋光性が左右逆転することを転化（inversion）というため，生じた糖を転化糖（invert sugar）という．転化糖はショ糖に比べ甘味が強く（約1.2倍の甘さ），溶解性が高く，結晶化しにくいので，製菓や飲料に用いられている．

2) その他の少糖類

大豆などに含まれるラフィノース（raffinose）は，ショ糖のグルコース残基の6位水酸基にα-D-ガラクトースがグリコシド結合した糖で，非還元糖である．四糖類のスタキオース（stachyose）は，ラフィノースのガラクトース残基の6位水酸基に，α-D-ガラクトースがグリコシド結合した非還元性の糖である（**図3-41**）．

これらのオリゴ糖類は消化吸収されないが，腸内においてビフィズス菌を増殖する作用があり，ビフィズス因子とよばれる．ビフィズス因子は整腸作用や，大腸がんや

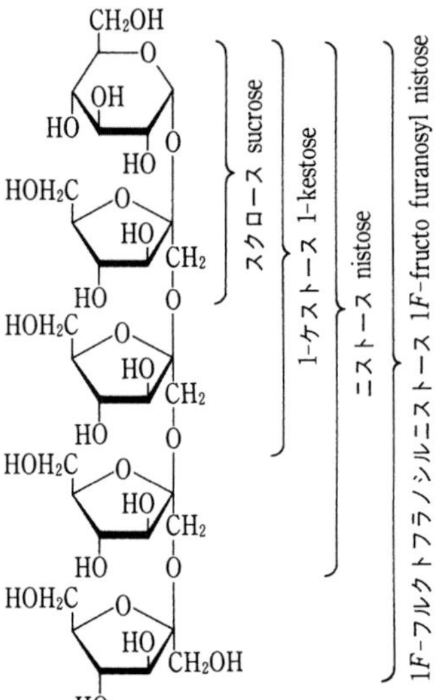

フラクトオリゴ糖

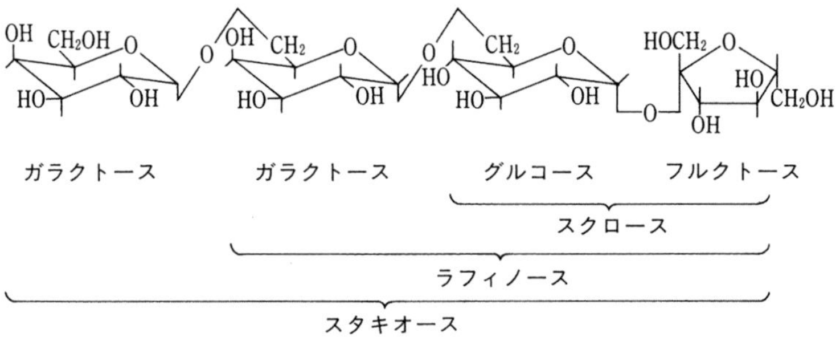

図3-41　ラフィノースとスタキオース

成人病の予防に効果が見いだされている．このため，ビフィズス因子をもつオリゴ糖の検索がなされ，先の大豆オリゴ糖や，酵素合成されたフラクトオリゴ糖などが特定保健用食品に認定されている．

母乳中にも大量のビフィズス因子が存在している．これらはガラクトース，グルコース，*N*-アセチルグルコサミン，フコースなどからなる少糖類で，多数の成分が存在しており，現在までに50種以上が同定されている．また，牛乳中にもビフィズス因子は存在するが，母乳よりもかなり少ない．

ショ糖のグルコース側にα-1,4結合でグルコースが1から3個連結したものであるカップリングシュガーやD-グルコースとフルクトースがα-1,6結合したパラチノースなどは，虫歯になりにくい甘味料として用いられる．

シクロデキストリンはデンプンに，バチルス・マセランス（*bacillus macerans*）などの微生物が分泌するシクロロデキストリン合成酵素（シクロデキストリングルカノトランスフェラーゼ（cyclodextrin glucanotransferase））を作用させて得られる，D-グルコースが6～12個α-1,4結合で環状に結合した非還元性多糖類である．

グルコース6分子の環をα-シクロデキストリン，グルコース7分子の環をβ-シクロデキストリン，グルコース8分子の環をγ-シクロデキストリンという．

シクロデキストリンのドーナッツ状の分子の外側周縁部には水酸基が並び親水性を示し，一方，空洞内側は疎水性を示す．このため空洞内に親油性の物質を取り込んで，包摂化合物を形成することができる．この性質を利用して，香料，香辛料などの揮発性物質の保持，不安定な物質の安定化，不快臭のマスキングなどに利用されている．

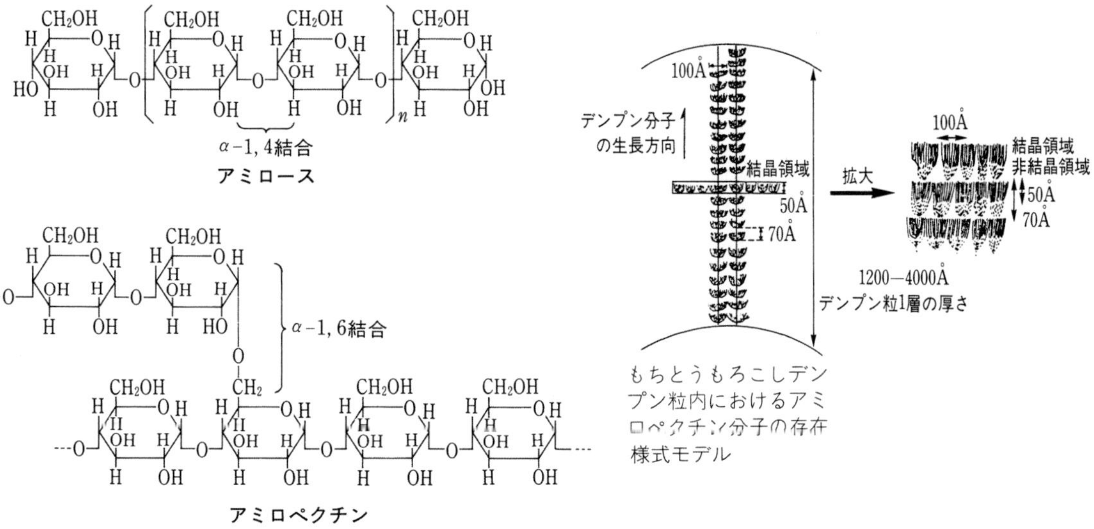

図3-42 アミロースとアミロペクチン

■貝沼圭二：第19回澱粉研究懇談会資料集，1979.

3 ▶ 多糖類 (polysaccharide)

1）ホモグリカン（homoglycan）

1 デンプン (starch)

ⓐ デンプンの構造：デンプンにはアミロースとアミロペクチンの2つの成分がある．アミロースは200～20,000個のD-グルコースが α -1,4結合で直鎖状に結合したもので，約6分子で一巻きするらせん状の構造になっている．このらせんの内部はシクロデキストリンと同じように疎水性であり，脂質などの疎水性物質を包摂する機能がある．

アミロペクチンは多くのアミロース単位が α -1,6結合で枝分かれした構造であり，10万から100万個ものグルコースからなっている巨大分子である．アミロペクチン分子は18～25個のグルコースよりなるアミロース単位が房状に多数分岐した構造をしていると推定されている（**図3-42**）．

デンプン粒はアミロースとアミロペクチンを主成分とし，水素結合で規則的に集合した結晶性の部分（ミセル）と非結晶性の領域が密に組み合わさって形成されている．結晶化度は20～40％である(**表3-18**)．このミセル部分にはアミロペクチンの房状の外部鎖が2本絡み合い，二重らせんを形成し，配列されていると考えられている．また，非晶質の部分はアミロースやアミロペクチンの分岐部が少量の水和水を含んで，互いに水素結合で結びついていると考えられている．

デンプン粒は微量成分として脂質を含んでいるが，その一部はアミロースと複合体を形成しており，デンプンの糊化や老化に大きな影響を及ぼしている．

生のデンプンを β -デンプンといい，水に溶けず，消化酵素などによる分解を受けにくい．

ⓑ デンプンの糊化：生デンプンに水を加えて加熱すると，水分子がエネルギーを得

表3-18　デンプンの結晶化度

デンプンの種類	含水率法	比容積法	X線回折法*
セルロース	0.70	0.69	0.70
じゃがいも	0.32	0.34	0.24
さつまいも	0.42	0.45	0.30
タピオカ	0.45	0.47	0.31
小麦	0.45	0.44	0.25
とうもろこし	0.45	0.42	0.35
もちとうもろこし	0.31	0.30	
もち米	0.32	0.32	

* Wakelin法で測定.

■山田哲也：食品成分の相互作用．朝倉書店，1980.

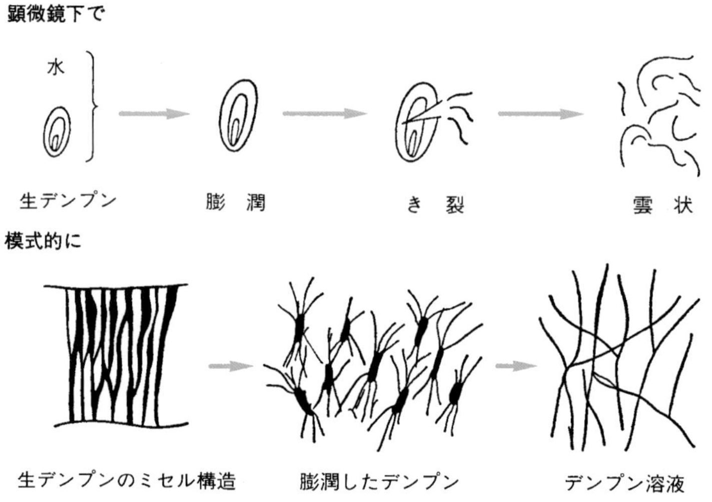

図3-43　デンプンの糊化状態

て活発に運動し，デンプン粒の非晶部分に衝突し，デンプン分子間の水素結合を弱め，すき間をつくる．ここから水の分子がデンプン粒の内部に侵入し，デンプン分子に水和する．このように非晶部分が水和して拡がると，デンプン粒は膨潤する．さらに，温度が上がると，デンプン分子の運動も激しくなり，結晶領域も水和される．このためデンプン粒は数十倍に膨潤し，崩壊するとともに溶解度の増加，粘度の上昇などの状態変化が起きる．このような現象をデンプンの糊化（gelatinization）という（**図3-43**）．

さらに加熱を続けると，ミセルも全部くずれて，デンプン分子は多量の水と水和した状態となる．またアミロースやアミロペクチンの分子は長い鎖状や樹脂状の分子なので，互いに接触し合い，ひとつの分子が動けばほかの分子も引きずられて移動するので，粘度の高いコロイド溶液となる．このような状態のデンプン溶液をデンプン糊（starch paste）という．

糊化したデンプンをα-デンプンといい，ミセル構造をもったβ-デンプンとはX線干渉図で区別することができる．種々の生デンプンにX線を当てると，とうもろこしデンプンはA図型，じゃがいもデンプンはB図型，さつまいもデンプンはC図型（**図

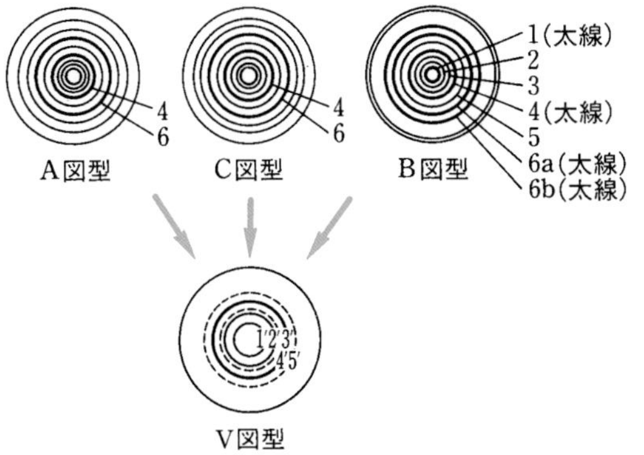

図3-44　デンプンのX線干渉図

表3-19　デンプンの糊化温度*

種　類	糊化開始温度	完全糊化温度	種　類	糊化開始温度	完全糊化温度
うるち米	59℃	61℃	とうもろこし	55℃	63℃
もち米	58	63	そば	69	71
大麦	58	63	じゃがいも	59	63
小麦	65	68	さつまいも	65	69

* デンプンの糊化温度は測定法（透明度法，示差熱分析法，アミログラフ法）が違うと，糊化温度も異なったものになる.

■林 淳三・他：最新食品学総論．医歯薬出版，1996.

3-44）の干渉環を示すが，これらに水を加え糊化すると，A, B, C図型のいかんにかかわらず，X線干渉図はぼんやりとしたV図型（verkleisterung spectrum）になる.

糊化したデンプンは分子がほぐれた状態にあり，酵素が作用しやすく，消化が非常によくなる.

ⓒ デンプンの糊化に影響する因子

デンプン粒の大きさ：一般に粒が大きいデンプンは，粒が小さいデンプンに比べ，多少早めに膨潤する.

デンプンの結晶化度：デンプン粒の結晶化度は植物種などにより異なり，糊化に影響する．結晶化度の低いデンプンは糊化しやすく，じゃがいもデンプンなどは，くず練り，すなわち水と練り，沸騰水を加えてかきまぜるだけで糊化する．しかし結晶化度のより高いデンプンでは，水を加えて沸騰させないと糊化しない．米の炊飯では，水分が少なく，米粒組織内に水が侵入しにくいため，あらかじめ水に浸漬した後，98℃で20分間加熱する必要がある.

水分量と温度：デンプンに十分な量の水を加え加熱していくと，ある温度でデンプンは濁りを失い半透明となる．この温度をデンプンの糊化温度という（**表3-19**）．一般に水分含量が少ないと，デンプンの糊化温度は上昇し，水分含量が多いと低下する．パンの製造では原料のなかに含まれる水分が少ない（約35%）ため，高温（200℃）で焼きあげ，糊化させている.

pH：デンプンをアルカリ溶液に漬けておくと，室温でも完全に糊化する．これはアルカリ側では分子間の水素結合が切れやすいためである．また，ジメチルスルホキシドは水素結合を切断するため，常温でデンプンを溶解させる試薬として用いられている．

圧力：デンプン溶液は加熱しなくても，室温で数時間，超高圧を加えるだけで，糊化することが知られている．12～13%のじゃがいもデンプン溶液は25℃で800 MPa（メガパスカル）の静水圧を加えると糊化し，同濃度の小麦デンプン溶液は450 MPaの静水圧を加えれば糊化する．デンプンに高い圧力を加えると，デンプン分子と水分子の間で，強力な水素結合が生じ，立体構造が崩れ，加熱の際の糊化と似た状況になると考えられている．

共存物質：デンプンに脂質，無機塩類，タンパク質などが共存すると，糊化は影響を受ける．

穀類デンプンは0.6～1.3%の内部脂質を含んでいるが，その含有量はアミロース含量と相関しており，アミロースと複合体を形成していると思われる．そのため通常の脱脂用有機溶剤では抽出されず，85%メタノールなどにより抽出されるが，完全に抽出するのは困難である．85%メタノールで脱脂したデンプンは，糊化開始温度が低下し，糊液の粘度も上昇する．これは脱脂によりアミロースがデンプン粒外に溶出しやすくなるためと説明されている．また逆にデンプンにステアリン酸やモノグリセリドを添加すると，アミロース-脂質複合体を形成するので，糊化の際の膨潤は抑制される．この例として，乾燥マッシュポテト製造の際，モノグリセリドなどの乳化剤が加えられると，熱湯を加えて復元した時のベタツキを抑え，ふんわりとした軟らかさを与える．

無機イオンをデンプンに添加すると，一般に低濃度では糊化が促進される．

ⓓ デンプンの老化とその防止：糊化したデンプン糊を室温に長く放置すると，ゲル状になり，白濁してくる．さらに時間がたつと糊は離水し，沈殿を生じる．また，ごはんは炊き立ての時は，軟らかく粘りがあるが，冷えると硬くなり，粘着性も低下する．このような現象をデンプンの老化（retrogradation）という．

老化のシステムは次のように考えられている．すなわち，糊化したデンプン分子は，多量の水と水和しバラバラに存在しているが，温度が低下すると，運動性が低下し，デンプン分子が会合して，水素結合で結ばれる．この水素結合はデンプン分子の水酸基同士の場合もあれば，両者の間に水の分子が介在して結合する場合もある．このような分子の会合点が生じると，これを起点として順次，水素結合を作り，分子会合点が成長する．この結果，隣接する鎖の配列化が生じ，成長した分子会合部分は，ミセル状に配列し，部分的に結晶性を回復する．

老化したデンプンのX線回折像は，少し不鮮明であるが，生のデンプン粒の像と似てくる．

老化はデンプンのなかにアミロースが多く含まれていて，水分30～60%，温度2～5℃，pHが低い時に起きやすい．アミロースはアミロペクチンに比べ立体障害が少なく，会合が起こりやすいと考えられている．

デンプンの老化を防止するためには，① 糊化したデンプンを60℃以上で保温する，② 糊化したデンプンを高温で乾燥する，③ 糊化したデンプンを－20℃以下に急速に冷凍し，自由水を凍結させるか，その後凍結乾燥する，④ 多量の糖を加えて自由水を少なくする方法がある．

①の例は，電気炊飯器の保温などがあり，②の例には，即席麺，α化米，膨化米な

どがある．③の例には，冷凍米飯や冷凍麺がある．冷凍米飯は電子レンジなどで解凍し，加熱すれば，通常の米飯とほぼ同様の食味，食感を呈する．④の例には，ヨウカン，すあまのような和菓子がある．

パンやケーキに老化防止剤として用いられるモノグリセリドやショ糖脂肪酸エステルは，脂肪酸の直鎖部分がアミロースと複合体を形成し，デンプンの会合を阻害する．

デンプンの老化を利用して作る食品には，はるさめがある．これは緑豆やじゃがいもデンプンを糊化して麺状にした後，凍結乾燥したものであり，アミロースの多いデンプンが老化して煮くずれしないのを利用している．

ⓔ デンプンのデキストリン化：デンプンを酵素，酸，加熱などにより分解し，低分子化したものをデキストリンという．デンプンを麦芽のアミラーゼや酸で加水分解して製造する水飴は，麦芽糖やデキストリンを含む甘味料である．デキストリンは糊料や乳化剤としても用いられている．

デンプンを乾燥状態で160℃以上に加熱すると，グリコシド結合が部分的に切断され，さらに再重合して，枝分かれが多くなったデキストリンが生じる．穀類を炒る時やパンをトーストする際には，デンプンがデキストリン化される．

2 グリコーゲン (glycogen)——動物体内に貯蔵される多糖類で，肝臓 (5～6%)，筋肉 (0.5～1.0%)，かき貝 (5～10%) などに多いが，酵母などの微生物にも含まれている．グリコーゲンの構造はアミロペクチンに似ているが，α-1,6結合の分枝が非常に多く，アミロース単位の鎖長は短い非結晶性の白色粉末で，水に分散してコロイド溶液を作る．グリコーゲン中のD-グルコースの重合度は約31×10^3個，分子量は100万～1,000万で，分子の型はほぼ球状である．グリコーゲンは還元性はなく，ヨウ素ヨウ化カリウム溶液と反応して，赤褐色を呈する．

3 セルロース (cellulose)——植物の細胞壁の骨格を構成する多糖類で，D-グルコースがβ-1,4結合で直鎖状につながっている．D-グルコースの重合度は300～15,000である．セルロースの構成単位はセロビオースユニットである．

綿や麻などの繊維は，糸状のセルロース分子が40～50本平行に並び，これらが互いに水素結合して，ミセル構造を形成したものである．また，ある種の酢酸菌が生産するセルロースはゲル状となり，特異な物性を示す．デザート菓子として用いられるナタデココなどがある．

人間にはセルロースを分解する酵素がないので，セルロースを消化吸収することができない．しかし牛などの反芻動物では，第一胃のなかに共生する微生物がセルロースを分解するので，生じたD-グルコースをエネルギー源として利用することができる．

セルロース誘導体のカルボキシメチルセルロース (carboxymetyl cellulose) やメチルセルロース (metyl cellulose) は，水に溶け，独特の粘性挙動を示すので，食品の増粘剤，安定剤として用いられている．

4 デキストラン (dextran)——乳酸菌 (*leuconostoc mesenteroides*) がスクロースを発酵して作る多糖類である．主にD-グルコースがα-1,6結合で重合し，このほかにα-1,4，α-1,3結合の分枝をもつ．発酵産物の平均分子量は約400万である．デキストランの部分加水分解物 (平均分子量7.5万) は，代用血漿やアイスクリームの増粘剤として用いられている．

5 イヌリン (inulin)――ダリア，きくいも，ごぼうなどの菊科植物の塊茎，根に含まれる貯蔵多糖類で，スクロースのD-フルクトース部の1位にD-フルクトースがβ-2,1-グリコシド結合で20～30個直鎖状に繋がったものである．イヌリンは希酸や酵素イヌリナーゼ（カタツムリ，黒カビ，酵母菌などにより分泌される）により加水分解され，主にD-フルクトースを生じる．しかしヒトの消化酵素ではほとんど分解されない．

6 その他のホモグリカン――アラビナン（arabinan）はL-アラビノースからなるペントース多糖類で，果実などのペクチンの一部となっている．またキシラン（xylan）はD-キシロースが直鎖状につながったペントース多糖類で，いねやとうもろこしの芯などの細胞構成成分である．

2）ヘテログリカン（heteroglycan）

1 コンニャクマンナン (konjak mannan)――こんにゃくいもの塊茎に含まれる多糖類で，D-グルコースとD-マンノースが1：1.6の割合で含まれ，グルコマンナン（glucomannan）とよばれる．グルコマンナンはD-マンノースとD-グルコースがβ-1,4結合でつながった主鎖に，β-1,3結合の枝分かれがある．

コンニャクマンナンは，水を多量に吸収して糊状になり，粘度が増大するが，これを加熱して消石灰のようなアルカリ性の塩類を加えると，カルシウムイオンの架橋ができてゲル化する．これを冷却し，不可逆性の弾性ゲルとしたものがこんにゃくである．

2 寒天 (agar)――てんぐさ，おごのり，えごのりなど紅藻類海藻の細胞壁構成成分で，熱水で抽出される多糖類である．アガロース（agarose，約70%，**図3-45**）とアガロペクチン（agaropectin，約30%）からなる．アガロースは，D-ガラクトースと，3,6-アンヒドロ-L-ガラクトースがβ-1,4結合したアガロビオース単位が多数直鎖状に結合した中性多糖類である．一方，アガロペクチンはアガロビオース単位の直鎖に，硫酸基（3～10%），ピルビン酸（1%内外），D-グルコース（少量）が結合した酸性多糖類である．

寒天は熱水に溶け，冷却するとゼリー状に凝固する．これは加熱により生じたランダム状態の分子が，冷却により分子同士で二重らせんを形成して会合し，さらに会合したらせんが束になって，ゲルが強固になると考えられている．

寒天は製菓用や微生物の培養基などに用いられるが，エネルギー源としての価値はない．

3 その他のヘテログリカン――植物ガムはヘテログリカンが多い．アラビアガム（gum arabic）はマメ科植物（*Acacia senegal*）の樹液に含まれる多糖類で，L-アラビノース（30%），D-ガラクトース（37%），D-グルクロン酸（14%），L-ラムノース（11%）で構成されている．水溶液の粘度が高いので，乳化安定剤などに用いられている．グ

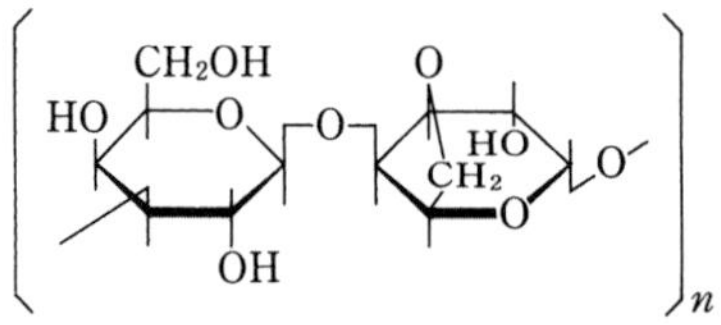

図3-45　寒天主成分（アガロース）の構造

アーガム（guar gum）はマメ科植物グアの種子から得られ，ガラクトース：マンノースが1：2からなる多糖類である．また，カラヤガム（karaya gum）はアオギリ科のカラヤゴムの樹液から得られ，ガラクトース，ラムノース，グルクロン酸などからなる多糖類である．

海藻にも多くのヘテログリカンがある．カラギーナンは紅藻類のアイリッシュモス（ヤハズノツノマタやスギノリ）の熱水抽出物から得られる多糖類で，寒天と似た構造をしているが，ガラクトースは硫酸基がついたβ-D-ガラクトース-4-硫酸であり，アンヒドロ糖がD型の3,6-アンヒドロ-α-D-ガラクトースになっている．カラギーナンは食品の安定剤やゲル化剤として，ゼリー，ジャム，アイスクリームなどに用いられている．

3）ポリウロニド（polyuronide）

ウロン酸を含む多糖類で，ペクチンやアルギン酸などがある．

1 **ペクチン（pectin）**——ペクチンは果実，野菜，穀物などの植物組織に含まれている，D-ガラクツロン酸がα-1,4結合した基本骨格をもつ複合多糖類である（**図3-46**）．D-ガラクツロン酸以外にはアラビノース，ガラクトース，ラムノースなどを少量含んでいる．

一般にペクチンといわれるものは，ペクチニン酸（pectinic acid）のことであり，D-ガラクツロン酸が直鎖状に連なり，そのカルボキシル基が部分的にメチルエステルとなっている．理論的に完全にメチルエステルとなっているペクチンのメトキシル基は16.32%であるが，適熟期の果実ペクチンでは7～13%程度のものが多い．ペクチニン酸は水溶性である．

メトキシル基をまったく含まないものをペクチン酸（pectic acid）という．

ペクチンは植物の果実，茎，根などの細胞間中葉や細胞壁に，セルロース，ヘミセルロース，リグニン，タンパク質，無機質などと結合した水に不溶のプロトペクチン（protopectin）として含まれている．プロトペクチンは水や希酸と加熱するか，プロトペクチナーゼ（protopectinase）の作用により分解され，水溶性のペクチンになる．またペクチンがペクチンエステラーゼ（pectin esterase）で分解されると，ペクチン酸になる．

ペクチンはメトキシル基7%（エステル化率42.9%）以上の高メトキシルペクチン（high methoxyl pectin）と，メトキシル基7%未満の低メトキシルペクチン（low methoxyl pectin）に分類されている．高メトキシルペクチンは1～2%濃度，pH2.8～3.5の酸性下で，60～70%のショ糖とともに加熱すると，熱不可逆的にゲル化し，ゼリー状になる．ジャムやマーマレードはこの反応を利用して製造される．

ゲル化は酸の添加でペクチンに残存するカルボキシル基の解離が抑制され，さらに

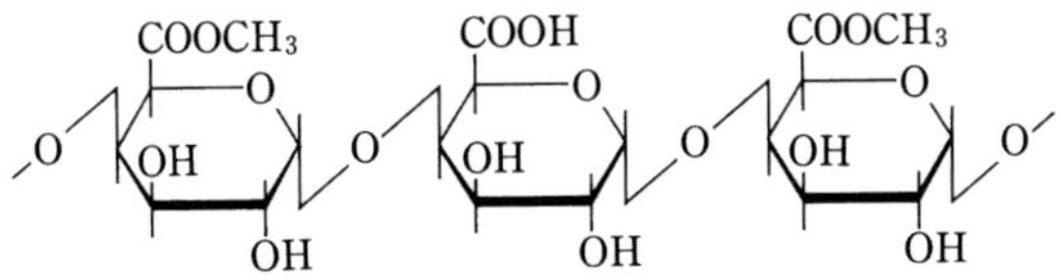

図3-46　ペクチンの構造

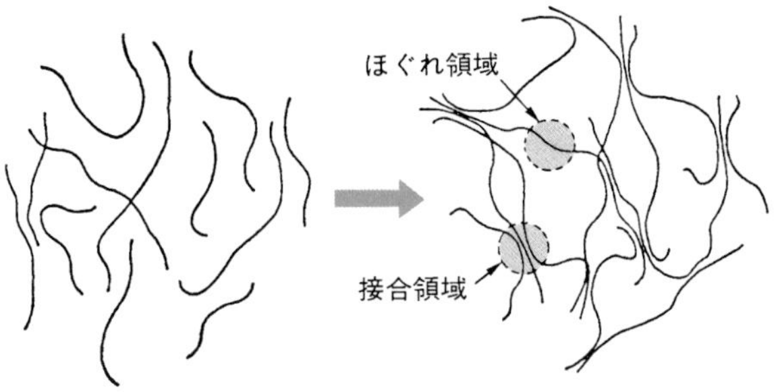

図3-47　鎖状分子が分子集合で接合領域とほぐれ領域を形成し，多孔性の網目構造となるゲル化機構の模式図
■平野茂博（並木，松下編）：食用成分の相互作用．講談社，1980.

糖の添加でペクチンからの脱水が起こるため，ペクチン分子間で水素結合が生じ，網状構造が形成されるためと考えられている（**図3-47**）．

一方，低メトキシルペクチンは酸や糖の添加ではゲル化せず，Ca^{2+}，Mg^{2+}のような二価の金属イオンの添加で，架橋し，ゲル化する．このゲルは熱に対して可逆的で，加熱するとゾル化し，冷却すると再びゲル化する．このため，低メトキシルペクチンは低糖度のジャムやゼリーの製造に用いられる．

②　アルギン酸——こんぶ，あらめなどの褐藻類の細胞壁に含まれる多糖類で，D-マンヌロン酸（D-mannuronic acid）とL-グルロン酸（L-gluronic acid）が構成成分である．アルギン酸分子はD-マンヌロン酸のみのブロック（平均重合度10～15）と，L-グルロン酸のみのブロック（平均重合度15～20）およびD-マンヌロン酸とL-グルロン酸の混合ブロック（平均重合度25～30）からなる．

アルギン酸は水に溶けないが，アルギン酸ナトリウムは水に溶けて粘稠な溶液になるので，アイスクリーム，ドレッシングなどの安定剤として利用されている．またアルギン酸ナトリウムをカルシウムイオンと反応させると，ゲルを形成する．これはアルギン酸がカルシウムイオンにより架橋し，ゲル化すると考えられている．この反応はイミテーションイクラなどの製造に利用されている．

4）ムコ多糖類（mucopolysaccharide）

動物粘質物から得られる多糖類のなかで，アミノ糖を含むものをムコ多糖という．かに，えびなど甲殻類の甲羅や，昆虫の外殻に含まれるキチン（chitin）は，*N*-アセチル-D-グルコサミンがβ-1,4結合で直鎖状につながった多糖類である．キチンを脱アセチル化すると，キトサン（chitosan）になる．キトサンには血中コレステロールを低下させる効果がある．

動物の皮膚，腱，軟骨に含まれる粘質多糖類はヒアルロン酸（hyaluronic acid）といい，*N*-アセチル-D-グルコサミンとD-グルクロン酸が交互にβ-グリコシド結合したものである．

ムコイチン硫酸（mucoitin sulfonic acid）はヒアルロン酸のヒドロキシル基が硫酸エステル化したもので，胃液や唾液に含まれる．

コンドロイチン（chondroitin）は*N*-アセチル-D-ガラクトサミンとD-グルクロン酸

表3−20　多糖類の機能と食品への応用

機　能	目　的	効　果	応　用	多　糖　類
増粘性	濃厚化	ボディ感付与	ジャム, ソース, 飲料, スープ, ドレッシング	ペクチン, カラギーナン, グアーガム, タマリンド
	分散, 懸濁		ソース, チョコレートシロップ, ノンオイルドレッシング	キサンタンガム, グアーガム, カラヤガム
ゲル化性	ゲル化	ゲルテクスチャーの多様化	ジャム, プリン, ゼリー, こんにゃく, ババロア, アイシング	ペクチン, 寒天, こんにゃく, カラギーナン, アルギン酸, (ゼラチン)
結晶生成防止	品質保持	氷結晶成長防止	アイスクリーム	ローカストビーンガム,グアーガム, タマリンド
		糖結晶成長防止	ガムシロップ, アイシング	アラビアガム他多数
水との結合性	乾燥速度調整	蒸散防止	冷凍食品, ソーセージ	グアーガム, キサンタンガム, アルギン酸他多数
		保湿, 保水性の付与	ケーキ, たれ, 佃煮	カラギーナン, グアーガム, ローカストビーンガム
フィルム形成能力	コーティング	つやの向上	味付け海苔, 漬物, キャンディー	グアーガム, キサンタンガム
	カプセル化	香料の安定化	粉末香料	カラギーナン,アルギン酸アラビアガム, ペクチン
タンパク質との反応性	混濁, 懸濁	固形物の懸濁	ネクター, フルーツジュース, 乳酸菌飲料	カラギーナン, グアーガム, タマリンド, ペクチン
	結着	弾力, 保水性の向上	ハム, ソーセージ, ハンバーグ, パン, 麺, 蒲鉾	カラギーナン, キサンタンガム, こんにゃく他
	泡の保持	均一分散	ミルクセーキ, ホイップクリーム	カラギーナン, キサンタンガム
デンプンとの相互作用	品質保持	老化防止	製菓, 製パン, 麺	カラギーナン, グアーガム, ジェランガム, こんにゃく
	離型性改良		グミキャンディー,スターチゼリー	
	成型性改良	われ防止	米菓, せんべい	キサンタンガム, グアーガム
油脂との相互作用	乳化性	乳化安定性	ドレッシング, コーヒー, クリーム, マーガリン	キサンタンガム, アラビアガム, カラギーナン, CMC
	タンパク反応	乳化安定性	チーズ, アイスクリーム, マヨネーズ, バタークリーム, チョコミルク	カラギーナン, ペクチン, キサンタンガム他

■大橋司郎：食品ハイドロコロイドの科学．朝倉書店，p.156より一部改変．

が交互にβ-グリコシド結合したポリマーで，この硫酸エステルであるコンドロイチン硫酸（chondroitin sulfate）は，動物の軟骨に乾燥重量の20〜40％含まれている．

5）多糖類の機能と食品への利用

これまで述べてきたもの以外にも，自然界には多くの多糖類が存在し，食品加工に広く用いられている．それらは原材料別に，次のように分類される．

海藻由来：カラギーナン，寒天，アルギン酸

種子由来：グアーガム，タラガム，ローカストビーンガム，タマリンド，サイリュームシード

根茎由来：グルコマンナン（こんにゃく）

植物樹液由来：アラビアガム，トラガントガム，カラヤガム

果実由来：ペクチン

微生物由来：キサンタンガム，ジェランガム，カードラン，プルラン

セルロース誘導体：カルボキシメチルセルロース，メチルセルロース，微結晶セルロースなど

これらの多糖類は，それぞれ特異的な粘性挙動，ゲル化性，タンパク質やデンプン，油脂などとの相互作用をもっており，多くの食品の製造や品質保持などに利用されている．その概要を**表3-20**に示す．

6 ビタミン

1 食品の調理，加工，保蔵によるビタミンの変化

食品中に含まれるビタミンは，一般に加工および貯蔵中に減少する．この原因としては加工の際の不可食部の廃棄による損失や，洗浄の際の水への溶出，熱水中での加熱の際の熱水への溶出，酸化による分解などがあげられる．

1）不可食部の廃棄による損失

穀類のビタミンは，大部分が糊粉層や胚芽に含まれていて，胚乳部には少ない．そのため，搗精《とうせい》や製粉により，ぬか層やふすまを分離すると，ビタミン類の含有量はかなり減少する．たとえば，玄米を搗精した精白米では，ビタミンB_1の約80%が失われ，ナイアシンでは約50%が失われる．また小麦粉では，皮部の混入の少ない上級粉ほど，ビタミンB_1，ビタミンB_2，ナイアシンの含有量が少ない．

果実では果皮は果肉よりビタミンの含有量が多いので，剥皮すると，ビタミンは減少する．

2）溶　出

水溶性ビタミンは細切りして水にさらしたり，ブランチングや灰汁抜きなどにより煮汁に溶出する．キャベツなどを，千切りにして水につけておくと，ビタミンCが失われ，また野菜類を茹でると，水溶性ビタミンのB_1，B_2などが失われる．これらの溶出は，浸水時間や加熱時間が長くなるほど減少率は大きくなる（**表3-21**）．

しかし，ビタミンCを除いて減少量は50%を超えることはないので，摂食量を考えると，煮野菜の利用はビタミンの摂取に有効である．

表3-21　ビタミンCの調理による変化

ゆで時間（分）	ほうれんそう100g中のビタミンC量（mg）	残存率（%）
0（生）	28.0	100
1	13.0	46.4
2	9.5	34.0
3	3.4	12.1

ほうれんそうを20倍量の蒸留水でゆでた後，直ちにゆで水と同量の冷水にとり，ざるにとって水をきり，残存するビタミンC（還元型）をヒドラジン法により定量する。

■下村，橋本：植物性食品Ⅱ．朝倉書店，1993.

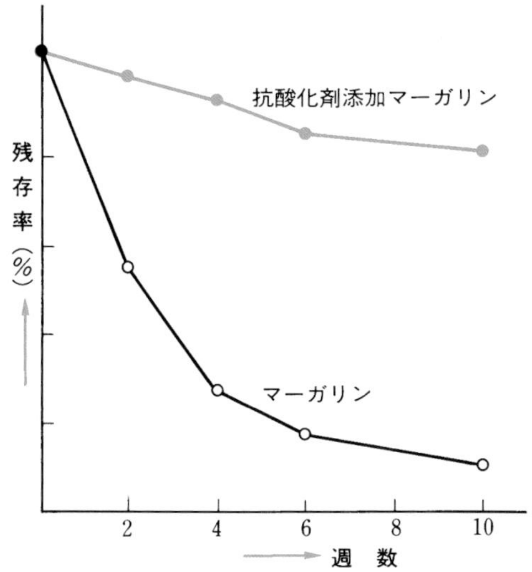

図3-48　マーガリン貯蔵中のビタミンA残存率

3）酸化および分解による変化

1　ビタミンAの酸化および分解――レチノールはその構造のなかに，多数の共役二重結合（-C-C=C-C=C-）を含むので，反応性が高く，空気中の酸素によって容易に酸化され，その生理的効果を失う．また，プロビタミンAのカロテン類は退色する．

レチノールの酸化では，β-ヨノン環の二重結合の部分に酸素が付加したエポキシ化合物が生じる．この酸化は不飽和脂肪酸の酸化生成物であるヒドロペルオキシドやラジカルが共存すると促進される．ビタミンAを強化したマーガリンは，**図3-48**のように，保存期間が長くなると，ビタミンAがほとんど酸化分解されてしまう．そこでマーガリンには，抗酸化剤のブチルヒドロキシアニソール（BHA）や没食子酸プロピルなどを加えて，保存性を高めている．またマーガリンに発酵乳を加える場合があるが，発酵乳に含まれる乳タンパク質加水分解物は抗酸化力を有している．

レチノールは，酸素が存在しなければ，熱に対して比較的安定である．

2　ビタミンB_1の酸化および分解――ビタミンB_1は，空気中では安定である．また水溶液は，酸性では熱に対して比較的安定であるが，アルカリ性では熱により分解されやすいので重曹の使用などで減少する．しかしビタミンB_1の濃度が高くなると，分解されにくくなる．

チアミン水溶液に太陽光線を当ててもほとんど分解されないが，アルカリ溶液に蛍光物質（リボフラビン，ルミフラビン，ルミクロムなど）を加えて，太陽光線を当てると分解され，チオクロームを生じる．また，B_1はアルカリ性臭化シアン酸化によってもチオクロームを生成するので，その蛍光強度を測定して定量することができる．

3　ビタミンB_2の酸化および分解――リボフラビンは，光に当てなければ室温で安定である．また，その水溶液は中性ないし酸性では熱に対して極めて安定であるが，アルカリ性では加熱により分解される．

リボフラビンは，光により分解されやすく，アルカリ性ではルミフラビン（lumiflavin）に，微酸性または中性ではルミクローム（lumichrome）になり，生理活性を失う．牛乳を日光に2時間さらすと，牛乳中のリボフラビンの50%以上が光分解される．

表3-22　ビタミンB_2およびC混合液の光照射後の残存(%)

液　性	残存ビタミン	照射時間				
		0	1	2	3	4
酸　性	B_2	100	91.0	77.0	77.0	77.0
	C	100	85.0	85.0	78.0	78.0
中　性	B_2	100	90.0	68.0	58.0	50.0
	C	100	74.0	64.0	60.0	50.0
アルカリ性	B_2	100	70.0	50.0	39.0	39.0
	C	100	50.0	45.0	38.0	32.0

■大嶽・他：食品化学．協同出版，1961．

しかしリボフラビンとビタミンCが共存すると，ビタミンCはリボフラビンの光分解を抑制するが，ビタミンC自身は分解されていく(**表3-22**)．これは，リボフラビンが光増感剤であるためである．

④　ビタミンCの酸化および分解――ビタミンCは，結晶状態では安定であり，水分がなければ加熱されてもほとんど分解しない．しかし水溶液では光，熱，酸素などにより分解される．

L-アスコルビン酸はその構造のなかにエンジオール　−C(OH)=C(OH)−　部が含まれているので，酸化されやすく，L-デヒドロアスコルビン酸を生じる．この反応は可逆的で生体内の酸化還元反応に役立っている．L-デヒドロアスコルビン酸もビタミンC活性がある．L-デヒドロアスコルビン酸がさらに酸化されると，ラクトン環が開き，2，3-ジケト-L-グロン酸が生じ，これはさらに低分子の化合物に分解される．銅イオンや鉄イオンのような遷移金属イオンが存在すると，酸化は著しく促進される．

みかん缶詰中のL-アスコルビン酸含量は，缶詰の貯蔵期間が長くなるにつれて低下していくが，あらかじめL-アスコルビン酸を缶詰に強化した高濃度のものでは，貯蔵中のL-アスコルビン酸の残存率は大きくなる．しかし，L-アスコルビン酸の分解物は褐変の原因となるので注意が必要である．

⑤　ビタミンEの酸化および分解――トコフェロールは耐熱性があるが，酸化剤や紫外線に不安定で容易に酸化される．また，トコフェロールは不飽和脂肪酸の酸化で生じるラジカルに，水素を与えて安定化させ，油脂の自動酸化を防止する抗酸化剤である．生体内では細胞膜の過酸化による損傷を防ぐ効果がある．

4）酵素による変化

淡水魚や貝類の内臓，わらび，ぜんまい，ある種の細菌(*bacillus thiaminolyticus*)などには，チアミナーゼ(thiaminase)，別名アノイリナーゼ(aneurinase)が含まれていて，チアミンを分解する．しかし，この酵素は加熱により活性を失うので，調理などの加熱によりチアミンの分解を防止することができる．

にんにくをおろした時などの匂いは，にんにく中に含まれるアリイン(alliin)より，アリイナーゼ(C・S-リアーゼ)の働きで生ずるアリシン(allicin)が主成分である．アリシンとチアミンが結合したものがアリチアミンである．アリチアミンはビタミンB_1と同様の効果があるが，チアミナーゼの作用を受けず，脂溶性なので膜透過性がよく，吸収されやすい．アリチアミンは有機合成され，医薬品として用いられている．

キャベツ，きゅうり，なす，にんじん，かぼちゃなどの野菜には，アスコルビン酸酸化酵素（ascorbate oxidase）が含まれている．

この酵素は野菜の組織が切断されたり，磨砕されたりすると，L-アスコルビン酸を酸化して，デヒドロアスコルビン酸を生成する．

5）食品加工によるビタミンの増加

食品加工により食品中に含まれるビタミンの含量を増加させることができる．たとえば，ぬかみそ漬けでは漬け込み中に，ぬか中のビタミンB_1やナイアシンが漬け物の野菜などのなかに移行する．また，落花生では焙焼操作により，渋皮に多いビタミンB_1が子葉に移行していく．東南アジアで製造されているパーボイルドライスは，もみ米を蒸してから乾燥，搗精しているので，ぬか層に含まれるビタミンB_1などが胚乳中に移行し，栄養価が高まっている．一方，コーヒー豆では，焙焼操作によりトリゴネリンがナイアシンに変化している．

多くの穀類中では，ナイアシンはセルロースやヘミセルロースのような多糖類やペプチドと結合している．このような結合型のナイアシンには，生物学的に有効なものとそうでないものがある．とうもろこしに含まれる結合型ナイアシンは生物学的に有効ではないので，とうもろこしを常食とする人々には，欠乏症のペラグラが多く発生した．しかし，とうもろこしを加熱したり，アルカリで処理すると，ナイアシンは遊離する．この例として，メキシコではとうもろこしからトルティーヤ（tortillas）を作る際に，あらかじめとうもろこしを石灰水に漬けて，ナイアシンを遊離させてから加工している．

7 色　素

1 ▶ 色素の化学

食品の色は食品の味，香り，テクスチャーとともに，食品のおいしさに影響を与え，食欲を起こさせる重要な因子である．また食品の色は，形態，香りなどとともに，食品の品質判定の基礎ともなっている．

食品に含まれる色素には，天然の色素成分と半合成，合成の色素成分とがある．天然の色素成分には，① クロロフィル（chlorophyll）色素，② ヘム（hem）色素，③ カロテノイド（carotenoid）色素，④ フラボノイド（flavonoid）色素，⑤ その他の色素などがある．また合成の色素としてはタール（tar）色素などがある．

1）クロロフィル色素

クロロフィル（葉緑素）は，植物茎葉の葉緑体中のラメラに含まれる緑色の色素で，タンパク質と結合して光合成を行っている．

クロロフィルは，ポルフィリン（porphyrin）環の中心にMg^{2+}がキレート結合した構造で（**図3-49**），2つのカルボキシル基の一方に，フィトール（$C_{20}H_{39}OH$），他方にメタノールがエステル結合しているため，脂溶性で水に不溶の色素である．クロロフィル

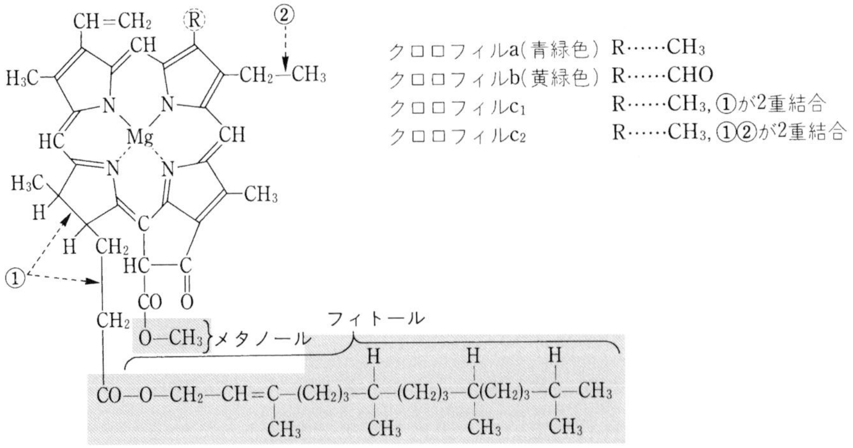

図3-49　クロロフィルの構造式

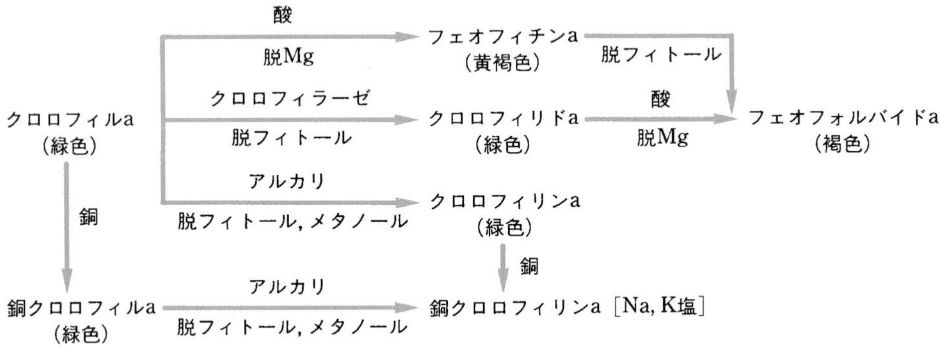

図3-50　クロロフィルの変化

には青緑色のクロロフィルaと，黄緑色のクロロフィルbおよびcが知られている．高等植物や緑藻はクロロフィルaとbを2～3：1の割合で含んでいる．しかしカッ藻やケイ藻などはbのかわりにcが含まれている．

クロロフィルは弱アルカリでは安定であるが，酸に対しては不安定であり，Mg^{2+}がH^+に入れかわり，黄褐色のフェオフィチンになる．生の植物体内では，クロロフィルはリポタンパク質と結合しているので，酸が存在しても比較的安定であるが，加熱によりタンパク質が変性すると，すみやかに変色する．灰汁や重曹などを加えて野菜やわかめを茹でると，よい色に茹であがるのはこのためである．しかし，野菜では組織が軟化し，歯ざわりが悪くなる場合がある．また，クロロフィルは強いアルカリの作用では，フィトールとメタノールを脱離し，鮮緑色で水溶性のクロロフィリンを生じる（**図3-50**）．

植物組織が傷んだりすると，クロロフィルはクロロフィラーゼ（chlorophyllase）の作用により，フィトールを脱離し，クロロフィリドになる．このクロロフィリドは酸性下でMgを離脱し，フェオフォルバイドを生成する．フェオフォルバイドは光増感作用があり，過剰に摂取すると，光過敏症を起こす．

クロロフィルのMgがCuやFeで置換されたもの（銅クロロフィル，鉄クロロフィル）

は緑色で安定であるので，グリーンピースの缶詰などの緑色保持に利用される．また，クロロフィリンのMgをCuやFeで置換したもの（銅クロロフィリンナトリウム，鉄クロロフィリンナトリウム）は，水溶性で安定であり，チューインガムなどの着色料として利用されている．

2）ヘム色素

ヘム色素はクロロフィルと同様ポルフィリン環をもち，その中心に二価の鉄が配位した構造である（**図3-51**）．食肉やまぐろなどの赤身の魚の色は，ミオグロビン（myoglobin）が主体であるが，血液の色素ヘモグロビン（hemoglobin）も関与している．

ミオグロビンはポリペプチド鎖にヘム1分子が結合したもので，分子量は約17,500である．一方，ヘモグロビンは四次元構造をもち，4個のサブユニットより構成されており，各サブユニットにヘム1分子が結合している（**図2-21参照**）．分子量は約64,500である．ミオグロビンは酸素の貯蔵の役割をもち，ヘモグロビンは酸素や二酸化炭素の輸送を行っている．

ヘム色素に酸素（分子状酸素）が結合すると，オキシミオグロビンMbO_2やオキシヘモグロビンHbO_2になり，鮮赤色となる．この反応を酸素化という．新鮮な生肉は紫赤色をしているが，これを切断して空気と接触させておくと，酸素化によりオキシミオグロビンが生じ，鮮やかな赤色になる．

ミオグロビンは空気に長く触れると，徐々に酸化され，ヘムのFe^{2+}がFe^{3+}に変わり，メトミオグロビン（metmyoglobin）となり，色は褐色になる（メト化）．マグロの切り身の鮮度が落ちると，色が悪くなるのはこの例である（**図3-52**）．

肉を加熱した場合に，肉の色が灰褐色に変化するのは，空気中（酸素存在下）での加熱により，ミオグロビンがメト化し，さらにタンパク部分が熱変性を受けて，メトミオクロモーゲン（metmyochromogen）が生じたためである．

ハム，ソーセージなどの肉製品の加工の際には，食肉を塩漬けする．塩漬けには食塩とともに，硝

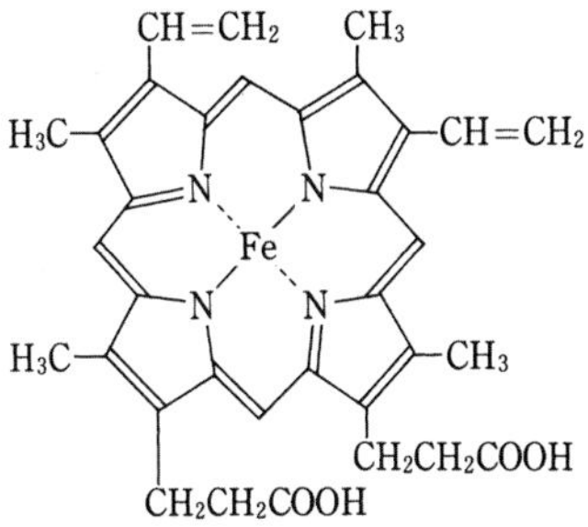

図3-51 ヘムの構造式

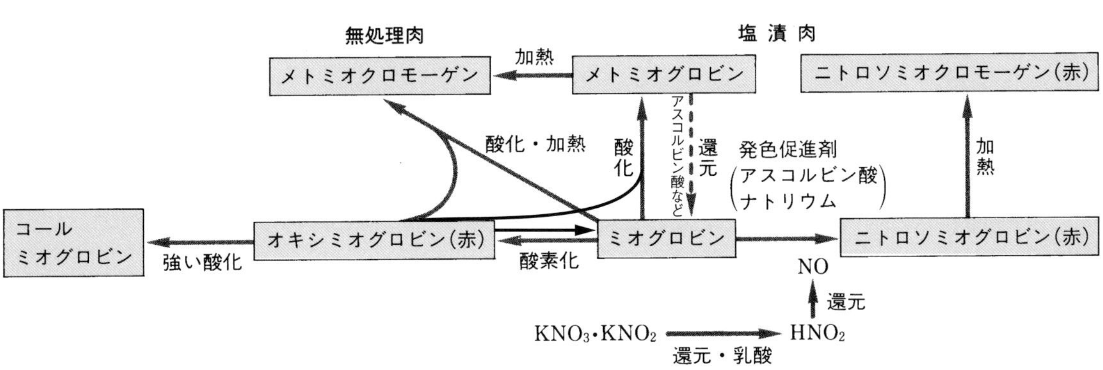

図3-52 ミオグロビンの変化

酸塩や亜硝酸塩を発色剤として添加することが多い．発色剤は原料肉中で還元され，亜硝酸をへて酸化窒素（NO）を生じる．還元剤としてアスコルビン酸が用いられる場合もある．この酸化窒素はミオグロビンと結合して，鮮赤色のニトロソミオグロビン（nitrosomyoglobin）を生じる．これを加熱すると，グロビンタンパク質が熱変性して，赤色のニトロソミオクロモーゲン（nitrosomyochromogen）になり，肉色は固定される．

ハムやソーセージなどでは，まれに肉が緑変する場合がある．この原因のひとつは，肉中に過酸化水素が発生して，ヘムが酸化され，コールミオグロビン（緑色）を生成したためである．

3）カロテノイド色素

カロテノイド（carotenoids）色素は，動植物に広く分布する黄色，橙色，赤色の脂溶性色素である．カロテノイドはイソプレン8単位を基本構造（炭素数40）とする物質で，分子中に多数の共役二重結合（全トランス型）を含んでいる．

表3-23　代表的カロテノイドの色調，構造，分布

色調	カロテノイド	構　造		分布（存在）
黄色	クロセチン (crocetin)	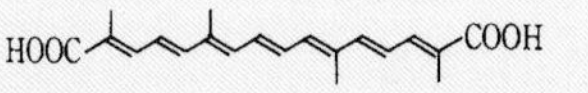	$C_{20}H_{24}O_4$	サフラン，くちなし
	ルテイン (lutein)	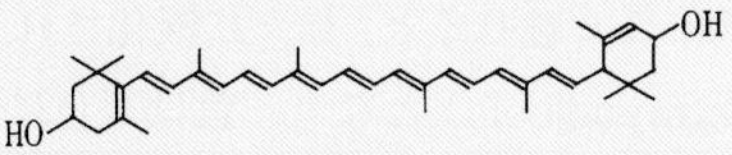	$C_{40}H_{56}O_2$	鶏卵，さつまいも，かぼちゃ，カリフラワー，柑橘類，キウイフルーツ
	フコキサンチン (fucoxanthin)	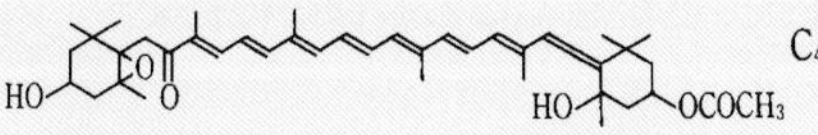	$C_{42}H_{56}O_5$	海草，その他藻類
	ビオラキサンチン (violaxanthin)	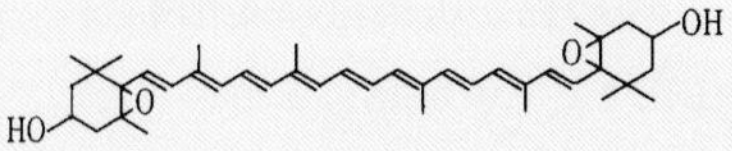	$C_{40}H_{56}O_4$	ブロッコリ，ほうれんそう，じゃがいも，さつまいも，柑橘類，りんご
	ゼアキサンチン (zeaxanthin)	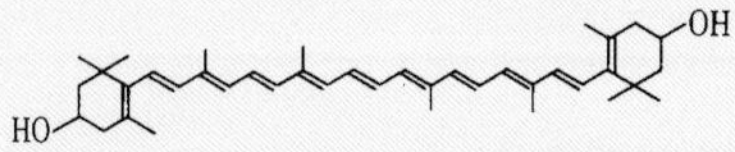	$C_{40}H_{56}O_2$	とうもろこし，ほうれんそう，鶏卵
橙色	エキネノン[1] (echinenone)	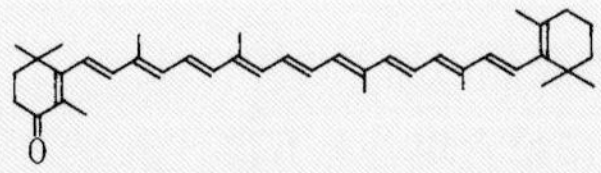	$C_{40}H_{54}O$	うに
	カンタキサンチン (canthaxanthin)	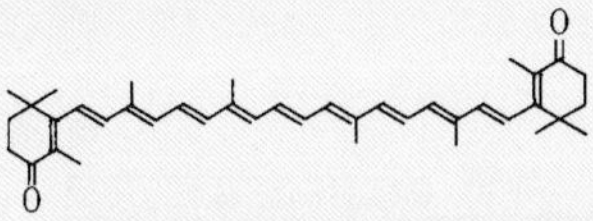	$C_{40}H_{52}O_2$	さけ，ます，きのこ
	リコペン (lycopene)	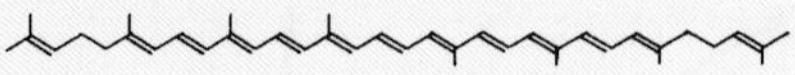	$C_{40}H_{56}$	トマト，すいか，にんじん，柿
	カプサンチン (capsanthin)	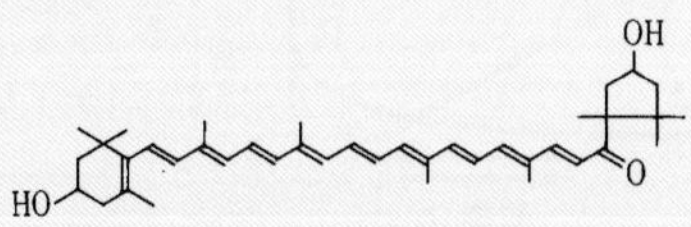	$C_{40}H_{56}O_3$	とうがらし，パプリカ
赤色	ビキシン (bixin)	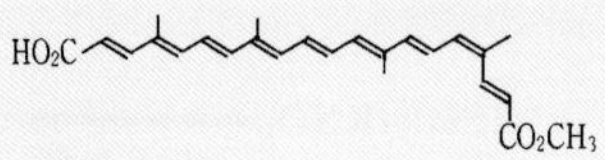	$C_{25}H_{30}O_4$	アナトー果実

色調順に配列—石油エーテル溶液の吸収極大値による．
1）プロビタミンA

カロテノイドには炭化水素のみの構造からなるカロテン（carotene, カロテンの名称はにんじんの学名*Dacus carota L.* に由来する）と，水酸基やカルボニル基などをもつカロテンの酸化誘導体，キサントフィル（xanthophyll）に大別される．

カロテン類は石油エーテルやベンゼンに溶け，アルコールには溶けにくいが，キサントフィル類はアルコールに溶け，石油エーテルやベンゼンに溶けにくい．主なカロテン類とキサントフィル類の種類とその含有食品を**表3-23**に示す．

カロテン類には，α-，β-，γ-カロテンや，リコペンなどがある．これらのうちα-，β-，γ-カロテンはプロビタミンAである（**図2-41参照**）．リコペンはトマト，柿，すいかなどに含まれる深紅色の色素である．

キサントフィルのうち，水酸基をもつグループには，水酸基を1個もつβ-クリプトキサンチン（β-cryptoxanthin）など，水酸基を2個もつルテイン（lutein）などがあり，これらは黄橙色を呈する．β-クリプトキサンチンもプロビタミンAである（**図2-41参照**）．一方，カルボニル基をもつグループには，アスタキサンチン（astaxanthin）やカンタキサンチン（canthaxanthin）などがあり，これらは赤色を呈する．

鶏卵卵黄の色は，カロテン類やルテイン，ツェアキサンチン，クリプトキサンチンなどのキサントフィル系色素で，飼料に由来するものである．ルテイン，ツェアキサンチンなどを多く含む緑葉のエサが，卵黄の色を濃くする効果がある．

えび，かになどの甲殻類にはアスタキサンチンが含まれている．これらを茹でると鮮やかな紅色に変化するのは，生ではアスタキサンチンがタンパク質と結合して暗緑色を呈しているが，加熱するとアスタキサンチンが加熱により遊離するためである（**図3-53**）．きんめだいやめぬけの赤色，さけやにじますの筋肉の橙色はアスタキサンチンが酸化された形のアスタシン（astacin）を含むためである．

南米原産のベニの木（*Bixaorellana* L.）の種子の赤色被覆物から抽出されるアナトー色素は，カロテノイドのビキシンであり，バターやマーガリンの着色料として使用さ

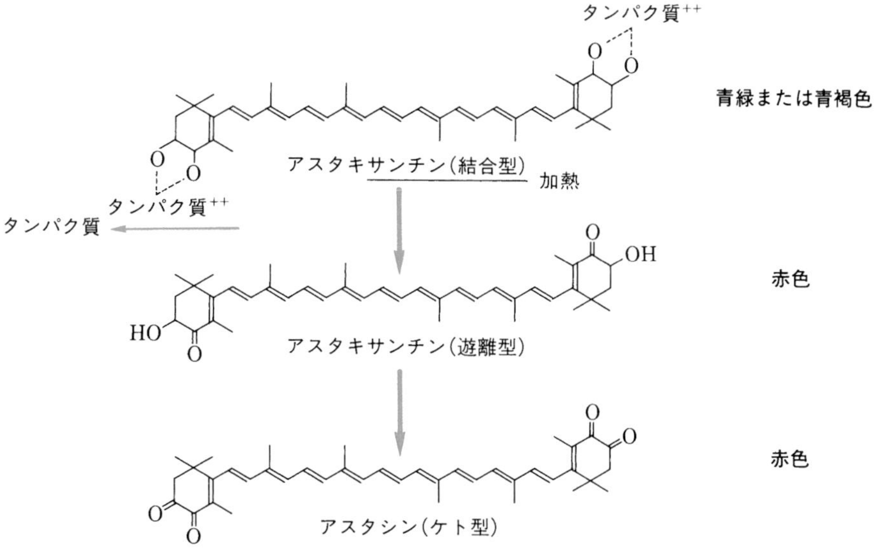

図3-53　えび，かになどの加熱による変色とカロテノイドの構造変化

■木村 進：食品の変色の化学．光琳，1995．

れている．また，種子をアルカリで抽出すると得られる水溶性のアナトーはノルビキシンが主体である．

サフラン（*Crocus sativus* L.）の花柱や柱頭を乾燥したものはサフロン（saffron）とよばれ，橙赤色で特有の芳香と味がある．乾燥柱頭を水につけて抽出液を作り，これを食品の着色料や着香料として用いる．橙黄色の色素の主成分はクロシンである．クロシンはクロセチンの配糖体であり，水溶性である．また，クチナシ（*Gardenia jasminoides* Ellis）の実の抽出液もクロシンやクロセチンなどの色素を含み，たくあん，栗きんとんなどの着色に使われている．

ほうれんそうのような緑黄色野菜にはカロテノイドが含まれているが，常時は共存するクロロフィルにより，橙黄色，赤色が隠れて緑色になっている．しかし葉がしなびてくると，クロロフィルが分解し，カロテノイドの色が現れ，黄色になる．果実の成熟中の色の変化や，秋の葉の紅葉は同じ現象である．トマトでは熟す過程で，クロロフィルが分解し，カロテノイド類が増えて，緑色が消失し，黄色になっていく．完熟したトマトではリコペンが全色素の9割近くを占め，真っ赤になる．これとは逆に，褐藻類のわかめを茹でると，鮮やかな緑色に変化するのは，生の状態ではタンパク質と結合して赤色であるフコキサンチンが，加熱によりタンパク質より離れ，本来の黄橙色となり，クロロフィルの緑色が支配的となるからである．

カロテノイドはその構造のなかに，多数の共役二重結合を含むので，長期間光が照射されると，トランス型からシス型への異性化を起こし，色調が明るくなったり，退色する．またカロテノイドは，不飽和脂肪酸がリポキシゲナーゼや自動酸化により酸化された際に生成するペルオキシラジカルにより，酸化分解され，退色する．

そのため，カロテノイドを含む生鮮野菜類は，低い温度で暗所に保存することが望ましい．野菜などの冷凍食品を製造する際には，ブランチングして酵素を失活させるのもこのためである．また，凍結乾燥した野菜類は真空包装するか，窒素ガスを充填して，カロテノイドと空気との接触をたち，暗所で保存することが望ましい．

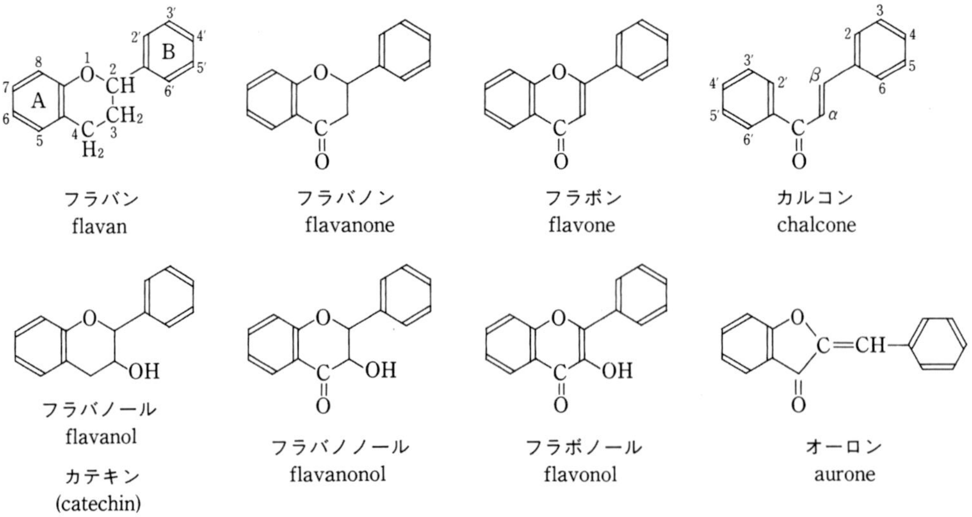

図3-54　フラボノイドの基本骨格

4）フラボノイド色素

フラボノイド化合物とはC_6（A環）-C_3-C_6（B環）を基本骨格とする化合物群の総称で，フラバンを基準として**図3-54**のような多くのグループがある．このなかには鮮やかな赤や紫色の色素であるアントシアニン類や，無色でタンニンの一種とされるカテキン類なども含まれるが，通常，これらを別格として取り扱い，これら以外のものを狭義のフラボノイドとする．

フラボノイド化合物は通常ベンゼン環に，いくつかの水酸基をもっており，ポリフェノールと総称される化合物群に包含されるものである．

1 アントシアニン色素——アントシアニンは，いちご，ぶどう，なすなどの赤や紫の色素であり，水溶性で，フラボノイド色素の代表的なものである（**表3-24**）．

アントシアニンはアントシアニジンを基本構造とするアグリコンにグルコース，ガラクトース，ラムノースなどの糖が結合した配糖体である．

アントシアニジンはオキソニウムカチオン構造をしているため，不安定で，変色や褐変を起こしやすい．B環（フェニル環）の水酸基やメトキシル基の数により，**図3-55**のようにペラルゴニジン系，シアニジン系，デルフィニジン系などに大別される．アントシアニンの色は，B環に結合する水酸基の数が多くなるほど青色が濃くなり，メ

表3-24　アントシアニンとフラボノイド

種類		色	含有食品
フラボン類	アピゲニン	無色に近い黄色	コウリャン
	アピイン	無色	パセリ
	ノビレチン	淡黄色	みかん
	トリチン	淡黄色	アスパラガス
フラバノン類	ヘスペリジン	無色	みかん
	ヘスペレチン	無色	みかん
	ナリンギン	無色	みかん
フラボノール類	ケルセチン	無色	たまねぎの皮
	ルチン	無色	そば，トマト
イソフラボン類	ダイジン	無色	大豆
ペラルゴニジン系	カリステファン	赤	いちご，あずき
	フラガリン	赤	いちご
シアニジン系	クリサンテミン	赤紫	黒豆，あずき，いちご，ブルーベリー，もも
	シアニン	赤紫	赤かぶ
	シソニン	赤紫	しそ
	イデイン	赤紫	りんご
	ケラシアニン	赤紫	さくらんぼ
デルフィニジン系	ナスニン	紫	なす
	ヒアシン	紫	なす
	エニン	紫	ぶどう

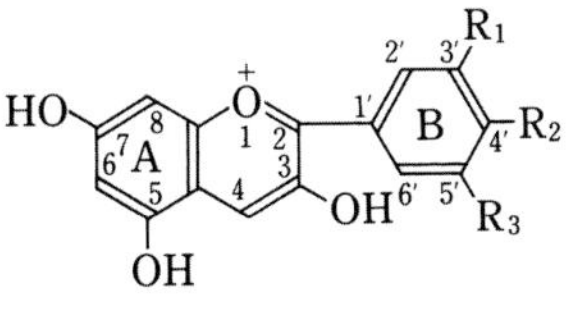

①ペラルゴニジン pelargonidin 系　R_1=H, R_2=OH, R_3=H
②シアニジン cyanidin 系　R_1=OH, R_2=OH, R_3=H
③デルフィニジン delphinidin 系　R_1=OH, R_2=OH, R_3=OH

図3-55　アントシアニジン基本核

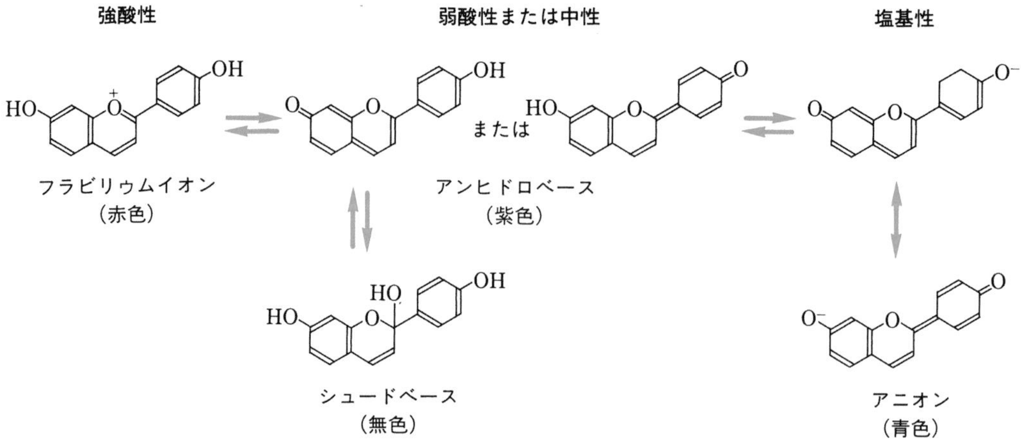

図3-56　pHによるアントシアニンの構造変化

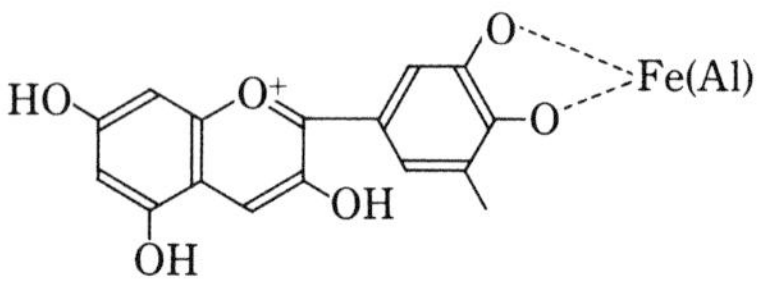

図3-57　アントシアニンの金属キレート

トキシル基の数が多くなるほど，赤色が濃くなる．

アントシアニンは，酸性では赤色を呈するが，pHが中性に近づくと紫になり，さらにpHがアルカリ性になると青色に変化する（オキソニウム構造からキノイド構造に変化していく，**図3-56**）．梅漬けに用いる紫シソや赤かぶ漬け物の色の変化はこのためである．

アントシアニン色素はポリフェノールオキシダーゼなどの酵素や，非酵素的な要因で酸化され，褐色になる．なすの漬け物がすみやかに退色して褐色となるのは，ポリフェノールオキシダーゼの作用による．また，いちごジャムが退色して褐色となるのは，いちごのカリステフィンが自動酸化により褐変するためと，アスコルビン酸の酸化物により分解されるためである．いちごジャムの褐変を防止するには，クエン酸などを加えて，pHを十分に下げておいてから，手早く加熱することが効果的である．

アントシアニンは，鉄，スズ，鉛，アルミニウムなどの金属と錯化合物（キレート）を形成して（**図3-57**），安定な青色を呈する．なすの漬け物に錆クギやミョウバンを加えておくと，鮮青色になるのはこのためであり，このような金属を含む安定なアントシアニンをメタロアントシアニンという．もも赤肉缶詰が紫変することがあるのは，クリサンテミンと，缶から溶出したスズがメタロアントシアニンを作るためである．

2　狭義のフラボノイド——ほとんどすべての植物，とくに緑葉に多く含まれ，フラバノン，フラバノノール，フラボン，フラボノール，イソフラボン，カルコンなどの水酸基やメトキシ基誘導体をアグリコンとする配糖体が多い．フラバノン，フラバノノールは無色であり，フラボン，フラボノールは黄色である．これらは希アルカリにより開環してカルコンとなる．カルコン類は黄色であり，みかんの缶詰を製造する際の，砂のうのアルカリ剝皮で強い黄色を呈するのは，これが原因である．また，ベニバナ（*Carthamus tinctorius* L.）色素であるサフロールイエロー（safflोryellow；黄）とカーサミン（carthamin；赤）もカルコンである．サフロールイエローは，清涼飲料，

表3-25 食品のタンニン含量

食品名	%乾物	食品名	%生
もろこしきび	0.04～6.88	りんご	0.08～0.12
しこくびえ	0.04～2.02	なし	0.08～0.12
くろだいず	0.04	せいようすもも	0.08～0.15
ささげ	0.14～1.03	いちご	0.10～0.15
そらまめ	0.06～0.87	くろすぐり	0.21～0.37
いんげんまめ	0.32～1.12	せいようすぐり	0.06～0.10
りょくとう	0.06～0.80	ぶどう（白）	0.10
あずき	0.29～0.37	ぶどう（赤）	0.90～0.95
きまめ	0.10～1.71	キウイフルーツ	0.04～0.06
しかくまめ	0.40～1.60	なつめ	0.11

■中林敏郎：食品の変色の化学．光琳，1995.

中華麺などの着色料，カーサミンは口紅として古くから使われている．

柑橘類に含まれるフラバノン配糖体のナリンギン（naringin）は苦みがあるが，ナリンギナーゼを作用させると，プルニン（prunin）となり，さらにナリンゲニン（naringenin）に加水分解される．プルニンもナリンゲニンも苦みはないので，夏みかん果汁の苦味除去に利用される．またナリンギンを加水分解後，接触還元して得られるジヒドロカルコンは，ショ糖の100～1,000倍の甘味がある．

ヘスペリジンは，柑橘類の果皮に含まれていて結晶化しやすく，みかん缶詰シロップの白濁の原因となる．ヘスペリジンにヘスペリジナーゼを作用させると，溶解度の高いヘスペレチン（hesperetin）となり，白濁は防止される．

ルチン（rutin）はそば，茶などに含まれているフラボノール配糖体で，クエルセチン（quercetin）にルチノース（グルコースとラムノースからなる二糖類）がグリコシド結合した構造である．ルチンはビタミンPとよばれることがあり，毛細血管を強化する作用がある．

③ カテキンとタンニン——カテキン（catechin，フラバノール），ロイコアントシアニジン（フラバン-3,4-ジオール），プロアントシアニジンはフラボノイドであるが，タンニン（tannin）*として取り扱われることが多い（**表3-25**）．

カテキンはりんご，なしなどの果実，れんこんなどの野菜，茶葉，カカオ豆などに多く含まれている水溶性のフラバノールで，ガロイルエステルなど多くの種類がある．茶の主要なカテキンを**図3-58**に示す．無色であるが，ポリフェノールオキシダーゼにより酸化され，褐変する．また，茶の渋味成分である．

ロイコアントシアニジンは，果実，野菜などに含まれる水溶性のタンニンで，無色で渋みを有するが，塩酸酸性で，長時間加熱すると赤色のアントシアニジンを生じる．

プロアントシアニジンは主にカテキンの縮合物で，塩酸と加熱すると，アントシアニジンを生成する．茶や柿の渋味の主成分と考えられているだけでなく機能性も注目されている（メタボ予防）．

* タンニンという言葉は皮なめし（tanning）に由来し，皮をなめす性質のある植物成分，すなわち渋味があり，タンパク質と結合して沈殿する比較的高分子のポリフェノール成分を指すが，一般には無色のポリフェノール成分の総称として用いられる．加水分解タンニンと縮合型タンニンに分類される．

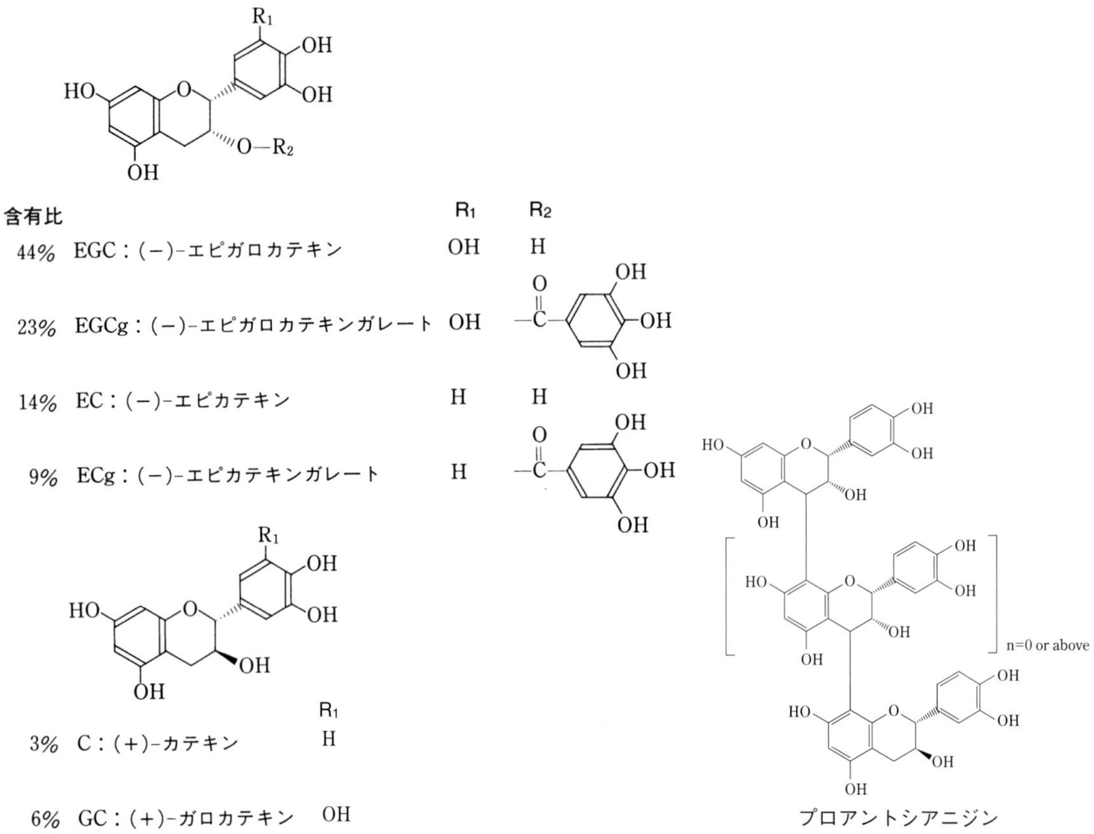

図3-58　茶のカテキン類とプロアントシアニジン
■中林敏郎：食品の変色の化学．光琳，1995.

クロロゲン酸はコーヒー酸（caffeic acid）とキナ酸（quinic acid）のエステルで，水溶性で苦みがある（**図3-59**）．コーヒー豆やごぼう，ふき，さつまいも，りんご，ぶどうなどに含まれているポリフェノールで，褐変の原因となることが多い．

5）その他の色素（図3-60）

ベタレインはビートなどに含まれる水溶性の含窒素色素の総称で，ベタシアニン（betacyanin）という赤色色素と，ベタキサンチン（betaxanthin）という黄色色素からなる．

クルクミン（curcumin）は，ウコンの根茎を乾燥後粉末にしたウコン粉（ターメリック）に0.1～0.3%含まれる黄色色素である．この色素は水に溶けにくいが，アルコールに溶けやすく，鮮やかな黄色を呈する．カレー粉やたくあん漬け，からし漬け，ゆばなどの着色に用いられている．

紅藻や藍藻のような海藻には，赤色のフィコエリスリン（phycoerythrin）や青色のフィコシアニン（phycocyanin）が含まれている．これらはビリン色素といわれる水溶性の色素で，海藻中ではタンパク質と結合しており，光合成の補助色素である．

コチニール（cochineal）は中南米のサボテンに寄生するコチニールカイガラムシ（*Coccus cacti*）の雌の虫体から抽出される深赤色色素で，主成分はカルミン酸である．

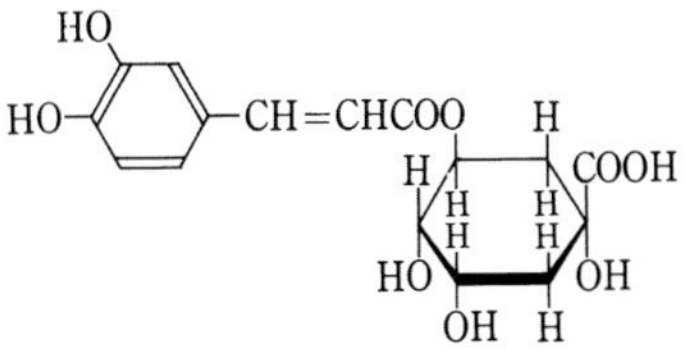

図3-59　クロロゲン酸
(chlorogenic acid)

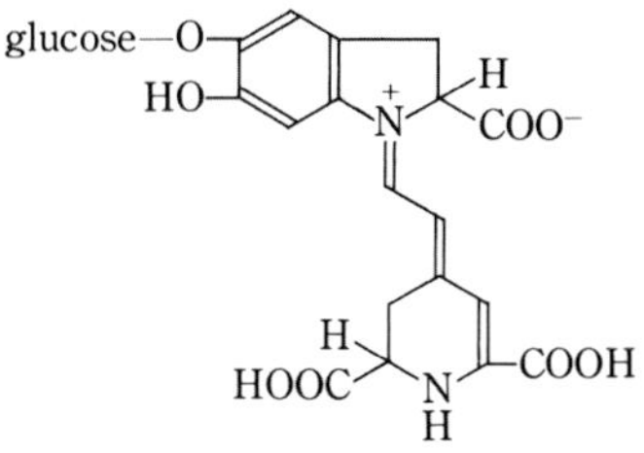

ベタシアニン（ベタニン）

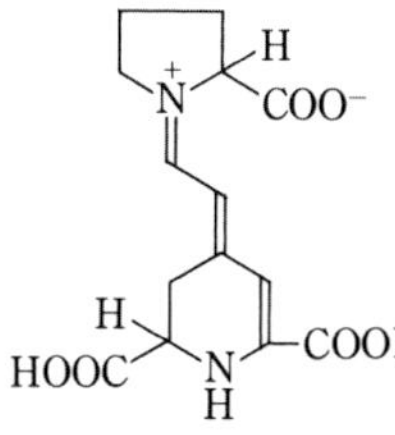

ベタキサンチン

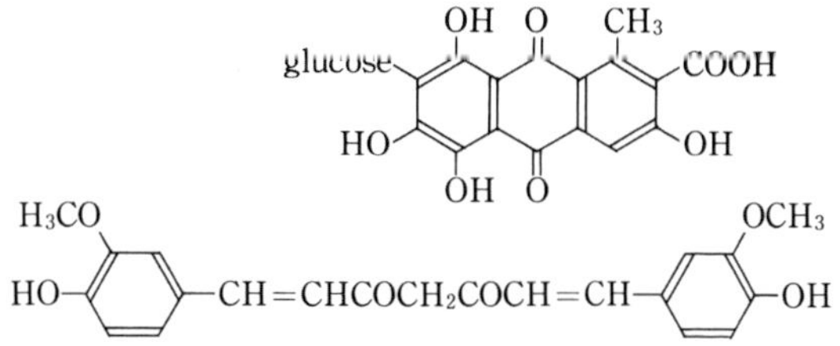

カルミン酸
［コチニール色素］

クルクミン

図3-60　食品天然色素

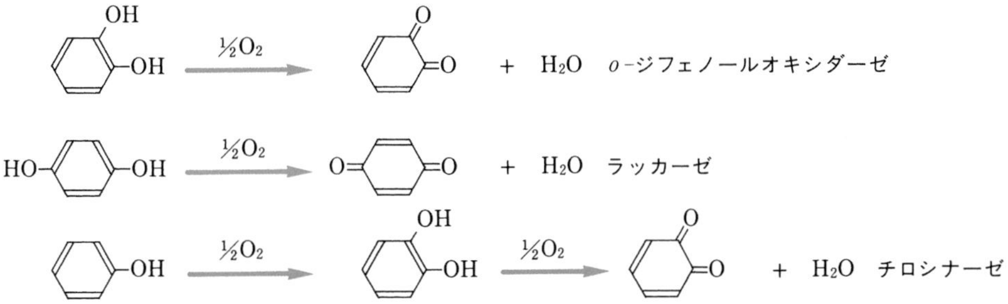

図3-61　ポリフェノールオキシダーゼの作用

■中林敏郎：食品の変色の化学．光琳，1995.

キャンデーなどの食品や医薬品，化粧品の着色に用いられている．

ラッカイン酸（laccaic acid）は，東南アジアに棲息するラックカイガラムシの分泌物から抽出される水溶性色素で，pHにより色調が変わり，pH3〜5で橙黄色〜赤色，pH6で赤色〜赤紫色，pH7以上で赤紫色になる．ラッカイン酸は光や熱に対して安定な色素で，キャンデー，アイスクリームなどの着色に用いられている．

2 ▶ 褐　変（browning）

食品の調理，加工または貯蔵中に，食品が黄色や褐色に着色したり，食品自体の色が濃くなることがある．このような現象を褐変といい，食品の色，香りなどの品質や栄養価に影響を与える．褐変には酵素が関与して起こる酵素的褐変（enzymic browning）と酵素によらない非酵素的褐変（non-enzymic browning）がある．

1）酵素的褐変

1 ポリフェノールオキシダーゼ（polyphenol oxidase）――りんご，西洋なし，ももなどの果実を剝皮して放置したり，果実に損傷を与えたりすると，その部分が褐色

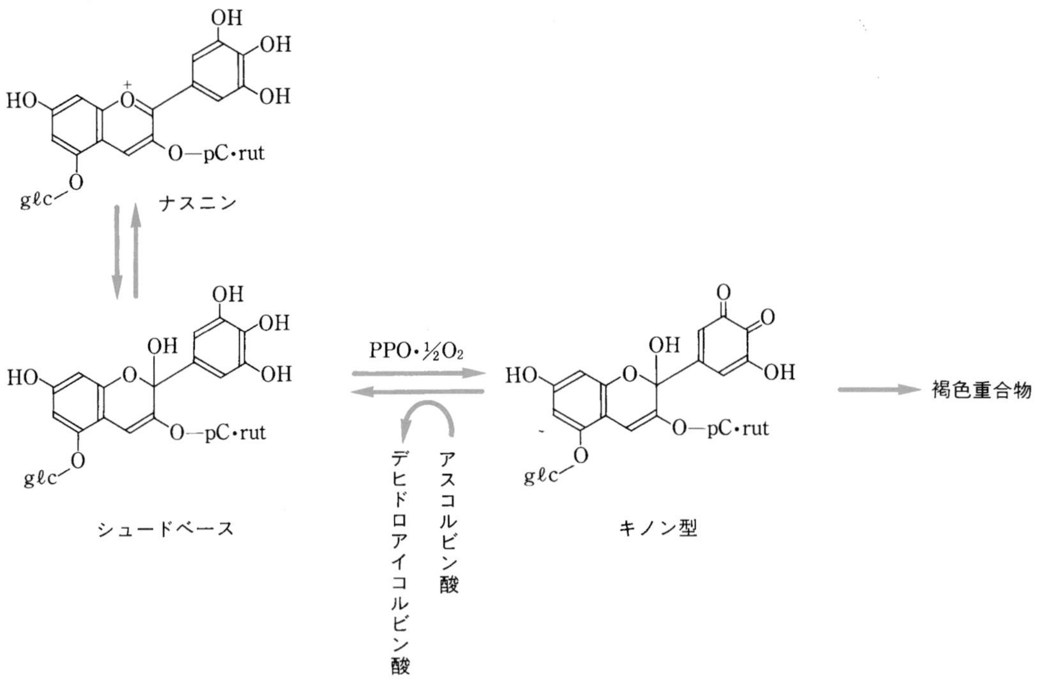

a．ポリフェノールオキシダーゼ(PPO)によるなす紫色の退色褐変

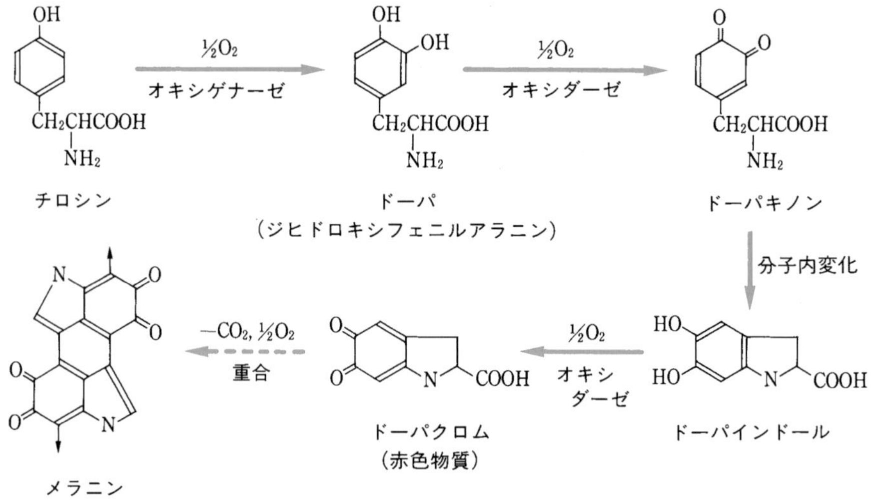

b．チロシンからメラニン形成経路

図3-62　酵素的褐変反応

■中林敏郎：食品の変色の化学．光琳，1995．

になる．これは果実のなかに含まれるクロロゲン酸などのタンニン類やフラボノイドなどのポリフェノール化合物がポリフェノールオキシダーゼにより酸化され，キノン構造になり，これがさらに非酵素的に酸化重合して，褐色の色素を生成するためである．

ポリフェノールオキシダーゼは，*o*-ジフェノールを酸化して*o*-キノンにする*o*-ジフェノールオキシダーゼ，*p*-ジフェノールを酸化して*p*-キノンとするラッカーゼ，チロシンなどのモノフェノールをジフェノールに酸化してからキノンを生成するチロシナーゼなどの総称である（**図3-61**）．

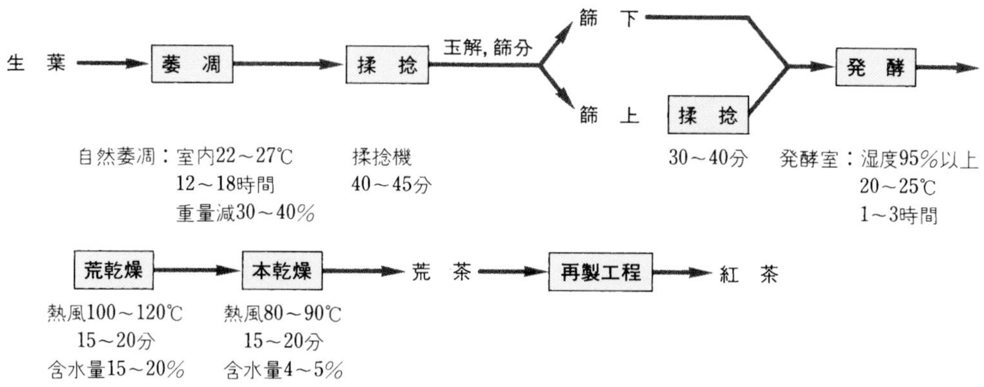

図3-63 オーソドックス法による紅茶の製造工程

表3-26 紅茶色素テアフラビン

テアフラビン	構 造	R R'	前駆体	紅茶の全テアフラビン量中の比率（%）
theaflavin	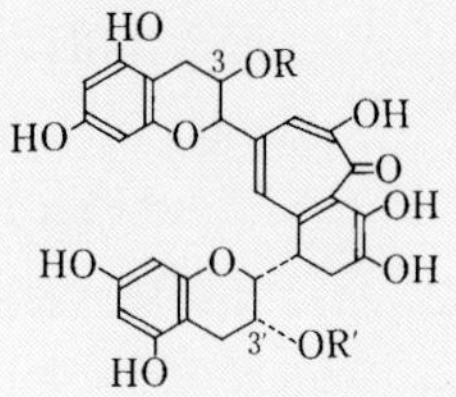	HH	-ECと-EGC	9.0
theaflavin3-gallate		GH	-ECGと-EGC	36.6
theaflavin3'-gallate		HG	-ECと-EGCG	20.5
theaflavin3.3'-digallate		GG	-ECGと-EGCG	30.0

りんごやなすなどポリフェノールより生成する色素は，褐色のものが多いのに対し，チロシンやフェノールアミンなどが酸化されると，黒色を呈する（**図3-62a**）．

じゃがいもを剝皮し放置しておくと黒変するが，これはじゃがいもに含まれるチロシンがチロシナーゼにより酸化され，メラニン様色素を生成するためである（**図3-62b**）．この反応は，まずチロシンが酸化されてドーパに変わり，ドーパがさらに酸化されて，ドーパキノンが生成し，黒変する．そら豆の莢やバナナの黒変もフェノールアミン類の酸化によるものである．

紅茶はポリフェノールオキシダーゼを品質形成に利用した食品である（**図3-63**）．紅茶の製造の際には，生の茶葉を萎凋後，揉捻して細胞を破壊し，酵素を働きやすくする．次にこの茶葉を温度20～25℃，湿度95％以上の部屋に入れ，1～3時間発酵させる．この際に茶葉中のカテキン類がポリフェノールオキシダーゼにより酸化され，赤色色素テアフラビン（theaflavin）を生成する．また発酵が進むと，酸化重合により褐色のテアルビジン（thearubigin）も生成される（**表3-26**）．

[2] 酵素的褐変の防止法――酵素的褐変は酵素，基質，酸素の3要素と反応条件（温度，pHなど）がそろうと生じるので，褐変を防止するためには，このうちのひとつを除去すればよい．そこで次のような方法が利用されている．

① 果実，野菜を90℃以上に加熱して，酵素を不活性化する．この例として，果実，野菜の冷凍食品を製造する際には，前処理として湯どおし（ブランチング）し，酵素を不活性化している．

② 食塩のような酵素阻害剤を用いる．剝皮したりんごは食塩水につけると，褐変を

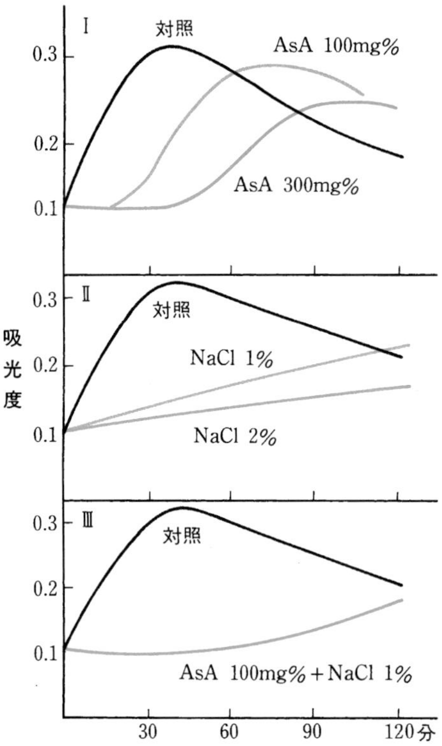

図3-64　PPOによるもも果汁の褐変に及ぼすアスコルビン酸（AsA）と食塩の影響

■中村敏郎：食品の変色の化学．光琳，1995.

防止することができる．

③ アスコルビン酸，亜硫酸塩のような還元剤を添加する．りんごジュースには褐変防止にアスコルビン酸が添加される（**図3-64**）．乾燥果実やかんぴょうを製造する際には，あらかじめ剥皮した果実を，亜硫酸ガスや亜硫酸塩で処理して褐変を防止している．また，ワインの製造にも亜硫酸ガスや亜硫酸塩が用いられる．

④ クエン酸，酢酸などを添加して，pHを3以下に下げる．リンゴポリフェノールオキシダーゼの最適pHは4.2～5.8であるので，pHを3以下に下げると，酵素活性はほとんどなくなる．

3 ▶ 非酵素的褐変

酵素作用によらない褐変で，アミノカルボニル反応（amino carbonyl reaction）による褐変，糖類を加熱した場合のカラメル（caramel）化，アスコルビン酸の分解による褐変，油脂の酸化や加熱による褐変，ポリフェノール類の自動酸化による褐変などがある．

1）アミノカルボニル反応

アミノ基をもつ化合物（アミノ酸，ペプチド，タンパク質，アミンなど）とカルボニル基をもつ化合物（還元糖やアルデヒド，ケトンなど）とが反応して，褐色物質メラノイジン（melanoidin）を生成する反応をアミノカルボニル反応という．またこの反応は反応発見者の名をとってメイラード反応*（Maillard reaction）ともいう．

みそやしょうゆの色，パンやカステラの表皮の色，果汁や日本酒，練乳，凍り豆腐などの貯蔵中の着色など，この反応は多くの食品の品質と密接に関係している．また，この反応では褐色色素が生成するだけでなく，揮発性の香気成分が生成する副反応を伴うため，加工や調理における食品の香りの発現（調理香）に対しても重要な因子となっている．

この反応では褐変物質を生成する際に，食品中のアミノ酸や糖が減少するので，食品の栄養価は低下する．

1　アミノカルボニル反応の機構――グルコースとアミノ酸の褐変機構を**図3-65**に示す．この反応ではまず，アミノ酸のアミノ基とグルコースのカルボニル基とが縮合して，グリコシルアミンを生成する．グリコシルアミンはそのシッフ塩基をへて，不安定なアミノレダクトン（1，2-エナミノール）になるが，さらにアマドリ転位（Amadori rearrangement）してフルクトシルアミン（1-アミノ-1-デオキシ-2-ケトー

＊ マイヤー反応，マイヨール反応，マイヤール反応などともよばれる．

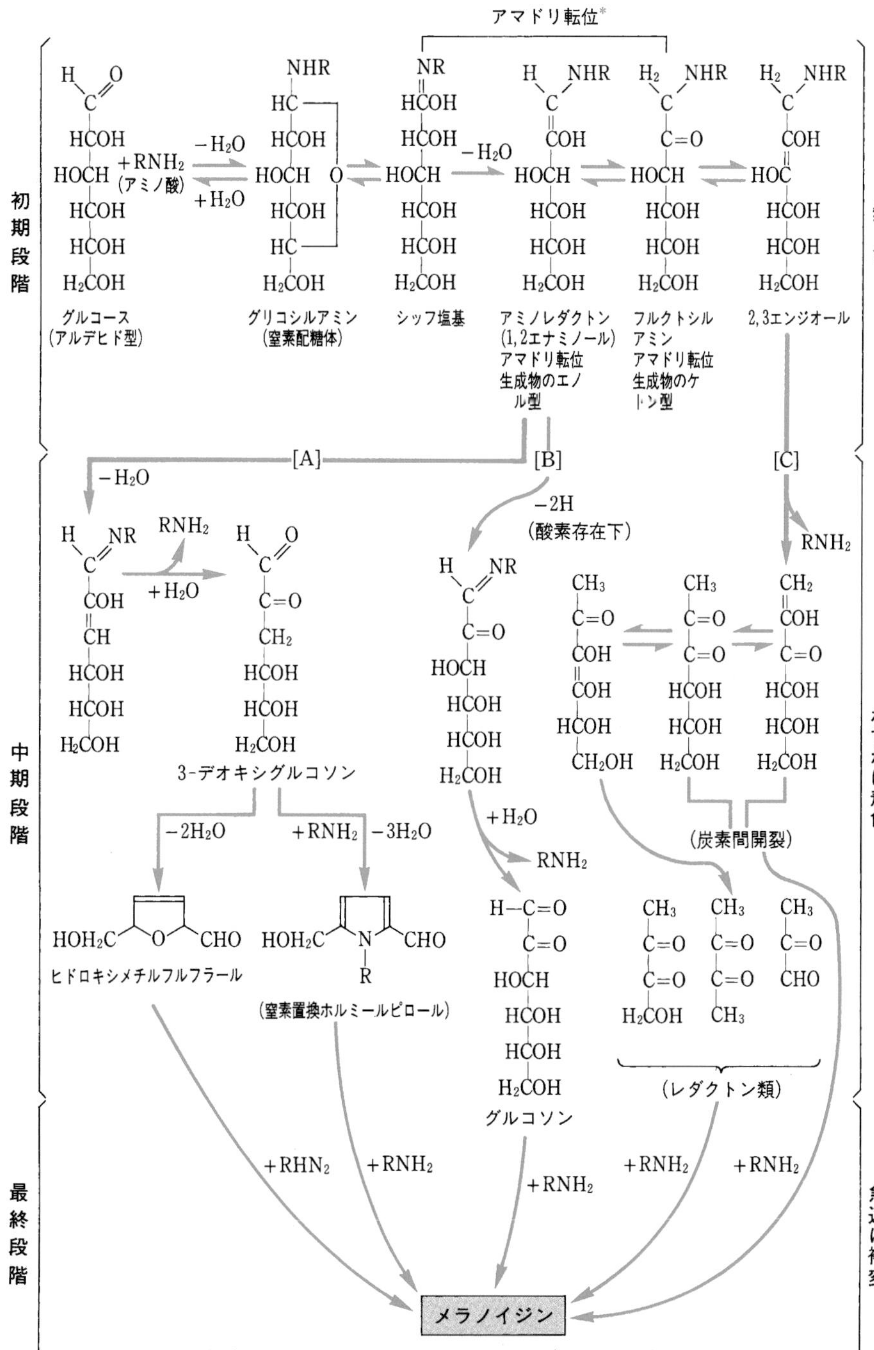

*amadori rearrangement：アルデヒド基を有するN-グリコシドが，対応するケトースに転位することをいう

図3-65 グルコースとアミノ酸の褐変反応主要経路

ス）を生成する（初期段階）．反応性に富むアミノレダクトンはpHが低いと，アミノ酸を遊離して，3-デオキシグルコソンを生じ［A］，これが脱水されると3，4-デオキシ不飽和グルコソンを生成する．これはさらに脱水されると，ヒドロキシメチルフルフラールを生成する（中期段階）．

表3-27　還元糖のアルデヒド型含量および変旋光速度と褐変速度

	開環型*（アルデヒド型）	変旋光速度	メラノイジン生成量**
D-グルコース	1	1	1
D-フラクトース	—	—	1.2
D-マンノース	2.7	1.7	1.4
D-ガラクトース	3.4	1.6	2
D-キシロース	7.1	3.2	5.5
D-アラビノース	7.1	4.8	6.7
D-リボース	35.4	非常に速い	非常に多い

*　20℃，pH7における0.025M溶液中の開環型含量比率，グルコースは0.022%

**　グリシンとの反応による．　■加藤博道：食品の変色の化学．光琳，1995．

これらオソン類やヒドロキシメチルフルフラールは反応性が強く，アミノ酸などと反応を繰り返して，メラノイジンを生成する（後期段階）．

また，このほかの反応経路として，pHが高い時には，アミノレダクトンは2，3-エノール化を起こし，2，3-エンジオールを生じる．2，3-エンジオールは高温の状態で，2，3-ジケト化合物をへて，酸化開裂し，低分子ジカルボニル化合物を生成する［C］（中期段階）．

これらの低分子ジカルボニル化合物は，アミノ酸などと結合し，メラノイジンを生成する（後期段階）．

さらにまた，アミノレダクトンは酸素の存在下で脱水素され，グルコソンを生じる［B］（中期段階；この反応には，鉄イオンや銅イオンが触媒として関係する）．

グルコソンはアミノ酸と反応してメラノイジンを生成する（後期段階）．

メラノイジンは270～320 mmに極大吸収を示し，長波長にいくにしたがって，だらだらと吸光度を低下する褐色の色素で，水に溶解するとpH2.8～4.0の酸性物質である．メラノイジンの化学構造の詳細は不明である．

2　アミノカルボニル反応に影響する因子

ⓐ 糖とアミノ化合物：還元糖ではペントースがヘキソースに比べ褐変しやすい．これはペントースの水溶液中にカルボニル基をもつ開環型のペントースが多く存在するためである．各糖の反応性はD-リボース＞D-キシロース≧L-アラビノース＞D-ガラクトース＞D-マンノース＞D-グルコース＞二糖類の順である（**表3-27**）．しかしショ糖は還元性がないので反応には関与しない．またアミノ化合物の褐変度は，ペプチド＞アミノ酸＞タンパク質の順である．アミノ酸ではリジン，アルギニンのような塩基性アミノ酸は，側鎖にアミノ基をもつので反応性が高い．生成したメラノイジンの色調は，糖の種類による差はほとんどない．しかしアミノ化合物の種類により色調は変化する（**表3-28**）．

ⓑ pH：一般にアミノカルボニル反応は，酸性側（pH6以下）では遅く，中性からアルカリ性側では，pHが上がるにつれて著しくなる．これはアルカリ側で，アミノ酸，ペプチド，タンパク質のアミノ基が塩基の型を取ることと，ヘキソースの開環構造の存在がより多くなるためである．

ⓒ 水分：食品の水分活性が低い時（0.4以下）や高い時（0.8以上）は，アミノカルボ

表3-28　各アミノ酸による褐変の比較

	(A) キシロース10% アミノ酸10% 38℃，30日	(B) キシロース1% アミノ酸1% 110℃，5時間	(C) 100 ml中ショ糖70 g, クエン酸2.57 g, アミノ酸5.3 mmol 38℃，60日，pH1.8
グリシン	++++	+++	+
アラニン	／	++	±
β-アラニン	++++	++++	／
アルギニン	+	+	++
リジン	++	+	+++
ヒスチジン	+++	+	+++
ロイシン	+	++	／
イソロイシン	+	++	／
バリン	++	+++	+
セリン	+++	++	++
スレオニン	+++	++	／
シスチン	−	+	／
メチオニン	±	++	／
アスパラギン酸	±	+	++
グルタミン酸	／	+	++
グルタミン酸ソーダ	++++	+++	／
チロシン	±	+	／
フェニルアラニン	±	++	／
トリプトファン	±	++	++++
ヒドロキシプロリン	／	／	+++
γ-アミノ酪酸	／	／	+
プロリン	／	／	±

■加藤博道：食品の変色の化学．光琳，1995.

ニル反応は遅く，水分活性が0.6～0.7の範囲で，褐変反応は進行する．しかし，水分活性の低い状態でも，加熱するとアミノカルボニル反応は生じる．

ⓓ 温度：アミノカルボニル反応は加熱温度が上がるにつれ，反応速度も速くなる．一般に加熱温度が10℃上がると，反応速度は3～5倍速くなる．

ⓔ 共存物質：食品にFeイオンやCuイオンが混入すると，アミノカルボニル反応を促進する．しかしMnやZnはアミノカルボニル反応を抑制するといわれている．

③ ストレッカー分解——アミノカルボニル反応では，主経路で起きる褐変のほかに，副反応として種々の香気成分が生成される．

アミノカルボニル反応の中間体のα-ジカルボニル化合物（グルコソンなど）がα-アミノ酸と反応すると，炭酸ガスを発生するとともに，そのアミノ酸よりも炭素数がひとつ少ないアルデヒドとアミノレダクトン（エナミノール）を生成する．さらにこのアミノレダクトンはピラジン化合物に変化する．この反応をストレッカー分解（Streker degradation）という．ストレッカー分解により生成されるアルデヒド類やピラジン類は，パン，ピーナッツ，ココアなどを焙焼した時に生ずる香気の成分である．

2）その他の非酵素的褐変反応

① カラメル化——糖類を100～200℃に加熱すると，褐色化する．これをカラメル化反応という．カラメルはグルコース（$C_6H_{12}O_6$）から4分子脱水した組成（$C_6H_4O_2$）を

示す種々の分解物や重合物の混合物であり，化学構造は明らかとなっていない．カラメル化では種々の不揮発性物質や揮発性成分の副成を伴っており，苦味を帯びた味や甘い香りが賞味される．

食品の着色に用いられるカラメルは糖だけを加熱しても作られるが，通常はアンモニウム塩などの種々の触媒を用い，使用する食品に適した特性を有したカラメルが製造される．

2 アスコルビン酸の分解による褐変——アスコルビン酸は，緑色野菜，果実，緑茶などの食品に多く含まれているビタミンCである．アスコルビン酸は還元作用があり，ポリフェノールオキシダーゼによる褐変の防止の目的で，りんごジュースなどに添加される．しかし，レモン，オレンジ，グレープフルーツなどの柑橘類の果汁では，アスコルビン酸が分解し，褐変を起こす．

この褐変は酸素の有無にかかわらず起こるが，pHや金属イオンの共存により影響を受ける．アスコルビン酸は酸素が存在しなくても，pH4以下では酸触媒による脱水効果によりフルフラールを生成する．また酸素の存在下では，アスコルビン酸はデヒドロアスコルビン酸に酸化されるが，この物質は不安定で，容易にラクトン環が開き，2,3-ジケトグロン酸を生じ，さらにこれが分解されると，L-キシロソンなどを生成する．

フルフラールやL-キシロソンはアミノ酸などと反応して，アミノカルボニル反応による褐色物質を生成したり，ストレッカー分解により，香気成分を生成する．

3 ポリフェノールの非酵素的褐変——湿った緑茶を保存すると褐変するのは，水分の存在でカテキン類が酸化されるためである．このようなポリフェノール類の非酵素的褐変が着色に重要な役割をもつものには，チョコレートやコーヒーがあげられる．このうちコーヒーでは焙煎中にコーヒー豆中のクロロゲン酸とショ糖の分解物が反応して生成する褐色色素やショ糖のカラメル化による色素，アミノカルボニル反応のメラノイジンなどが主要な要素となっていると考えられている．

3）非酵素的褐変反応の防止法

非酵素的褐変反応には，食品の水分活性，共存金属イオン，pH，酸素，温度が関係している．そこで褐変を防止するためには，次のような方法がある．

① 食品を乾燥して，そのA_Wを0.4以下に下げる．

② アミノカルボニル反応はアルカリ側で進みやすいので，食品のpHを3以下に下げる．この例として，乾燥卵製造の際にはあらかじめ，液卵に酸を添加して，pHを3以下に下げてから乾燥処理している．

③ 食品を低温（10℃以下）で保存する．

④ 食品中の酸素を除き，不活性ガスを充填する．

⑤ あらかじめ褐変しやすい成分を除去する．

乾燥卵の製造では乾燥前にグルコースを発酵や接触酸化によって除くと，褐変を防止できる．

⑥ 還元剤を使用する．亜硫酸やSH化合物は褐変を防止する．乾燥果実や乾燥野菜を製造する際には，乾燥前に果実，野菜の亜硫酸処理が行われている．これは亜硫酸や亜硫酸塩が糖のカルボニル基や反応中間体のデオキシグルコソンのカルボ

ニル基と反応して付加物を作り，褐変を防止するためである．

8 香気成分

香りの感覚は空気中に浮遊する化学物質が鼻孔より吸入され，鼻腔の最上部にある嗅細胞を興奮させて起こる化学感覚の一種であり，嗅覚といわれる．香りは“匂い”や“臭い”あるいはフレーバー（風味）ともいわれるが，香りや匂いは比較的心地よい感覚を表すのに対して，臭いは不快な感覚を表す時に使われている．またフレーバーは，たとえば，わさびを食べた時に，辛味と香りが混然となった感覚を引き起こすように，嗅覚と味覚が同時に刺激されるような場合をいう

香りの感覚を引き起こすためには，物質は揮発性でなければならない．揮発性の物質は分子量がほぼ300以下であり，それ以上の高分子物質は香気成分とはならない．しかし，揮発性の物質のすべてに香りがあるわけではない．そのなかには香りのないものもあるし，微量でも強い香りをもつものもある．

香りと化学構造の関係はいまだに明らかでないことが多く，厳密な意味での一般則は存在しないが，経験的に以下のようなことがいわれている．

① 水および有機溶媒にある程度溶ける必要があり，そのために分子内に水酸基，カルボニル基，エステル基などの官能基や二重結合がある物質は，香りが強い．
② 炭化水素は炭素数の少ないものはほとんど香りがなく，炭素数が多くなると強くなり，炭素数6〜18個で最も強くなるが，それ以上だと揮発性がなくなる．
③ アルコールは強い香りがあり，不飽和結合が増すと強くなる．しかし，水酸基が増加すると，香りがなくなる．
④ エステルは構成する酸，アルコールより芳香のものが多い．また，アルデヒドやケトンも強い芳香を有するものが多い．
⑤ イオウを含有する化合物は，特有の香りを有するものが多い．
⑥ 化学構造が類似していても香りは異なる場合が多く，*cis-trans*異性体や化学構造に差異のない光学異性体でも異なる匂いとなる．

食品の香りは，品質や嗜好性の評価の重要な因子である．食品の揮発性成分は普通，多種多様の多くの成分よりなっている．食品によっては，そのなかの2, 3の強い香気成分により，香りの特徴が形成されているものもあるが，ほとんどの食品では，多くの香気成分の量と質のバランスと調和により，香りが作られている．

1 揮発成分と香り

1）揮発成分の分析

食品などの揮発成分を分析するためには，まず揮発成分を適当な方法で捕集する必要がある．密閉した容器中に食品を置き，その上部空間中のガス，すなわちヘッドスペースガスを分析することが行われるが，そのままでは希薄であり，濃縮の必要がある．このため，食品に不活性ガスを通気して，それを液体窒素などで冷却したトラップに導き捕集する方法や，適当な吸着剤に吸着させて濃縮するなどの方法が行われている．

このようにして捕集した揮発成分の分析はガスクロマトグラフィーにより行われ

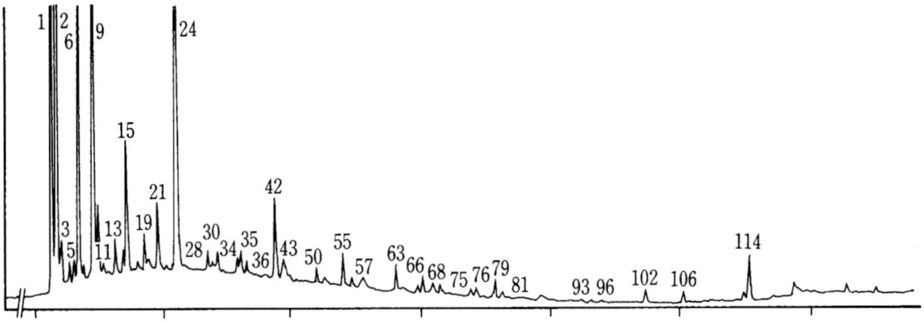

同定された化合物

3：アセトアルデヒド，5：プロパナール，6：アセトン，9：ブタナール，9′：エチルアセテート，11：3-メチルブタナール，13′：2-エチルフラン，15：ペンタナール，19：クロロフォルム，21：トルエン，24：ヘキサナール，28：エチルベンゼン，29：*p*-キシレン，30：*m*-キシレン，34：2-ヘプタノン，35：ヘプタナール，36：*o*-キシレン，41：トランス-2-ヘキセナール，42：2-ペンチルフラン，43：1-ペンタノール，49：2-オクタノン，50：オクタナール，55：トランス-2-ヘプタナール，56：6-メチル-5-ヘプテン-2-オン，57：1-ヘキサノール，62：2-ノナノン，63：ノナナール，66：トランス-2-オクテナール，68：1-オクテン-3-オール，69：1-ヘプテノール，75：2-デカノン，76：デカナール，79：ベンズアルデヒド，81：トランス-2-ノネナール，93：フェニールアセトアルデヒド，96：ノナナール，102：ナフタレン，106：トランス-2-トランス-4-デカジエナール，114：2, 6-ジブチル-4-メチルフェノール

図3-66　ごはんの揮発成分のガスクロマトグラム

■Tsugita T, *et al*：*Agric Biol Chem*, 44：835, 1980.

る．ガスクロマトグラフィーは気化しやすい成分の分離を行う技術であり，最近の高性能のシステムを用いれば，何十あるいは何百もの成分が1回の分析で分離することが可能である．また，ガスクロマトグラフィーに質量分析計が装着されたGCMS（略称ガスマス）を用いることにより，分離された成分を容易に同定することが可能となった．

2）揮発成分と香り

図3-66にごはんの揮発成分のガスクロマトグラムと同定された主な成分の一覧を示した．このように，食品の揮発成分は比較的容易に分析することが可能となったが，そのなかの成分が，どのように食品の香りに寄与しているかを知ることは，現在でも非常に困難である．なぜならば，その成分の匂いの質と強さは，ヒトによる官能検査でしかわからないことであり，そのうえ，それぞれの匂いを区別して表す用語も，統一されたものがないからである．また，嗅覚は“慣れ”やすく，匂いの強さを表す閾値も，時により大きく変動するからである．

2 ▶ 食品の香り

食品の香気成分は非常に多くの起源をもっているが，次のように大きく分類することができる．

① 食品原料の正常な代謝過程により生合成されるもの．

② 生鮮食品の組織の破壊などにより，酵素的に生成されるもの．

③ 加工，調理時などに起きる化学反応により生成するもの．

1）植物性生鮮食品

植物の葉を手に摘んで揉み潰すと，青臭い匂いが強くなる．このことは野菜や果物の青臭い香りは，原料成分から酵素的に生成するものであることを示している．生鮮野菜や果物の香りは，この青草臭を基本に，それぞれの種に特有の香り成分を加えて構成されている．

1　α-リノレン酸，リノール酸より生成する野菜，果物の香り——野菜，果物，茶などの新鮮な緑の香り，みずみずしいさわやかな香りは，脂質より加水分解により生成するα-リノレン酸，リノール酸に，リポキシゲナーゼ，ヒドロペルオキシド解裂酵素，異性化酵素，アルコール脱水素酵素などが作用して生成する，炭素数6個と9個のアルデヒドおよびアルコール類である．

野菜類では炭素数6個の化合物がほとんどで，青葉アルコールや青葉アルデヒドは新鮮な緑の香りがする．また，きゅうりやメロンなどでは炭素数9個の化合物が多く，スミレ葉アルデヒドは，きゅうりのみずみずしい香りがする．キュウリアルコールはどちらかというときゅうりの苦味を思い出させる香りである．また，(6*Z*)-ノネナール，(3*Z*,6*Z*)-ノナジエナールは，さわやかなメロンの香りがする（**図3-67，68**）．

2　果実の香り（図3-69）——果実類では，エステルが香気の主要成分となっているものが多く，りんごでは2-メチルブタン酸のエチル[I]，3-メチルブチル[II]，ヘキシル[III]などのエステル類，バナナでは酢酸，プロピオン酸，酪酸などのアミルエステルおよびオイゲノール，オイゲノールメチルエーテル，エレミシンなどのフェノールエーテル類，ぶどうではリナロールやゲラニオールなどのモノテルペンアルコールや2-フェニルエチルアルコールが主成分である．アンスラニル酸メチル[VI]は米国系ブドウの狐臭の成分として知られる．パインアップルでは，C_1〜C_8までの各種脂肪酸のエ

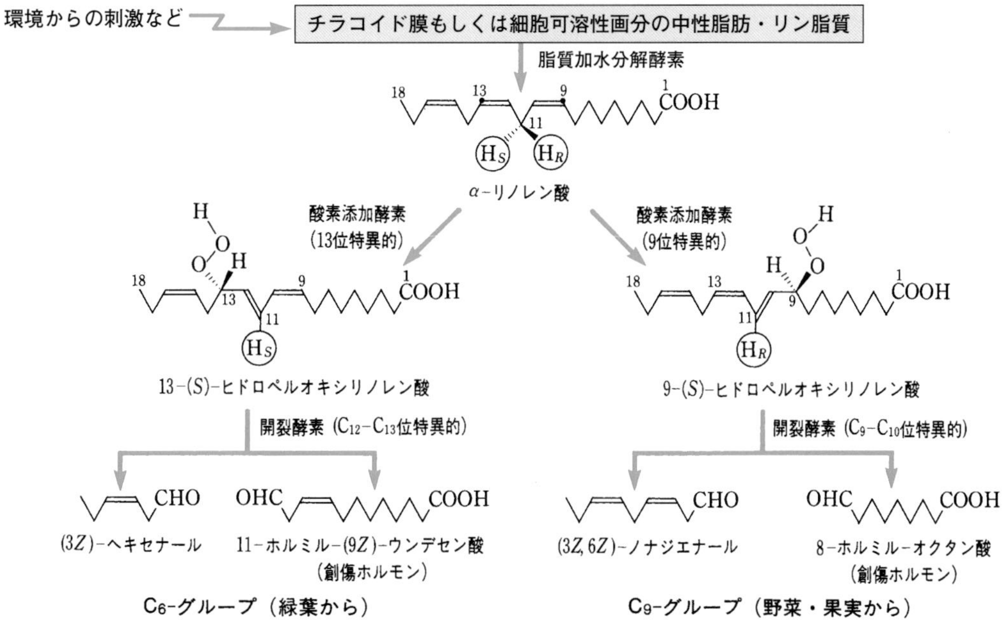

図3-67　みどりの香りの発現経路　■畑中顯和：化学と生物，31：826，1993.

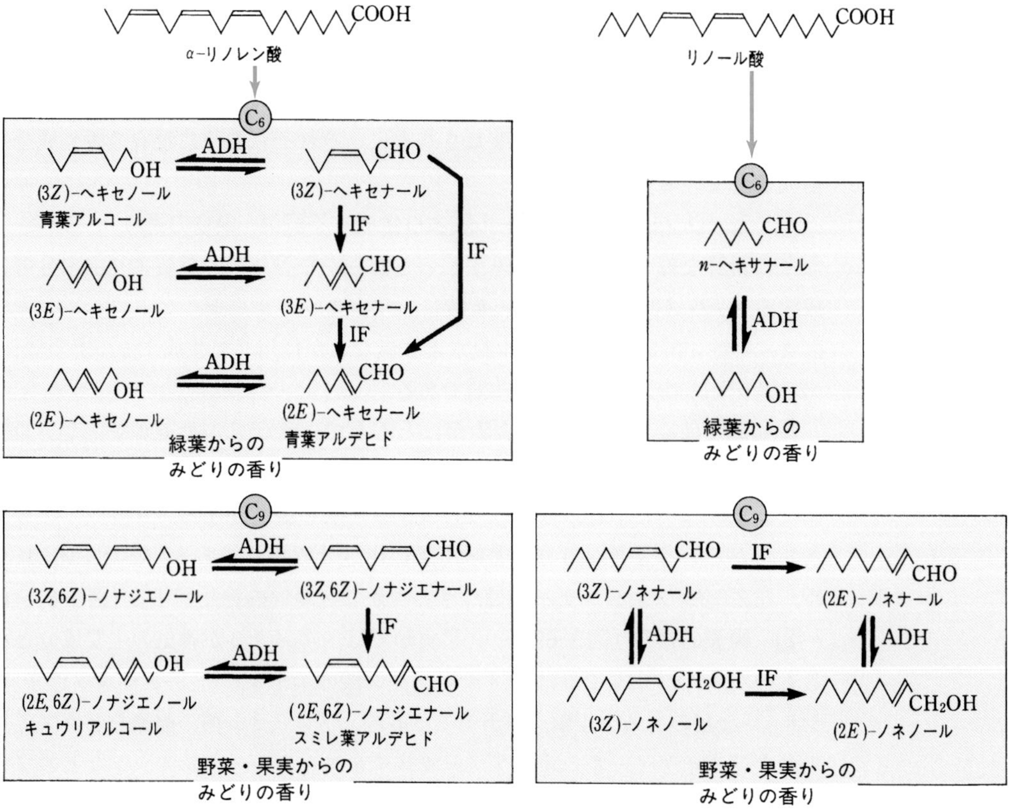

図3-68　みどりの香りの各異性体間の生成経路

ADH：アルコール脱水素酵素，IF：異性化因子

■畑中顯和：化学と生物，31：826，1993.

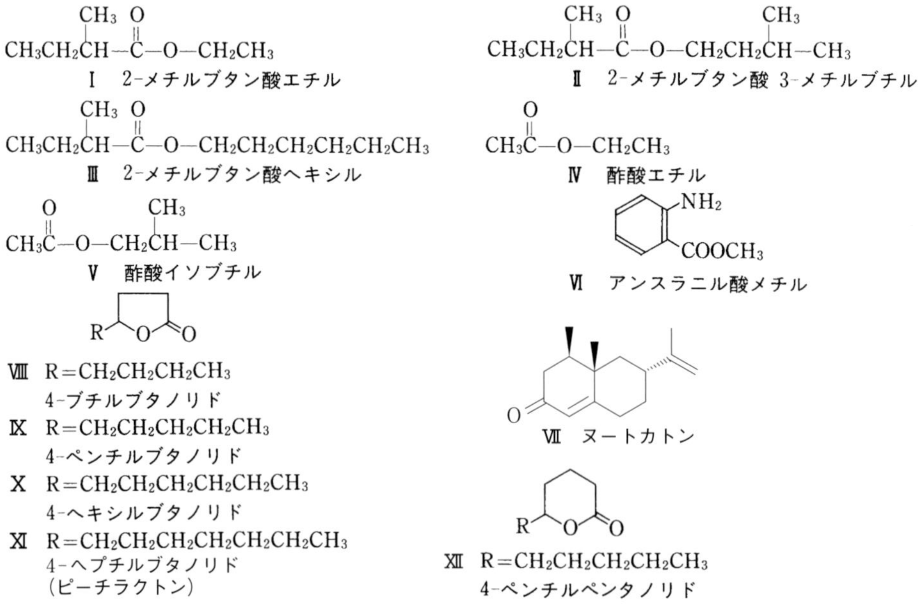

図3-69　果物の香り成分

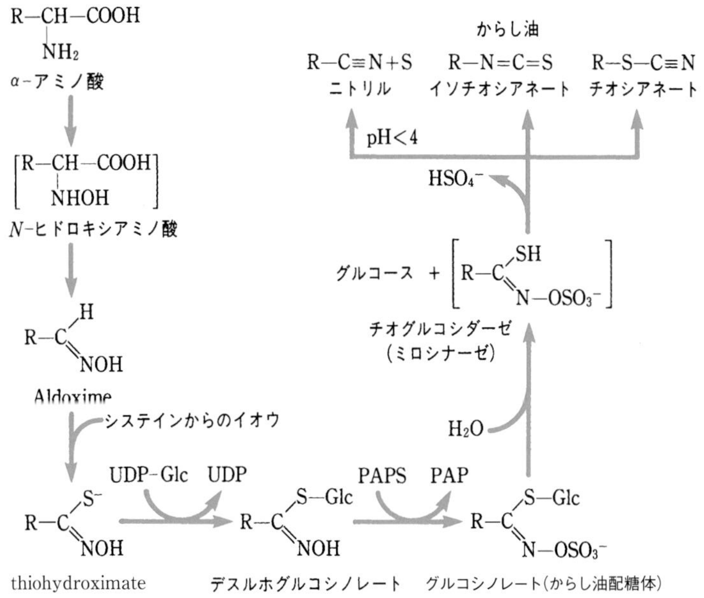

図3-70　グルコシノレートの生合成と酵素加水分解経路

1．脂肪族グルコシノレート
　1）アルキル，アルケニル，ヒドロキシアルケニル化合物
　　シニグリン（R：CH_2=CH-CH_2-），プロゴイトリン（R：CH_2=CH-CH（OH）-CH_2-）など
　2）アシルアルキル化合物
　3）ω-メチルチオアルキル，ω-メチルチオアルケニル化合物
2．芳香族グルコシノレート
　1）ベンジル，ベンゾイロキシアルキル化合物
　　シナルピン（R：*m*-ヒドロキシベンジル）など
　2）インドイルメチル化合物

■石井現相：化学と生物，31：745，1993.

ステル類が特徴的な香りの成分となっている．柑橘類はオクタナール，ノナナール，デカナールなどの脂肪族アルデヒドが甘い香り，精油成分であるテルペン炭化水素（特にd-リモネン），テルペンアルコール，テルペンアルデヒドなどが，柑橘特有の香りとなっている．またグレープフルーツには特徴的な香気成分として，ヌートカトン(Ⅶ)が重要である．ももでは4-ブチルブタノリド(Ⅷ)，4-ペンチルブタノリド(Ⅸ)，4-ヘキシルブタノリド(Ⅷ)，4-ヘプチルブタノリド(Ⅺ)，5-ペンチルペンタノリド(Ⅻ)などのラクトン類が重要な成分である．

3　あぶらな科植物の香り——キャベツ，だいこん，わさびなどのあぶらな科植物にはわさびやからしに含有されるシニグリンのようなイオウを含んだからし油配糖体（グルコシノレート）が存在する（**図3-70**）．新鮮な植物体をすり潰すと，チオグルコシダーゼの作用により，アリルイソチオシアネートなどのアルキルイソチオシアネート類を生成する．アリルイソチオシアネートはわさび，からし，キャベツの香気成分であり，辛味成分でもある．また，白からしでは配糖体シナルビンより辛味成分の*p*-ヒドロキシベンジルイソチオシアネート，だいこんでは4-メチルチオ-3-ブテニルグルコシノレートより4-メチルチオ-3-ブテニルイソチオシアネートが生成する．

このように，種によってアルキル基の異なるグルコシノレートが存在するため，種々の揮発性イソチオシアネートが生成することと，イソチオシアネートは不安定で分解しやすく，ジメチルスルヒドのような種々の含硫揮発成分を生成するので，これらが合わさって香りを形成している．キャベツやなたねの甲状腺腫誘起物質ゴイトリン（L-5-ビニルオキサゾリドン）もプロゴイトリン（2-ヒドロキシ-3-ブテニルグルコシノレート）よりこの反応で生成する．

4　ねぎ属植物の香り——にんにく，にら，ねぎ，たまねぎなどのねぎ属植物は種々の*S*-アルキル-，*S*-アリル-システインスルホキシドを含有しており，*C-S*リアーゼ（システインスルホキシドリアーゼ）の作用によりスルヒド，ジスルフィドなどのイオウを含んだ揮発成分を発生する．にんにくのアリシンや，たまねぎの催涙性成分で，ピリ辛味を有するプロパンチアール*S*-オキシドは代表的な成分である（**図3-71，表3-29**）．

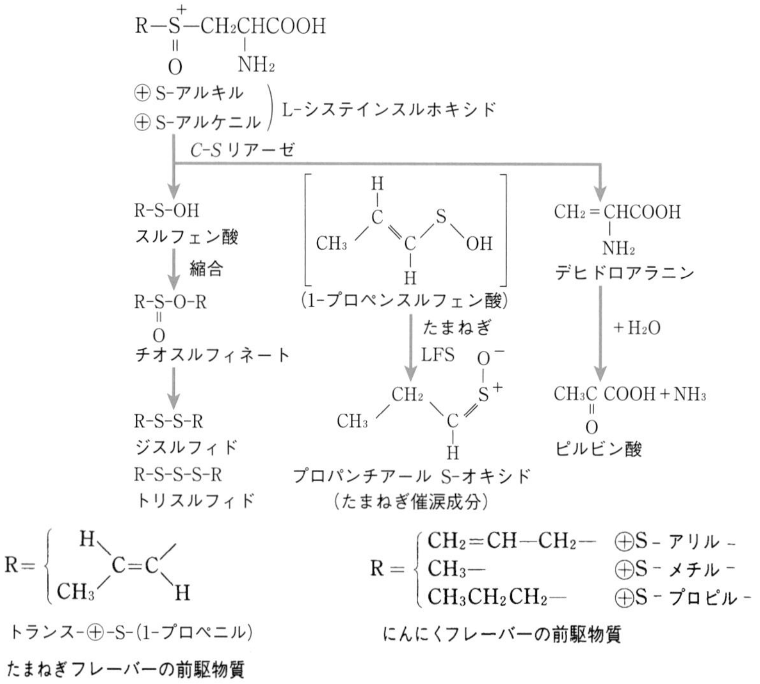

LFS：Lachrymatory-factor Synthase（催涙成分合成酵素）

図3-71　ねぎ類フレーバーの前駆物質

表3-29　ねぎ属野菜のフレーバー成分

ジプロピルジスルフィド	$CH_3-CH_2-CH_2-S-S-CH_2-CH_2-CH_3$	たまねぎの匂い成分
メチルプロピルジスルフィド	$CH_3-S-S-CH_2-CH_2-CH_3$	たまねぎの匂い成分
プロパンチアール-*S*-オキシド	$CH_3-CH_2-CH=S\rightarrow O$	たまねぎの催涙成分
ジメチルジスルフィド	$CH_3-S-S-CH_3$	たまねぎの催涙成分
ジアリルチオスルフィネート（アリシン）	$CH_2=CH-CH_2-\underset{\downarrow O}{S}-S-CH_2-CH=CH_2$	にんにくの匂いの成分（にんにくの抗菌物質）
アリルメチルジスルフィド	$CH_3-S-S-CH_2-CH=CH_2$	にんにくの匂いの成分（にんにくの抗菌物質）

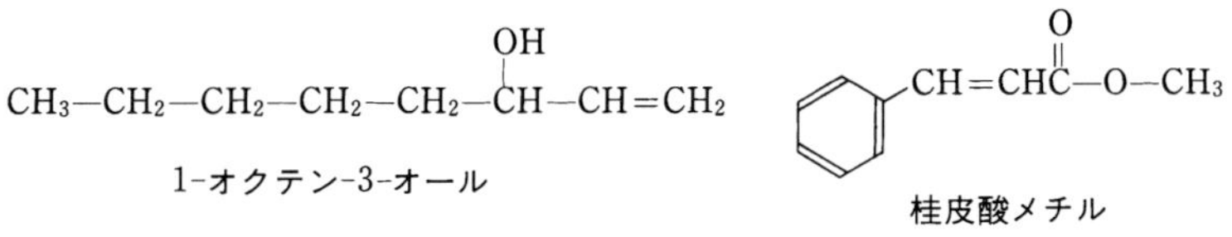

図3-72 きのこの香気成分

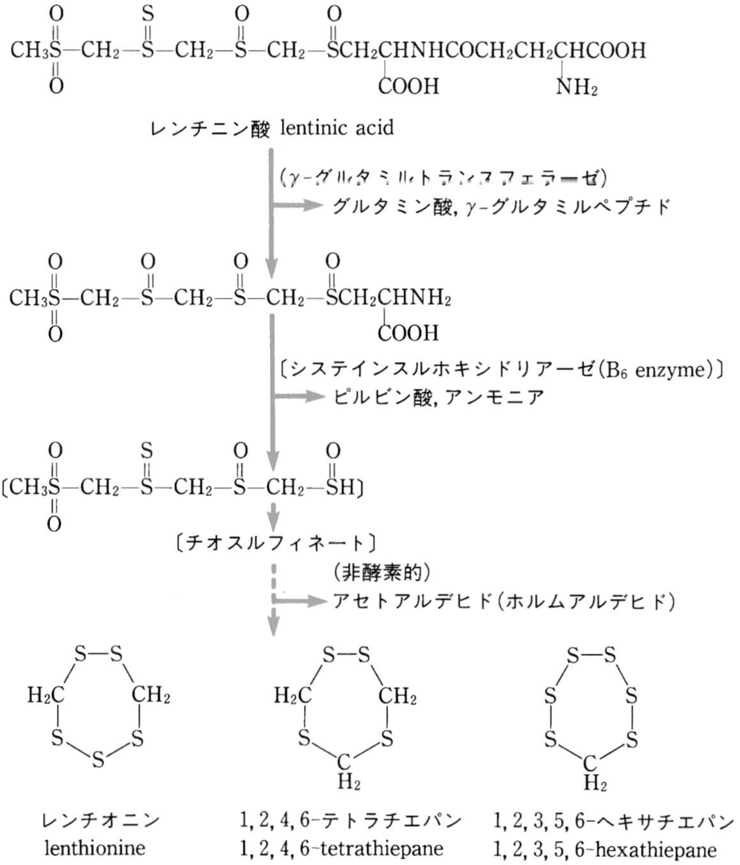

図3-73 しいたけフレーバーの生成機構

■安元, 岩見：食品工業と酵素, 朝倉書店, 1983.

[5] きのこの香り——つくりたけ(マッシュルーム)やまつたけなどのカビのようなきのこの香りは, 緑葉と同じようにリノール酸を出発物質として, リポキシゲナーゼ, ヒドロペルオキシド解裂酵素の働きで生成する1-オクテン-3-オールが主要なものである. この物質はしいたけなど, 他のほとんどの生のきのこの主要成分である（**図3-72**）. まつたけではこのほかに, 桂皮酸メチルが特徴的な香り成分である. また, 干ししいたけの水戻しによる香りの発生は, ねぎ属植物と類似しており, システインスルホキシド誘導体であるレンチニン酸よりγ-グルタミルトランスフェラーゼと*C-S*リアーゼの働きで発生するレンチオニンによっている（**図3-73**）.

2）魚の生ぐさ臭

生鮮時の海産魚はほとんど無臭であるが, 鮮度低下により, 特有の生ぐさ臭が発生

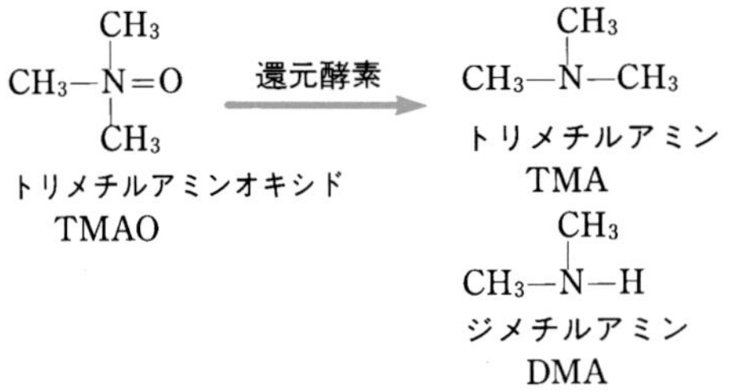

図3-74　トリメチルアミンオキシドより
トリメチルアミンの生成

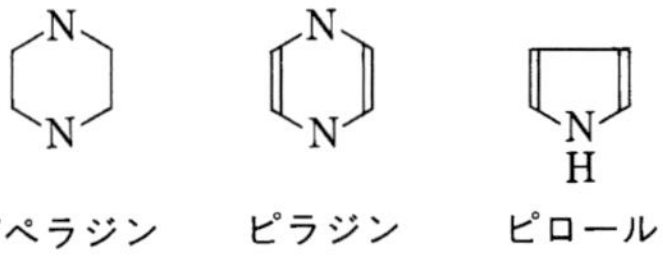

図3-75　ピペラジン，ピラジン，
ピロールの基本骨格

表3-30　主なテルペンと所在

モノテルペン		
ミルセン	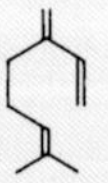	せり，月桂葉
リモネン	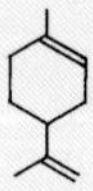	レモン，オレンジ，はっか
ピネン	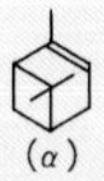	レモン，春菊，ナツメグ
フェランドレン	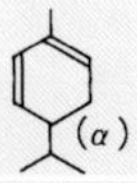	こしょう，フェンネル，うこん
カンフェン	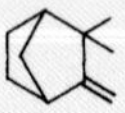	しょうが，ナツメグ
ゲラニオール	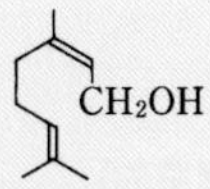	みかん
シトロネロール	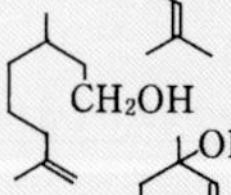	みかん
リナロール	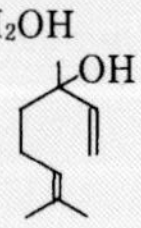	みかん，シナモン
メントール	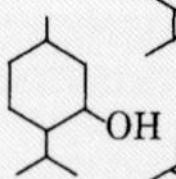	はっか
シトラール	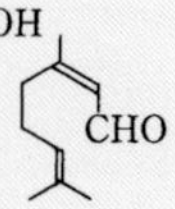	レモン，オレンジ，ニッケ
シトロネラール	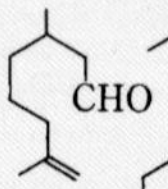	レモン，オレンジ，さんしょう
シネオール	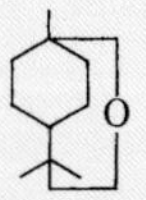	月桂葉
セスキテルペン		
ファルネソール	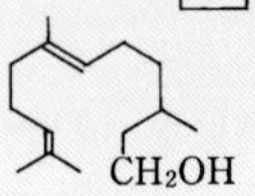	植物に広く分布

する．これは，アンモニア，トリメチルアミン，ジメチルアミンなどの揮発性窒素化合物による．トリメチルアミン，ジメチルアミンはトリメチルアミンオキシドより分解酵素の作用で生成する．川魚の生ぐさ臭は，ピペラジン，ピラジン類であるといわれる（**図3-74，75**）．

3）香辛料の香り

香辛料の基本的な働きは好ましい香りを与える（賦香作用），不快な香りをマスクする（矯臭作用），辛味を付与したり着色料としての働きである．香辛料の香りはそれぞれで異なり，その香気成分も非常に多種類あるが，最も重要な成分は炭素数10のモノテルペン，15のセスキテルペンおよびそれらの含酸素誘導体である（**表3-30**）．

4）調理，加工により発生する香り

食品を加熱して調理や加工をしたり，保存することにより食欲をそそるよい香りが発生したり，悪臭となったりする．これらは食品中の脂質，アミノ酸，糖質などが分解したり，相互反応して生成する多種多様の香気成分よりなっている．

1　脂質の分解や酸化により発生する香り――バターなどの乳製品の香りは，乳脂肪の加水分解により発生する酪酸などの低級脂肪酸が強い影響をもっている．

食品中の脂質は，自動酸化，一重項酸素や酵素によって容易に酸化され，種々の酸化生成物を生ずる．これらの酸化では，まず脂肪酸の種類や酸化の機構により多くの異なるヒドロペルオキシドが生成する．それらのヒドロペルオキシドは加熱の程度や酸により異なる分解を起こし，多種多様な揮発性のアルデヒドを生成する（**図3-76**）．油脂や油脂を多く含む食品を保存した時の変敗臭や魚の干物の酸敗臭，大豆油の戻り臭，加熱した肉を保存した時の組織変敗による変敗臭など，この反応による香気は食品の品質に好ましくない影響を与える場合が多い（**表3-31**）．しかし，肉を焼いた時の肉種による違いや，新鮮な牛乳やチーズの特徴ある香りの原因ともなる．

2　アミノ酸の加熱分解――アミノ酸の加熱による分解では，脱炭酸により各アミノ酸に特有の悪臭のあるアミンが生成する．含硫アミノ酸の加熱では，硫化水素が生成し，ゆで卵やたきたてのごはんの香りとなる．

3　糖質の加熱による香気――糖質を加熱すると，甘いカラメル様の焦げ臭を生成する．D-グルコースやショ糖の加熱では，多くのフラン類やラクトン類が生成することが確認されているが，甘い香りを有するものとして，4-ヒドロキシ-2,5-ジメチル-3(2*H*)-フラノン，マルトール，シクロテンなどが知られている（**図3-77**）．

4　アミノカルボニル反応による香気――食品中のアミノ化合物とカルボニル化合物の反応は，非酵素的褐変反応として知られているが，また，調理や加工時の香気成分生成反応としても重要である．パンやクッキーの香り，すき焼きや焼き鳥の香り，

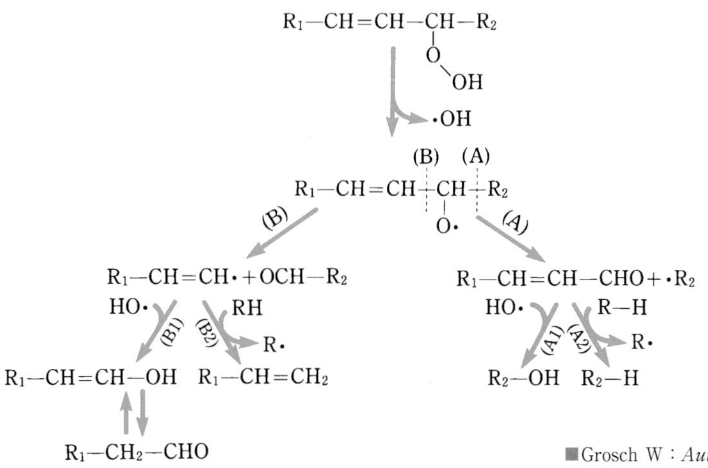

図3-76　モノヒドロペルオキシドの熱分解機構

■Grosch W：*Autoxidation of Unsaturated Lipids*. ed. Chan HW-S, p.119, Academic Press, 1987.

表3-31　不飽和脂肪酸の酸化で生じる主なカルボニル化合物のフレーバー性質

カルボニル	匂い		
	閾値 (ppm)		
	特徴	油中	水中
飽和アルデヒド			
ペンタナール (5：0)	刺激，アーモンド	0.24	0.024
ヘキサナール (6：0)	青草	0.32	0.008
ヘプタナール (7：0)	パテ	3.2	0.008
オクタナール (8：0)	油性	0.32	0.0008
ノナナール (9：0)	脂性	13.5	0.008
デカナール (10：0)	オレンジ皮	6.7	0.008
モノ不飽和アルデヒド			
2*E*-ヘキセナール (6：1)	青草	10	0.316
3*Z*-ヘキセナール (6：1)	青葉	0.11	
2*E*-ヘプテナール (7：1)	パテ，アーモンド	14	0.051
4*Z*-ヘプテナール (7：1)	クリーム	0.01	0.0008
2*E*-オクテナール (8：1)	ナッツ	7	0.004
2*Z*-オクテナール (8：1)	ウォルナッツ		
2*E*-ノネナール (9：1)	脂性-きゅうり	3.5	0.0008
3*Z*-ノネナール (9：1)	青草-きゅうり	0.25	
2*E*-デセナール (10：1)	脂性-オレンジ	33.8	
ジ不飽和アルデヒド			
2*E*，4*E*-ノナジエナール (9：2)	油性	2.5	
2*E*，6Z-ノナジエナール (9：2)	きゅうり	0.01	
2*E*，6*E*-ノナジエナール (9：2)	きゅうり	0.02	
2*E*，4Z-デカジエナール (10：2)	フライ油変敗		
2*E*，4*E*-デカジエナール (10：2)	フライ油	2.15	

■寺尾純二：食品の品質と成分間反応．朝倉書店，1990.

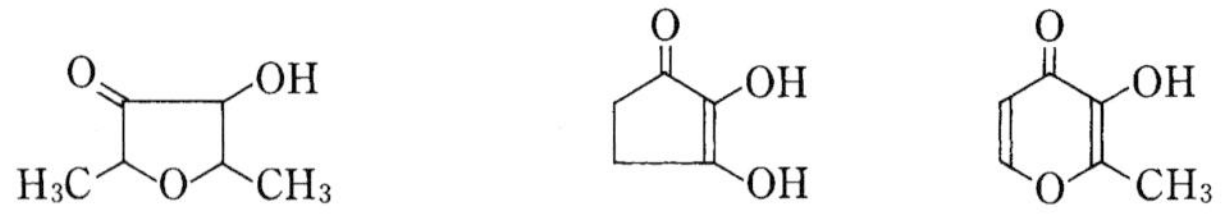

4-ヒドロキシ-2,5-ジメチル-3(2*H*)-フラノン　シクロテン　マルトール

図3-77　カラメルの香気成分

表3-32　グルコースとアミノ酸との反応*で生成する香り

アミノ酸	香り
アラニン	カラメル，甘い，焦げた糖様
ロイシン	甘い，チョコレート様
イソロイシン	セロリ様
リジン塩酸塩	パン様
メチオニン	ポテト臭
セリン	甘い，チョコレート様
スレオニン	チョコレート様
フェニルアラニン	スミレの花様
チロシン	カラメル，チョコレート様

* 混合比は1：1，温度は100～180℃

■倉田忠男：食品の品質と成分間反応．朝倉書店，1990.

表3-33 アラニンとグルコースとの反応で生成する揮発性成分

化合物名
ピラジン類
メチルピラジン
3-エチル-5-メチルピラジン
2,5-ジメチル-3-エチルピラジン
2,6-ジエチル-3-メチルピラジン
その他4種
フラン類
2-アセチルフラン
2-フルアルデヒド
2-アセチル-5-メチルフラン
5-メチル-2-フルフリルアルコール
オキサゾリン誘導体など2種
ピロール類
1-エチルピロール
エチルメチルピロールおよびその異性体
2,5-ジメチル-1-エチルピロール
2-アセチル-1-エチルピロール
2-アセチルピロール
1-(5′-メチル-2′-フルフリル)-ピロールおよびそのアルキル誘導体3種
その他6種
ピロールアルデヒド類
1-エチルピロール-2-アルデヒド
1-エチル-5-メチルピロール-2-アルデヒド
5-メチルピロール-2-アルデヒド

■倉田忠男：食品の品質と成分間反応．朝倉書店，1990.

しょうゆやみそ，コーヒーの香りなど，アミノカルボニル反応により生成した香気が重要な役割をもっていると考えられるものは，数え切れないほどである．食品中におけるこの反応は，実際上アミノ酸と糖の反応と考えてよいが，この反応による香気は，一般に糖の種類よりもアミノ酸の種類に強く影響を受ける（**表3-32**）．

アミノカルボニル反応で発生する揮発成分は非常に多種類であるが（**表3-33**），通常のアルキルアミノ酸の場合は，ピラジン類，フラン類，ピロール類，ピロールアルデヒド類などが主なものである．ピラジン類はコーヒーやピーナッツを連想させる好ましい焙焼香気を有している．また，プロリンや含硫アミノ酸の場合にはこれらと異なる香気成分を生成し，プロリンではパン様の香りや甘い香りの成分，システインでは多くの含硫揮発成分が生成することが明らかになっている．

9 味成分

味覚は嗅覚と同様，化学物質による刺激を受容する感覚，すなわち化学感覚である．味覚を引き起こす化学物質を味物質という．

味覚は，舌の表面に分布する味蕾とよばれる数十個の味細胞がつぼみ状に集まった器官により感受される．ヒトの舌には約9,000個の味蕾が存在している（**図3-78**）．味物質が舌に達すると，味物質は味細胞膜に吸着され，味細胞膜に電位変化が引き起こ

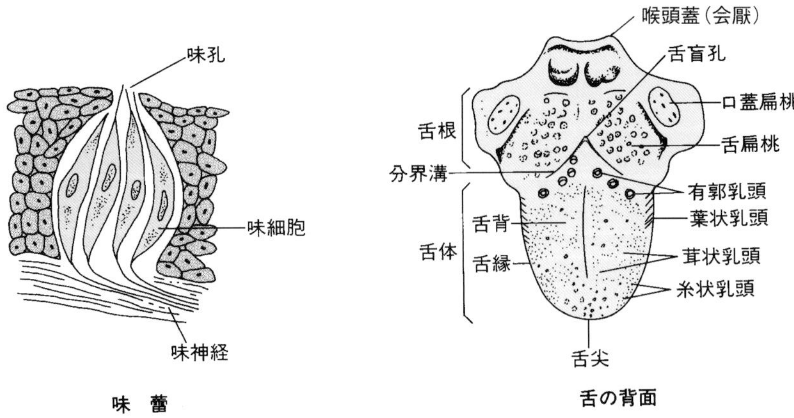

図3-78　味蕾と舌の背面

表3-34　味覚物質の閾値

味覚の種類	味　覚　物　質	閾値（%）
甘　味	ショ糖	0.086
酸　味	酒石酸	0.00094
塩　味	食　　塩	0.0037
苦　味	塩酸キニーネ	0.000049
旨　味	グルタミン酸ナトリウム	0.012

■並木，松下編：食品の品質と成分間反応．講談社，1990.

される．この刺激が，電気的信号となって大脳に伝えられ，われわれは味を感知する．

味は甘味，酸味，鹹味（塩味），苦味，旨味の5つの基本味に分けられている．辛味と渋味は味細胞だけでなく，舌表面の神経終末を刺激することから，電気生理学では味感覚のなかに入れていない．舌の部位により，基本味に対する感受性が異なり，舌先端部は甘味，舌根部は苦味に対し感受性が強い．酸味は舌側部で感受性が高く，鹹味は中央部を除いた舌の各部位で一様に感受される．

味の強さを表すのに最もよく用いられるのは，刺激閾値（ある物質に対し味覚刺激を感ずる最小濃度，threshold value）である．この求め方は，ある濃度の被検液を入れたビーカー4個と，蒸留水を入れたビーカーを4個用意し，これらをランダムに混ぜて，被験者に蒸留水と被検液を区別させる．すべて正解した場合には，被検液の濃度を2倍に希釈して同じことを繰り返す．ひとつでも誤った場合には，もう一度同じ検査を行い，再度誤った場合には，その被験者はその濃度では味物質を感知できないと判定する．個人差が大きいので，できるだけ多くのヒトによりこの検査を行い，閾値を決定する．**表3-34**に5つの基本味の代表的な味物質の閾値を示してある．一般に酸味や苦味の味物質の閾値は低く，とくに苦味物質で非常に低いのは，生体防御と関係があると考えられている．

1 ▶ 味成分の種類と化学

1）甘　味（sweet taste）

甘味をもつものには，酢酸鉛のような無機質から，糖，糖アルコール，アミノ酸，タンパク質，その他の有機物など非常に多くの種類がある．化学構造と甘味の関係に

表3-35　糖類の甘味度

糖	甘味度[*1]	糖	甘味度[*1]
D-キシロース	0.4	α-D-マンノース	0.32
D-フルクトース	1.15〜1.73	β-D-マンノース	苦味
α-D-フルクトース	0.6	β-D-マルトース	0.3
β-D-フルクトース	1.8	α-D-ラクトース	0.16
D-グルコース	0.64〜0.74	β-D-ラクトース	0.32
α-D-グルコース	0.74	ラフィノース	0.23
β-D-グルコース	0.48	エリスリトール[*2]	0.7〜0.8
α-D-ガラクトース	0.32	キシリトール[*3]	0.6
β-D-ガラクトース	0.21	ソルビトール	0.6〜0.7
L-ラムノース	0.32	マンニトール	0.6
α-L-ラムノース	0.4	マルチトール	0.7〜0.8
β-L-ラムノース	1	還元パラチノース	0.4
		パラチノース	0.4

[*1] ショ糖を1とした時の甘味度
[*2] 溶解熱−42.9 cal/g
[*3] 溶解熱−36.6 cal/g

■有吉安男：化学と生物，12：192，1974.

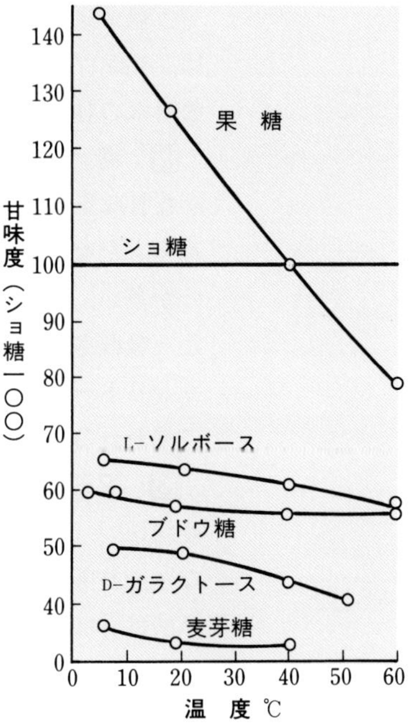

図3-79　糖類の甘味度の比較
■都築，山崎：日化，74：596，1953.

ついては，多くの研究があるが，いまだに不明の点が多い．

1 糖　類——糖類は，最も親しまれている甘味料であり，とくにショ糖（sucrose）は砂糖，黒砂糖，氷砂糖，和三盆など，種々の製品の甘味物質として重要である．

糖類の甘味度を**表3-35**に示した．ほとんどの単糖は甘味があるが，最も甘味度が高いのは果糖である．還元性単糖や少糖のα型とβ型では異なる甘味度を示す．D-フルクトースは低温では甘味の強いピラノース構造のβ型（フラノース型の約3倍の甘さ）が多く（20℃で約68%），α，βのフラノース型が少ない（20℃でそれぞれ6，22%）が，温度が高くなるとβ型ピラノースが減少し（80℃で51%）甘味度が低下する．なおピラノース構造のα型は3%以下と少ない．果物やはちみつ入りの飲料では，果糖が多いので，冷やして喫食すると，甘味が強くなる．α，βアノマーのある糖類では一般に低温で甘味が強い（**図3-79**）．

二糖類はショ糖をはじめとして甘味をもつが，三糖類，四糖類と分子が大きくなるに従って，甘味を失う．ショ糖は甘味度が高く，α，βアノマーのない非還元糖であるので，温度による甘味度の変化のない非常に優れた甘味物質である．

ショ糖の誘導体では，グルコース残基部を延長したカップリング・シュガーとフルクトース残基部を延長したフルクトオリゴ糖がある．カップリング・シュガーは水飴状でショ糖の40〜50%の甘味度をもち，虫歯誘発性のない甘味料である．フルクトオリゴ糖は，ショ糖に似た甘味があり，難消化性でビフィズス菌の増殖作用がある．

デンプン糖とはデンプンを酸や酵素で分解して製造したもので，ブドウ糖，麦芽糖，デキストリンなどの混合した，水飴状のものである．

異性化糖は，ブドウ糖をグルコースイソメラーゼにより異性化して，果糖に変えて製造されたもので，ブドウ糖と果糖の混合物である．結晶化せず，通常シロップの状態で流通するので，異性化液糖ともいう．ブドウ糖の比率が果糖より高いものを，ブドウ糖・果糖液糖，果糖の比率が高いものを，果糖・ブドウ糖液糖という．ブドウ糖は，デンプンを酸やアミラーゼにより分解して製造できるため，原料費が安く，清涼飲料水の甘味料などとして，大量に消費されている．

② 糖アルコール――糖アルコールは，ショ糖に比べると甘味度は低いが，さわやかな甘味をもつものが多い．溶解性や結晶性に糖類と異なる特徴をもつ．カルボニル基をもたないため，安定性が高く，褐変が起こりにくい．また，虫歯誘発性の低いものが多い．エリスリトール，マルチトール，還元パラチノースは消化吸収されにくいか，吸収されても代謝されにくいため，低カロリー甘味料である．エリスリトール，キシリトールなど溶解による吸熱量の大きいものは，冷たい食感をもつ菓子製造などに使われる．

③ アミノ酸，ペプチド――アミノ酸はいろいろな味を有するが，グリシン，甘味度約0.7とL-アラニン，甘味度約0.7はほぼショ糖に匹敵する甘味を有しており，えびなどの甘味物質となっている．また，天然にはほとんど存在しないが，D系列のアミノ酸は甘味をもつものが多い（**表2-7参照**）．また，南アフリカのキツネノマゴ科の植物*Sclerochiton ilicifolius*の根に存在するアミノ酸であるモナチンは，ショ糖の800～1,400倍の甘味度を有し（**図3-80**），低エネルギーであることから注目されている．

タンパク質性の甘味物質にはソウマチン（thaumatin）とモネリン（monellin）がある．ソウマチンは西アフリカ原産の熱帯植物（*Thaumatococcus daniellii* Benth.）の果実に含まれる分子量20,000～21,000のタンパク質で，ショ糖の750～1,600倍の甘味度（重量比）を有する．モネリンも西アフリカ原産の果実〔*Dioscoreophyllum cumminsii*（Stapf）Diels〕に含まれ，分子量が10,700で重量比でショ糖の3,000倍の甘味度を呈する．

④ 配糖体――グリチルリチンは，南ヨーロッパから中央アジアに栽培される甘草（*Glycyrrhiza glabra* L.）の根に含まれる甘味成分で，トリテルペン配糖体である（**図3-81**）．ショ糖の200倍の甘味を有するが，特有の後味がある．甘草抽出物は天然甘味料として，みそ，しょうゆ，つけ物，つくだ煮などに用いられている．しかし，グリチルリチン2ナトリウム塩には使用基準

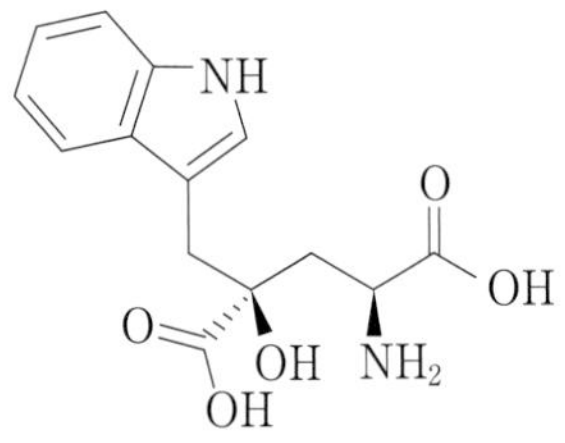

図3-80　モナチン

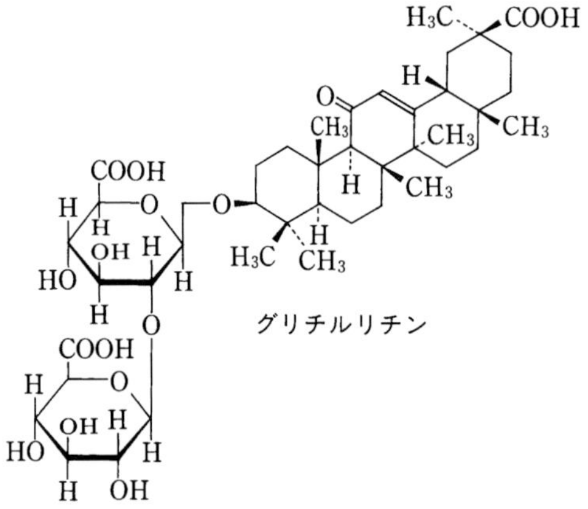

図3-81　甘草の甘味成分

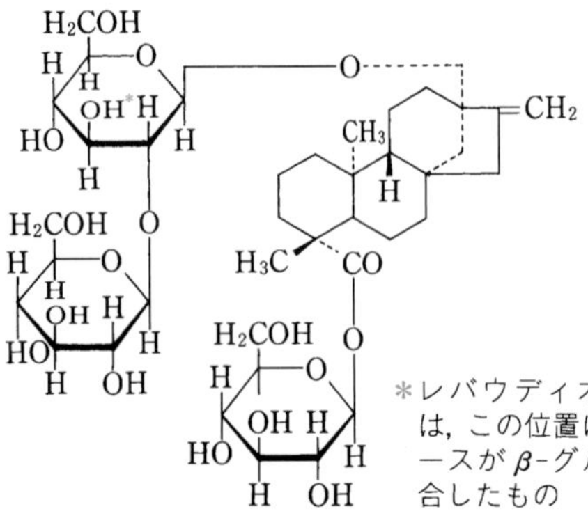

＊レバウディオサイドAは，この位置にD-グルコースがβ-グルコシド結合したもの

図3-82　ステビオシド

がありみそ，しょうゆのみに許可されている．

ステビオシドは，南米のパラグアイ原産の植物ステビア（*Stevia rebaudiana* Bertoni）の葉に含まれる甘味物質で，ショ糖の160倍の甘味度を有する（**図3–82**）．ステビオシドは後味が若干苦いため，現在ではその誘導体で，より良質の甘味であるレバウディオサイドがダイエット甘味料として飲料などに用いられる．

モグロシド類は中国の広東・広西などに分布する，つる性の多年草ラカンカの果実に存在するトリテルペン配糖体である．モグロシド（甘味度400）やラカンカ抽出物は，ダイエット甘味料として用いられている．

5　合成甘味料――アスパルテームはジペプチドのL-α-アスパルチル-L-フェニルアラニンメチルエステル（L-α-aspartyl-L-phenylalanine 1-methyl ester）であり，ショ糖の約180倍の甘味度がある．若干後味に苦みがあるがさわやかな甘味で，ダイエット甘味料として用いられている．また，ネオテームとアドバンテームはアスパルテームを基に合成されたもので，それぞれショ糖の約10,000倍および40,000倍のすっきりとした甘味を有している（**図3–83**）．どちらも食品添加物として認可されているが，アスパルテームはフェニルケトン尿症患者のために，フェニルアラニン化合物を含むとの表示が義務づけられているが，ネオテームおよびアドバンテームは義務づけられていない．

アセスルファムカリウム（Acesulfame K）はショ糖の約200倍の甘味度をもち，耐酸性，耐熱性等に優れた甘味料である（**図3–84**）．後味に若干苦みがあるとされるが，熱安定性に優れるためパンやクッキーにも用いられる．また，アスパルテームの後味をマスクする効果があり，混用されることが多い．

スクラロースはショ糖（スクロース）の水酸基3カ所が塩素に置き換わった構造をしている（**図3–85**）．ショ糖の約600倍の甘味度を有し，後味も少なく，安定性もよいため使用頻度が増加している．

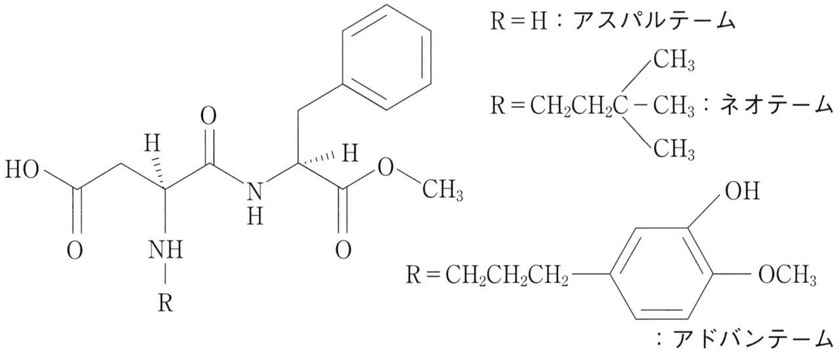

図3–83　アスパルテームとネオテーム

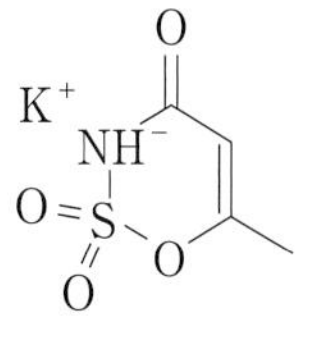

図3–84　アセスルファムカリウム

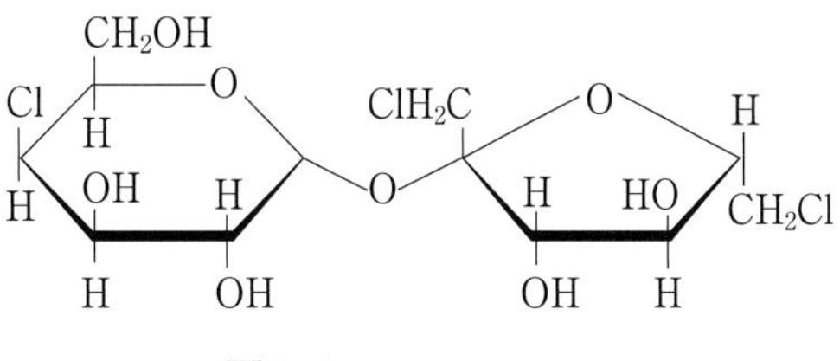

図3–85　スクラロース

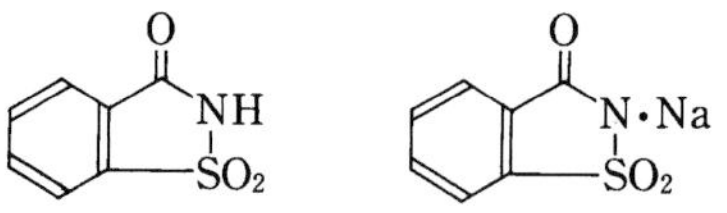

サッカリン　　サッカリンナトリウム

図3-86　サッカリン

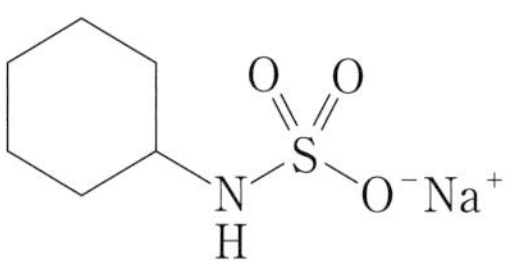

図3-87　チクロ

サッカリンは，ショ糖の200～700倍の甘味をもつ合成甘味料で，1879年にRemsenとFahlbergにより発見されたものである．若干，苦味のある後味があるが，ダイエット甘味料として用いられる（**図3-86**）．

サイクラミン酸ナトリウムは，通称チクロとよばれ，ショ糖の約30倍の良質の甘味を有するが，発がん性の疑いがもたれ，日本や米国では現在は用いられていない（**図3-87**）．しかし，中国やヨーロッパ諸国では禁止されていない．

6　味覚変革物質――西アフリカ原産の熱帯植物〔*Synthepalum dulcificumu* (Schum and Thonn) Daniell〕の果実，通称ミラクルフルーツを口に含んでから，酸っぱいものを味わうと，甘く感じる．この成分は分子量約44,000の塩基性糖タンパク質で，ミラクリンとよばれる．また，熱帯アジア産のキバイザサ科の植物クルクリゴには，それ自身甘味をもち，甘味が消えた後に水や酸味のあるものを食べると甘味を感じるクルクリン（分子量12,500）がある．

インド産の熱帯植物ギムネマシルベスタ（*Gymnena sylvestre* R. Br.）の葉を数枚噛むと，ショ糖，サッカリン，ステビオシドなどの甘味を感じなくなる．この成分はギムネマ酸と名づけられている，トリテルペン配糖体である．糖の吸収を抑制するとの報告もある．

2）酸　味

酸味は，酸の解離による水素イオンH^+の味であるが，味の質は陰イオンの種類により影響を受ける．一般に，無機酸の味は苦味や不快な味を伴うが，有機酸は好ましい酸味を与える．酸味の強さは必ずしもpHとは一致せず，同じpHでも解離度の高い強酸は酸味が弱く，解離度の低い有機酸は，舌粘膜上で中和された時に，水素イオンを生成する方向に平衡が移動するため，酸味を強く感じる．酸味をもつ食品の主な有機酸を**表3-36**に示す．

3）鹹　味

鹹味は，中性の塩が示す塩味，塩から味のことであるが，純粋な塩から味を示すのは食塩（塩化ナトリウム，NaCl）だけである．他の塩類は苦味や不快味をもっている．一般に，塩から味の強さは陽イオンによるとされ，味の質は陰イオンに依存するとされる．

食塩代替え品として用いられるものには，塩化カリウム，塩化アンモニウム，リンゴ酸ナトリウムなどがあるが，いずれも食塩に比べ不快な味がするので，治療食に用いる時には注意が必要である．

表3-36 酸味物質と所在

無機酸		
炭　　酸	H_2CO_3	炭酸飲料，ビール
リ ン 酸	H_3PO_4	清涼飲料
有機酸		
酢　　酸 acetic acid	CH_3COOH	食酢，漬け物
乳　　酸 lactic acid	$CH_3CHOHCOOH$	漬け物，ヨーグルト，チーズ
コハク酸 succinic acid	$HOOCCH_2CH_2COOH$	清酒，貝，果実
リンゴ酸 malic acid	$HOOCCH_2CHOHCOOH$	りんご，もも，ぶどう
酒 石 酸 tartaric acid	$HOOC(CHOH)_2COOH$	ぶどう，パインアップル
クエン酸 citric acid	COOH $HOOCCH_2CCH_2COOH$ OH	柑橘類，うめ
L-アスコルビン酸 ascorbic acid	┌──O──┐ $COCOH=COHCHCHOHCH_2OH$	果実（とくに柑橘類），野菜
L-グルコン酸 gluconic acid	$HOOC(CHOH)_4CH_2OH$	干し柿

4）苦　味

食品中の苦味は一般に好まれない場合が多く，苦味をもった食品が賞味される例は少ない．多くの苦味物質が知られているが，そのなかにはある種のアルカロイドのように毒性をもったものがあり，生体防御的な反応で，苦味が忌避されるものと考えられている．

茶やコーヒーの苦味成分はカフェイン，ココアの苦味はテオブロミンであり，どちらもアルカロイドに属し，神経興奮や，強心などの生理作用がある．ビールの苦味は原料のホップに含まれるフムロン類，ルプロン類である．夏みかんやグレープフルーツなどの柑橘類の苦味は，フラボノイド配糖体のナリンギンと，リモノイドのリモニンやノミリンによる．また，きゅうりのヘタ近辺の苦味は，ククルビタシンによるとされる．動物性食品の例では，魚のはらわたの胆汁酸の苦味があげられる．

海水より食塩をとった残りは，苦汁（にがり）とよばれ，塩化マグネシウムが主成分であり，豆腐の凝固に用いられる．

疎水性アミノ酸や疎水性アミノ酸を多く含む低分子ペプチドは，苦味をもっており，大豆タンパク質が加水分解を受けて醸造される八丁みそやしょうゆ，あるいは乳タンパク質の発酵によって熟成されるナチュラルチーズには，わずかな苦味があり，味にしまりを与えている．また，風味調味料に用いられるタンパク質加水分解物は，プロテアーゼを用いて種々のタンパク原料を加水分解して製造されるが，プロテアーゼの種類によっては，強い苦味をもつペプチドが生成し，問題となる．プロテアーゼは，干ししいたけの調理における水戻し時にも作用し，戻しすぎた場合に疎水性アミノ酸が増加し，苦味を呈するため，煮つけた干ししいたけの嗜好性が低下する原因となる．

5）旨　味

池田菊苗により，こんぶだしの旨味成分がL-グルタミン酸であると明らかにされ（1908年），それが旨味調味料として製品化されて以来，旨味についての研究は，常に日本が先駆的役割を果たしてきた．最近，旨味の引き起こす神経信号が他の4基本味と異なり，旨味も基本味のひとつであることを立証したのも，日本の研究者が中心となったものである．

1　アミノ酸系旨味物質――L-グルタミン酸は，こんぶのなかに乾物100g当たり4g以上含有され，こんぶだしの旨味成分である．しかし，L-グルタミン酸そのものでは酸味と渋味が混ざったような味であり，中性域のpHまで中和されたものが強い旨味を呈する．旨味調味料となっているのはL-グルタミン酸の1ナトリウム塩（Monosodium Glutamate, MSG）である．こんぶだしにはナトリウムイオンは少なく，カリウムイオンが多いので旨味調味料の味とは異なるところがある．一般にL-グルタミン酸は植物に多く，植物性食品の旨味の主成分であるとされる．また，L-グルタミン酸を構成アミノ酸とするペプチドも，旨味を有するものが多く，タンパク加水分解物や発酵食品の旨味に重要な関与をしていると考えられている．

玉露の旨味成分として知られているのが，γ-グルタミルエチルアミドであるテアニンである．テアニンは茶葉の若芽に多く，覆下栽培により増加する．

野生きのこの殺蝿成分として，ハエトリシメジより単離されたトリコロミン酸と，イボテングタケより単離されたイボテン酸は，偶然に強い旨味を有することが見いだされた成分である．これらはL-グルタミン酸より低い閾値をもっているが，安全性に疑問がもたれており，旨味調味料としての利用はされていない．なお，イボテングタケは種の同定に疑問があり，テングタケの誤りではないかとされている．

2　核酸系旨味物質――こんぶと並んで古くより，だしとして用いられてきたかつおぶしの旨味成分が，イノシン酸（5′-イノシン-1-リン酸，5′-IMP）である（**図3-88**）．イノシン酸は，魚や獣鳥鯨肉類に多く，動物性食品の旨味とされる．イノシン酸の発見の後，多くのヌクレオチド類の呈味性が検索された．これにより発見されたのがグアニル酸（5′-GMP）である．その後，グアニル酸は干ししいたけの煮出し汁に含まれることが明らかにされ，また，他の多くのきのこ類の旨味成分となっていることが明らかにされた．

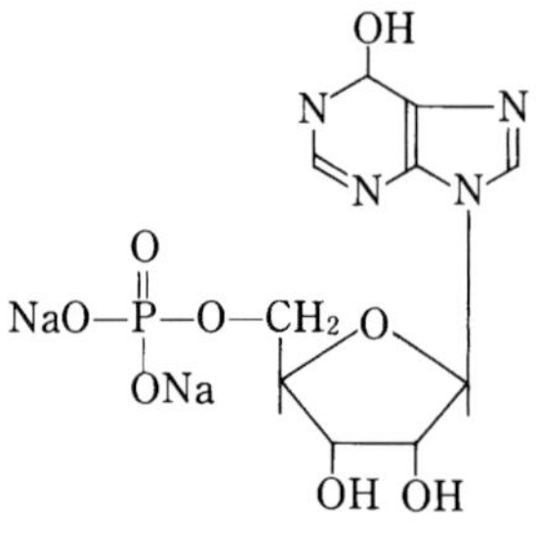

5′-イノシン酸ニナトリウム

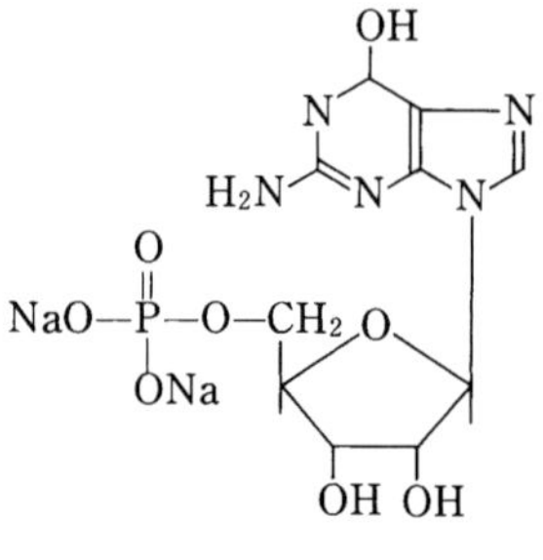

5′-グアニル酸ニナトリウム

図3-88　核酸系旨味成分

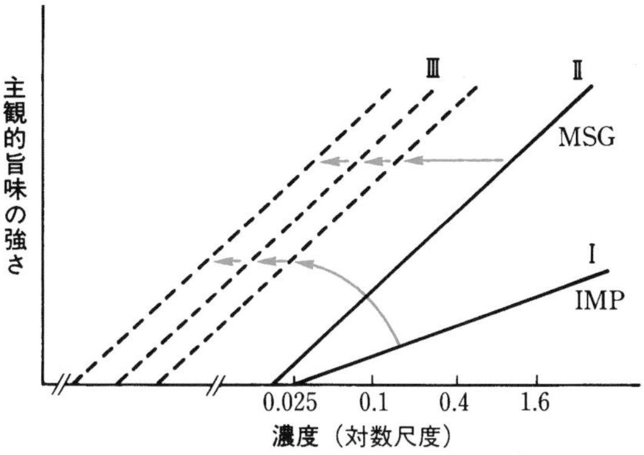

図3-89　旨味物質の濃度と主観的な旨味の強さの関係
Ⅰ．IMP単独水溶液，Ⅱ．MSG単独水溶液，Ⅲ．一定量のMSG（0.001％以上）が共存する時のIMP，または一定量のIMPが共存する時のMSG（Ⅲ）の勾配は（Ⅱ）のそれと同じ大きさになる．
■山口静子：食品の品質と成分間反応．朝倉書店，1990.

3　旨味物質の濃度と旨味の強さ——閾値より高い濃度のMSGやIMPの旨味の主観的な強さと濃度には，**図3-89**のような関係があり，MSG単独の主観的な旨味の強さSは濃度xの対数に比例し，

$$S = \mathrm{a}\log x + \mathrm{b}\quad (\mathrm{a},\ \mathrm{b}\text{は定数})$$

が成り立つ．IMPに対しても同様の関係は成り立つが，その勾配はMSGの1/2.5であるといわれる．

6）その他の味成分

1　辛味成分——辛味は，一種の痛覚刺激であり，味成分とはされていないが，食品に風味を与える点で同じように取り扱われる．また，辛味は唾液の分泌を促進し，食欲を増進させ，エネルギー代謝を亢進して，体熱産生を促すなどの生理効果がある．辛味成分には抗菌性や抗酸化作用を示すものがあり，香辛料の食品保存に対する機能の一翼を担っている．

多くの辛味成分があるが，構造の明らかにされている辛味成分は化学構造上，アミド類，バニリルケトン類，イソチオシアネート類，スルフィド類，セスキテルペン類の5種類に分類される．代表的な辛味成分を**表3-37**に示す．

2　渋味とえぐ味——渋味は，舌粘膜の収斂《しゅうれん》により引き起こされる味覚であり，一般的に不快な味であるが，茶やワインでは食味上重要な特質である．

渋味物質は，総称してタンニンとよばれるポリフェノール成分がほとんどである．茶ではカテキン類，とくにエピカテキンガレートやエピガロカテキンガレートに渋味があるが，強い渋味成分は化学構造が未解明の，高次のプロアントシアニジンと考えられている．ワインでは種々のポリフェノールが渋味を発現すると考えられている．

かきの渋味は果肉中のタンニン細胞に含まれる可溶性タンニンによる．カキタンニンの化学構造は，分子量約15,000前後のプロアントシアニジンポリマーである．アルコール蒸気中や二酸化炭素ガス中に置くと，可溶性タンニンが不溶化し，渋抜きされる．

くりではエラグ酸，カテキン，プロアントシアニジン，その他のポリフェノール，コーヒーではクロロゲン酸などが知られているが，いずれもこれらの単一成分だけでなく，多くのポリフェノール成分の関与が考えられる．

表3-37　植物辛味成分の名称と構造

種　類	化合物名	構　造　式	植　物　名
アミド類	ピペリン	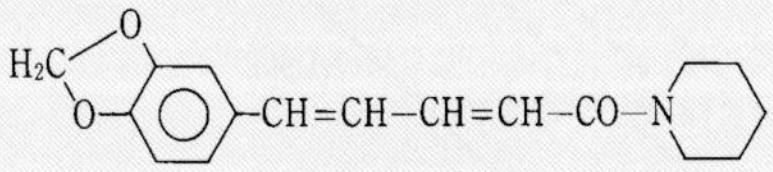 (*trans, trans*)	こしょう
	シャビシン	同上 (*cis, cis*)	こしょう
	カプサイシン	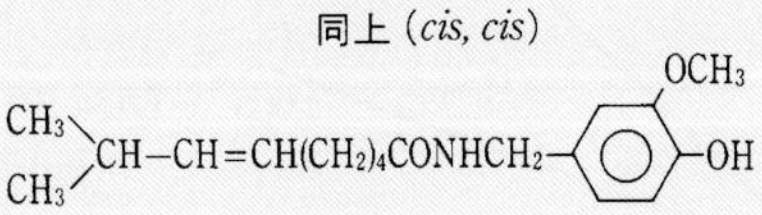	とうがらし
	α-サンショオール	$CH_3CH=CHCH=CHCH$ $=CHCH_2CH_2CH=CHCONHCH_2CH\genfrac{}{}{0pt}{}{CH_3}{CH_3}$ (*trans, trans, cis, trans*)	さんしょう
	β-サンショオール	同上（全*cis*）	さんしょう
	スピラントール	$CH_3(CH_2)_2CH=CHCH$ $=CH(CH_2)_2CONHCH_2CH\genfrac{}{}{0pt}{}{CH_3}{CH_3}$	オランダせんにち
イソチオシアネート類	アリールカラシ油	$CH_2=CHCH_2NCS$	わさび，くろからし，キャベツ
	シナルビンカラシ油	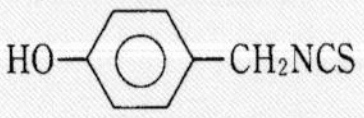	しろからし
	4-メチルチオ-3-ブテニルイソチオシアネート	$CH_3SCH=CHCH_2CH_2NCS$	だいこん
	クロトニルカラシ油	$CH_2=CHCH_2CH_2NCS$	あぶらな
	ヘイロリン	$CH_3SO_2CH_2CH_2CH_2NCS$	においあらせいとう
	フェニルエチルカラシ油	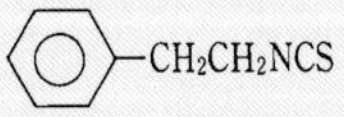	オランダからし，もくせいそう
	ベンジルカラシ油	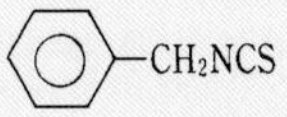	こしょうそう
	エリソリン	$CH_3SO_2(CH_2)_4NCS$	えぞすずしろ
スルフィド類	ジアリルジスルフィド	$CH_2=CHCH_2SSCH_2CH=CH_2$	ねぎ，にんにく
	プロピルアリルジスルフィド	$CH_2=CHCH_2SSCH_2CH_2CH_3$	たまねぎ，にんにく
	ジアリルスルフィド	$CH_2=CHCH_2SCH_2CH=CH_2$	たまねぎ
	ジプロピルジスフィド	$CH_3CH_2CH_2SSCH_2CH_2CH_3$	たまねぎ
	ジアリルトリスルフィド	$CH_2=CHCH_2SSSCH_2CH=CH_2$	にんにく
チアールS-オキシド	プロパンチアールS-オキシド	$CH_3-CH_2-CH=S^+-O^-$	たまねぎ
バニリルケトン類	ジンゲロン	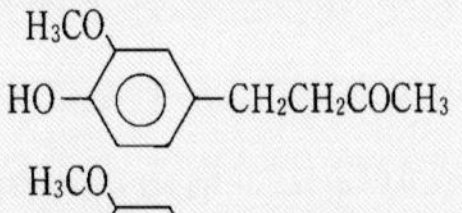	しょうが
	ショーガオール	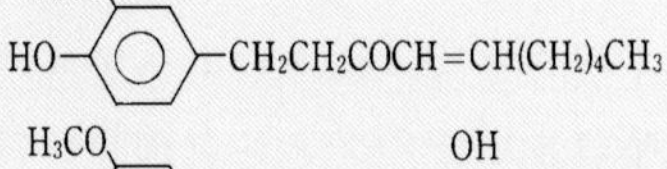	しょうが
	ジンゲロール	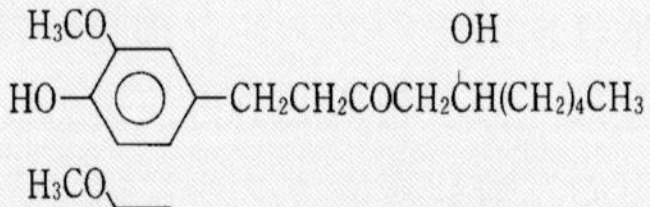	アフリカ産しょうが
	パラドール	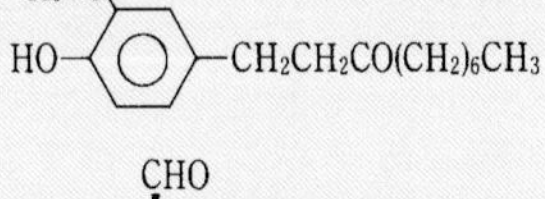	アフリカ産しょうが
セスキテルペン類	タデオナール	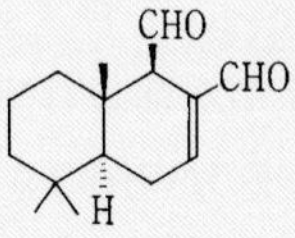	やなぎたで

■芝 哲夫：化学総説，14：129，1976.

えぐ味は，いわゆる“あく”の味であり，タンニン類，シュウ酸などによるとされる．たけのこではタンニンの一種であるホモゲンチジン酸とシュウ酸が，えぐ味成分とされている．

2 ▶ 味の相互作用

呈味成分を同時に，あるいは継続して摂取した場合に，単なる相加でなく，特殊な味覚現象を現すことがある．

1）味の対比現象

あめや塩ようかんのように，砂糖に塩を加えると甘味が強められる．このように2つの味を同時か，あるいは継続して与えた場合，一方の刺激により，他方の味の刺激が変えられる現象を“味の対比現象”とよんでいる．砂糖の甘みは微量の塩だけでなく，苦味によっても強められる．

2）相殺現象（相殺効果）

酸っぱい夏みかんに砂糖をつけて食べると，酸味が弱められるように，2種類の味が存在する場合，この2種類の味の量比を変えることにより，一方もしくは両方の味が弱められることを，“味の相殺現象”という．しょうゆや塩からのしおから味が，塩分濃度に比べてまろやかなのは，L-グルタミン酸などのアミノ酸や，有機酸類が強いしおから味を和らげているのであり，これも相殺効果である．

3）味覚の変調現象

先にあげたミラクリンやギムネマ酸のような味覚変革物質の働きのように，先に摂った食物の影響で，後に摂る食物の味が変わる現象を“味覚の変調現象”という．するめいかを食べた後にみかんを食べると，苦く感じられることなどが知られている．

4）味覚の相乗現象（相乗効果）

現在までのところ，アミノ酸系の旨味成分と核酸系旨味成分の間でのみ知られている現象で，同質の味成分を混合して摂取した場合に，それぞれの味の強さを合わせた以上の強さになることを“相乗効果”とよんでいる．

表3-38にMSGとIMPならびにGMPの種々の混合比による旨味強度の相対値を示したが，このようにMSGと核酸系旨味成分の混合物は単なる相加でなく，相乗的に旨味の強さが増加する．

旨味の相乗効果は定量的にも把握されている．**図3-90**にMSGとIMPをいろいろな配合比率で混合した場合の，旨味の強さに対するMSG単独溶液の等価濃度の関係を示したが，これより混合溶液中のMSGとIMP，ないしGMPの濃度を，それぞれu，vとし，混合溶液に対するMSGの等価濃度をy（g/dl）とすると，相乗効果は次の式で示されるという．

$$y=(1+rv)u$$

ただし，IMPでは$r=1{,}218$，GMPでは$r=2{,}800$

表3-38　MSGと5′-リボヌクレオチドの相乗作用

混合比（重量）MSG：5′-IMP（5′-GMP）	混合物単位重量当たりの呈味力
1：0	1
1：2	6.5（13.3）
1：1	7.5（30.0）
2：1	5.5（22.0）
10：1	5.0（19.0）
20：1	3.4（12.4）
50：1	2.5（ 6.4）
100：1	2.0（ 5.5）

（　）内の数字は5′-GMPを用いた時の値.
■国中 明：蛋白質核酸酵素，6：403，1961.

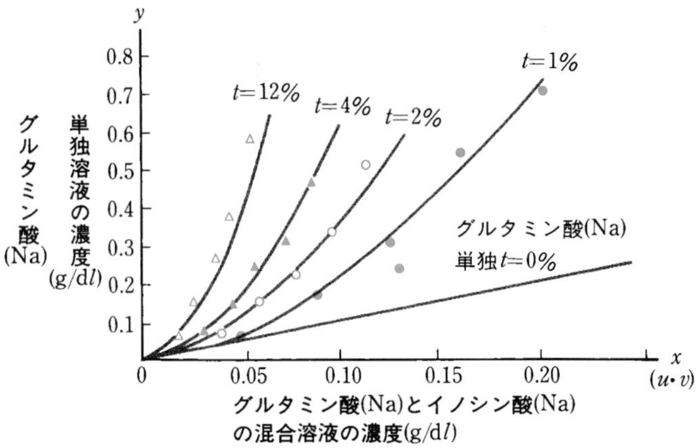

図3-90　グルタミン酸（Na）とイノシン酸（Na）の混合物とグルタミン酸（Na）単独の等価濃度

t：混合物中のイノシン酸（Na）の配合率（%）を表す.
■山口静子：食品の品質と成分間反応．朝倉書店，1990.

現在，多くの旨味調味料が製造販売されているが，そのほとんどはMSGに核酸系旨味物質を少量配合したものである．

3 ▶ 味成分の生成と変化

1）さつまいもの甘味

さつまいもを煮たり焼きいもにすると，生の時に比べ甘味度が増す．これは加熱昇温時にβ-アミラーゼの作用により，デンプンが加水分解を受け，マルトースなどの還元糖が増加するためである．この時，アミロペクチンに比べ，アミロースが著しく減少する．

2）酵素による遊離アミノ酸，オリゴペプチドの増加

アミノ酸は甘味，苦味，旨味など種々の味があり（**表2-7参照**），また，緩衝作用により強い酸味を抑えるなどの働きがある．同様に，アミノ酸数2～10個よりなるオリゴペプチドもいろいろな味があり，疎水性アミノ酸よりなるペプチドは苦味が強く，またグルタミン酸を含むペプチドは旨味のほかに苦味や酸味を緩和する作用のあることが知られている．しょうゆ，みそ，日本酒，醸造酢，チーズ，しおからなどの発酵食品や，肉やしいたけなど多くの食品の複雑で“こく”のある味は，アミノ酸やオリゴペプチドが基礎となって形成されているものである．

だしの素などの風味調味料は，MSGやIMPなどの旨味調味料のほかに，タンパク質を酵素により加水分解して生成する，アミノ酸やオリゴペプチドを配合し，さらにかつおぶしのエキスなどを加えて調製されている．

発酵食品は発酵の過程で微生物の生産するプロテアーゼや，原料それ自体がもつプロテアーゼの作用により，原料中のタンパク質が加水分解を受ける．また，食肉の熟成や干ししいたけの水戻しなどの加工や保存，調理によっても，アミノ酸やオリゴペプチドは生成したり，変化して，それらの食品の風味の形成に大きな影響を及ぼしている．

1 しょうゆ，みそ——しょうゆやみその醸造においては，仕込み，熟成の過程で，主に麹菌のプロテアーゼの作用により，原料の大豆，小麦，米などのタンパク質が分解され，遊離のアミノ酸やオリゴペプチドが増加する．これにより，しょうゆでは原料中のタンパク質の約90％が可溶化され，みそでは約60％が可溶化される．また，透明な液体であるしょうゆではタンパク質の分解が進んでおり，遊離のアミノ酸や低分子のペプチドが多いのに対し，みそでは比較的分子量の大きいペプチドが多い．

2 チーズ——チーズはレンネット（凝乳酵素，主成分キモシン）により凝固したカゼインにスターターとして，乳酸菌を加え，さらにカビづけして熟成される．この過程で，レンネット，スターター乳酸菌，カビのプロテアーゼの作用によりカゼインが分解を受け，遊離アミノ酸，オリゴペプチドが生成する．ナチュラルチーズの苦味はこのように生成したオリゴペプチドによっている．

3 しおから——しおからはいかの肉と肝臓，かつおの内臓などに10～20％の高濃度の食塩を加えて腐敗を防ぎながら熟成させて製造される．特有の風味は自己消化酵素の作用により増加する遊離アミノ酸や，オリゴペプチドの寄与が大きいと考えられている．食塩含量13.7％のいかのしおからの研究では，食べ頃と考えられる熟成33日において，遊離のアミノ酸が製造開始時の約2.5倍に達したとの報告がある．

4 肉の熟成——食肉はと畜後，死後硬直を起こすため，解硬して肉が軟化するまで熟成する必要がある．1℃の貯蔵で80％の解硬となるのは，と畜後牛では10日，豚で5日，にわとりで0.5日である．この熟成により，プロテアーゼの作用で，遊離のアミノ酸，ペプチドは増加し，味は一般的に向上すると考えられている．また，低温長時間加熱した牛肉エキスの味がまろやかになるのは，ペプチドの増加によるとの研究も報告されている．

5 干ししいたけの水戻し——干ししいたけを調理するには水戻しが必要であるが，水戻し中に，プロテアーゼの作用で遊離のアミノ酸が増加する．この場合，水温が高いと遊離するアミノ酸の増加が速く，低いと遅くなるが，しいたけでは過度の水戻しをすると，疎水性アミノ酸の増加が著しく，苦味を呈するので，好ましくないとされる．

3）核酸系旨味成分の生成

1 肉および魚におけるイノシン酸の生成——哺乳動物や魚の筋肉には，エネルギー源として比較的多量のATPが存在している．ATPはエネルギー源となる時に，ATPaseにより分解されADPとなるが，ADPはクレアチンリン酸とグリコーゲンによりATPに再生される．死後，ATPの再生が停止すると，ADPはミオキナーゼによりAMPとなり，さらに**図3–17**に示したような経路により，IMP，イノシン，ヒポキサンチンへと代謝される．ぶた，にわとりの熟成中およびたらの0℃貯蔵中のATP分解物の経時的変化が**図3–91**に示してある．どの場合も，ADPとAMPは低いレベルのままであるが，IMPは大きく増加している．これはミオキナーゼとAMPデアミナーゼの活性が5′–ヌクレオチダーゼの活性に比べ，はるかに高いためである．活けづくりの魚よりも，活けしめ魚のほうが美味といわれる理由である．また，かつおぶしのIMPもこの経路により生成している．

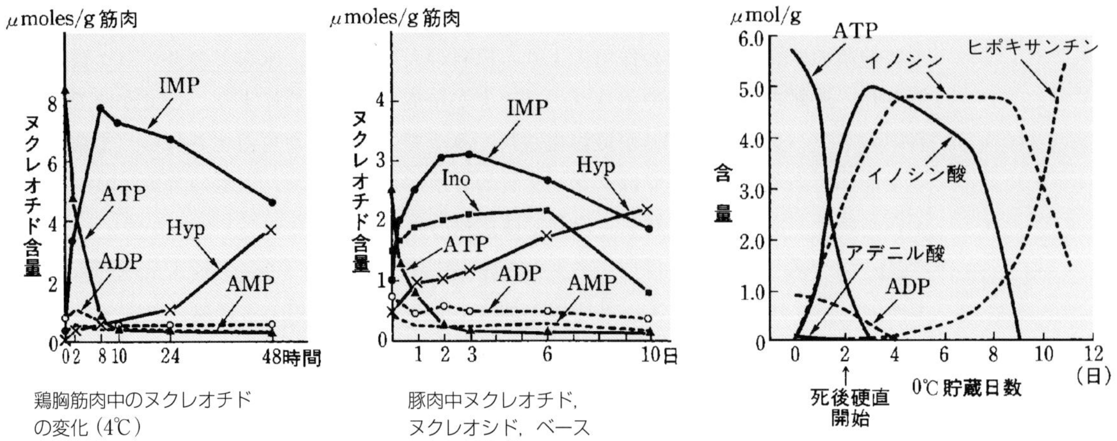

鶏胸筋肉中のヌクレオチドの変化（4℃）
■寺崎：リポタイド文献集，1965.

豚肉中ヌクレオチド，ヌクレオシド，ベースの変化（4℃）■寺崎，前掲.

たら0℃貯蔵中のATPおよび関連化合物の消長
■寺崎：リポタイド文献集，1965.

図3-91　肉および魚の貯蔵，熟成によるイノシン酸の消長

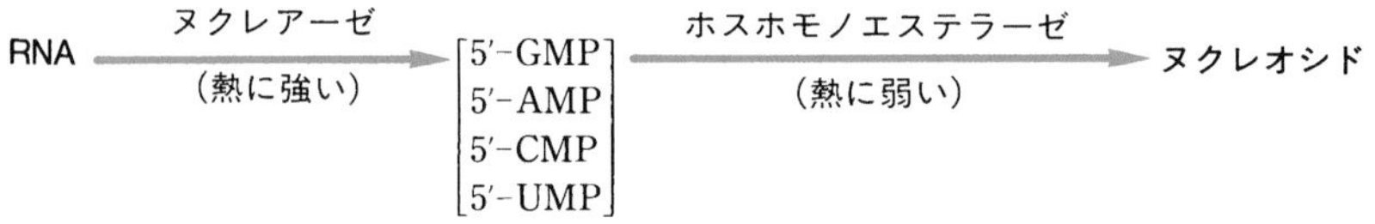

図3-92　きのこの加熱によるグアニル酸の生成

魚では死後の時間経過，すなわち鮮度を表す指標として*K*値が用いられる．*K*値は全ATP分解物に対するイノシンとヒポキサンチンの割合と定義されている．

$$K\text{値}(\%)=\frac{(\text{イノシン}+\text{ヒポキサンチン})}{(\text{ATP}+\text{ADP}+\text{AMP}+\text{IMP}+\text{イノシン}+\text{ヒポキサンチン})}\times 100$$

[2]　きのこにおけるグアニル酸の生成――しいたけ，ほんしめじ，まつたけなどのきのこの多くは，生の時は少量しかグアニル酸を含まないが，煮出しすると飛躍的に増加する．これらのきのこには，RNAを分解してグアニル酸，アデニル酸などの構成5′-ヌクレオチドにするヌクレアーゼと，生成した5′-ヌクレオチドを分解してヌクレオシドにするホスホモノエステラーゼが存在する（**図3-92**）.

煮出しによる5′-ヌクレオチドの増加はヌクレアーゼの熱安定性が高く，加熱過程でホスホモノエステラーゼが先に失活した後も，5′-ヌクレオチドを生成し続けるためと考えられている．干ししいたけの場合，水戻し過程では両方の酵素が作動しグアニル酸は蓄積しないが，水戻し後の加熱により大きく増加する．また，水戻しをぬるま湯などの比較的高温の水で長時間行うと，基質となるRNAが減少し，その後の加熱によっても，グアニル酸はあまり増加しない．

4）わさび，からしの辛味成分の生成

わさび，からしともあぶらな科の植物である．わさびは肥大した根茎をすり潰した時，ミロシナーゼの働きにより，含硫配糖体シニグリンより辛味をもつアリルイソチオシアネート（アリルカラシ油）が生成する．この物質は揮発性であり，わさびの香気成分ともなっている．また，揮発により失われやすい．

からしは，からしなの実を圧搾脱脂後，乾燥粉砕したもので，和がらし（黒からし）と白からし（西洋がらし）がある．和がらしはおでん，納豆などの薬味に用いられ，白からしはマスタードとしてホットドッグなどに用いられる．一般には混合されていることが多い．和がらしの辛味はわさびと同様に，シニグリンから生成するアリルイソチオシアネートである．白からしはシナルビンよりミロシナーゼの働きにより生成するパラヒドロキシベンジルイソチオシアネートが辛味成分となる（**図3-70，表3-37参照**）．

10 有毒成分

摂取する際の食品には有毒な成分が含まれてはならないが，食品材料には毒成分を含むものがあり，これを加工や調理により除去して，食用としているものも多い．ふぐの例がそれであるが，時に，誤って痛ましい事故を起こすことがある．また，毒きのこのように，誤食による中毒を引き起こすこともある．

1 ▶ 植物性自然毒

1）青酸配糖体

ある種の植物には青酸配糖体を含むものがある（**図3-93**）．うめ，もも，あんずなどの核果にはアミグダリン，タピオカデンプンの原料となるきゃっさばや豆科のリマ豆にはリナマリンが存在する．これらはβ-グルコシダーゼとニトリルリアーゼの作用により，青酸を生成し，有毒である．きゃっさば根茎よりタピオカデンプンを製造するには，水さらしによって毒性を除いている．

2）ゴイトリン

あぶらな科の植物であるキャベツ，からしな，カリフラワー，芽キャベツなどには，からし油配糖体とよばれるグルコシノレート類が存在する．グルコシノレートはチオグルコシダーゼの作用によりイソチオシアネートを生成する．わさびやからしのアリルイソチオシアネートは辛味成分として知られている．しかし，キャベツやなたねに存在する2-ヒドロキシ-3-ブテニルグルコシノレートからは，甲状腺肥大作用のあるゴ

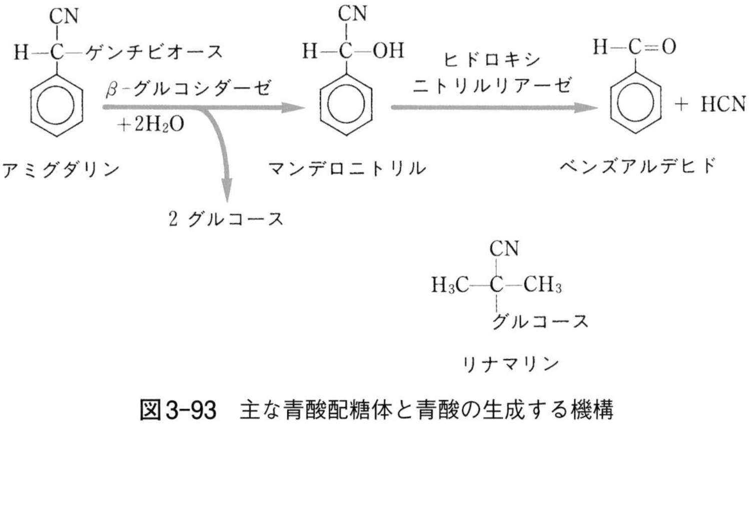

図3-93　主な青酸配糖体と青酸の生成する機構

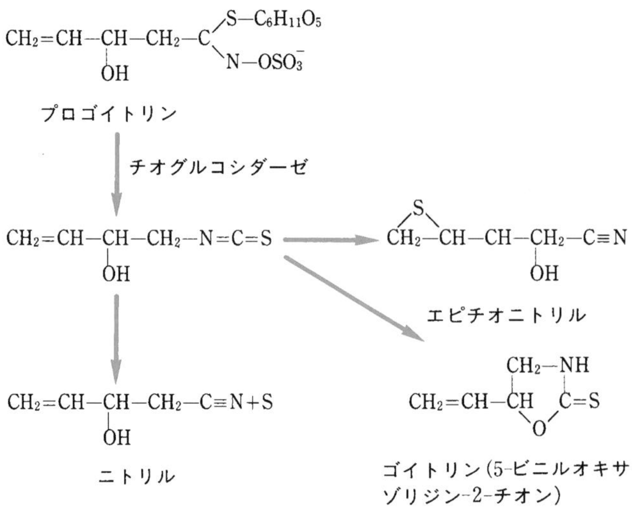

図3-94　ゴイトリンの生成機構

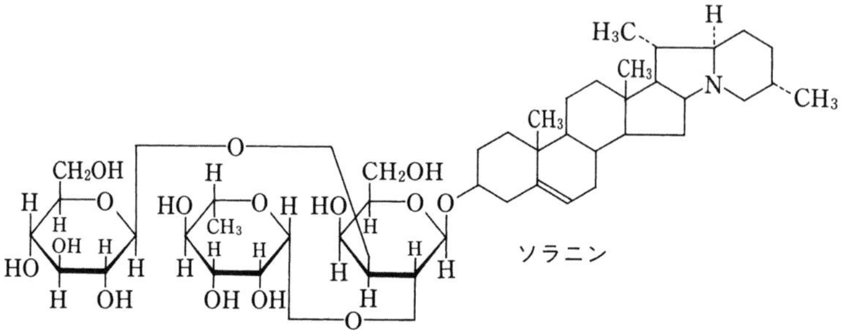

図3-95　じゃがいもの毒成分

イトリンが生成する（**図3-94**）.

ゴイトリンは甲状腺ホルモンのチロキシンの生合成や分泌を抑制する働きがあり，ヨウ素の摂取量を多くしても，甲状腺肥大は解消されない．また，ゴイトリンを生成しないグルコシノレートから，チオグルコシダーゼの作用で生成するチオシアン酸イオンSCN^-も甲状腺肥大を起こすが，この場合は，ヨウ素の摂取量を増やすと防ぐことができる．

3）ソラニン

発芽したじゃがいもには，アルカロイド配糖体のソラニンがある．中毒は摂取後，数時間で起こり，腹痛，胃腸障害，虚脱，めまい，意識障害などに陥る．調理の際に新芽の周辺部は切りとるなどの注意が必要である（**図3-95**）.

4）レクチン

植物に起源する赤血球凝集作用を有する糖タンパク質をレクチンという．豆科植物の種子やきのこに見いだされる．大豆のレクチンをとくにヘマグルチニンという．レクチンを摂取すると，小腸粘膜に結合し，栄養素の吸収を阻害するなどの毒性を現すが，通常消化酵素により消化されて，弱い毒性を示すだけである．また，加熱により変性し，毒性を失うため，生食しなければ問題はない．

5）トリプシンインヒビター

豆科植物の種子や卵には，タンパク質の消化酵素トリプシンの阻害物質であるトリプシンインヒビターが含まれている．これは生大豆が動物の成長を阻害する原因物質として発見されたものである．また，生卵の消化が悪い原因ともなる．これらのトリプシンインヒビターはタンパク質であるため，加熱すると変性し，活性を失う．

6）毒きのこ

毒きのこには多くの種類があり，毒成分も数多く，またいまだに明らかになっていないものもある．野生のきのこを採集し，食用とする場合には十分な知識が必要であり，少しでも疑わしいものは食べないことが肝要である．毒きのこのうち，毒抜きをして食用とされるものは，次のようなものである．

シャグマアミガサタケはギロミトリン（gyromitrin）を含有するが，毒成分はギロミトリンが加水分解して生成するモノメチルヒドラジンである．ヨーロッパでは，このきのこを長時間煮て食用とするところもある．これはモノメチルヒドラジンが揮発性であるため，加熱中に揮散して毒が抜けるためである．

ベニテングタケはイボテン酸やムッシモールを含んでいるが，長野県の一部ではこれを塩漬け後，塩抜きして食用とするところがある．これは，これらの毒成分が水溶性であるからである．

ヒトヨタケはアルコールとともに食べると悪酔いする．これはこのきのこに含まれるコプリンの代謝物がアルデヒドデヒドロゲナーゼを阻害するためであるが，アルコールを摂取しなければ食用となる．

また，ホテイシメジでは（E）–8–オキソ–9–オクタデセン酸などが同様の作用を示す．

2 ▶ 動物性自然毒

1）ふぐ毒

ふぐの毒成分はテトロドトキシン（tetrodotoxin）とよばれる塩基性の化合物である．この毒成分は非常に毒性が高く，1 mgでマウス約5,000匹を殺す毒力がある．マフグ科の魚のほとんどが毒成分を含み，一般的に肝臓，卵巣，皮，腸の毒性が強い．筋肉の毒性が低いため，調理により食用としている．

テトロドトキシン（**図3–96**）はふぐ以外のつむぎはぜ，いもりなど，多くの生物か

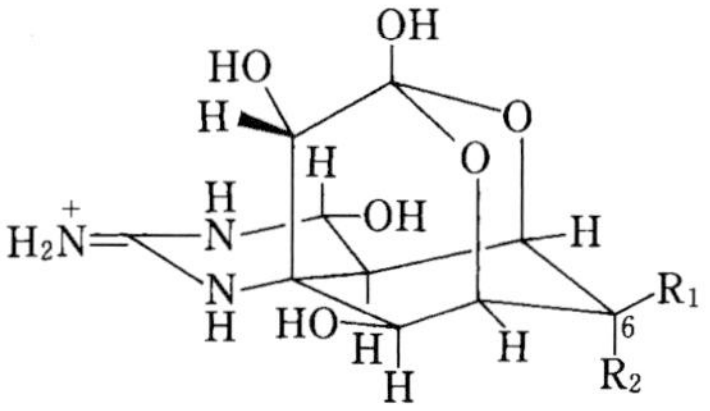

	R_1	R_2
テトロドトキシン	CH_2OH	OH
6–エピテトロドトキシン	OH	CH_2OH
11–デオキシテトロドトキシン	CH_3	OH
11–ノルテトロドトキシン–6(*R*)–オール	OH	H
11–ノルテトロドトキシン–6(*S*)–オール	H	OH
11–オキソテトロドトキシン	CHO	OH

図3–96　テトロドトキシン同族体

ら検出される．また，養殖のふぐに毒性が弱いことから，外因性であることが予想され，近年食物連鎖により，ふぐに毒成分が蓄積することが明らかになった．すなわち，テトロドトキシンが生産するビブリオ属やアルテロモナス属の細菌から上位生物であるヒトデ，小形巻貝，ヒラムシなどに移行し，それを摂食したふぐが毒化するのである．無毒の餌だけで養殖すれば無毒のふぐが生産できるが，食品安全委員会ではこれをそのまま食用に供するを認めていない．

2）シガテラ毒

シガテラ（ciguatera）とは，熱帯，亜熱帯のサンゴ礁海域に発生する魚による中毒で，世界的には年間数万人にのぼる患者数があるとみられている．中毒症状は多様であるが，下痢，吐き気，腹痛の後，知覚異常，関節痛，掻痒《そうよう》などが起こるが，死亡することはまれである．

この中毒は，本来無毒な魚が生物濃縮により毒化して起こることと，毒化する魚が400種以上にものぼるため，特定の魚種を食用禁止にするなどの対策が困難である．

有毒成分はバラフエダイやドクウツボの肝臓からシガトキシン（ciguatoxin）が単離され，化学構造が明らかにされているが，他にもいくつかの異なる毒成分があることが知られている．毒化の原因は，海藻の表面に付着して生育する渦鞭毛藻（*Gambier-dis-cus toxicus*）からの食物連鎖による．

3）貝　毒

二枚貝は水中のプランクトンを餌としているため，有毒プランクトンが発生すると毒化し，ヒトに中毒を発生させることがある．主なものに麻痺性貝毒と下痢性貝毒がある．

麻痺性貝毒は，日本ではアサリとホタテガイなどで発生がみられ，*Alexandrium*属などの数種の渦鞭毛藻が生産するサキシトキシン類やゴニオトキシン類が原因毒である．これらはテトロドトキシンに匹敵する毒性を示し，死亡例も多い．

下痢性貝毒はホタテガイやムラサキイガイに多く発生し，中毒症状は消化器系の傷害で，下痢，嘔吐，腹痛などが主である．死亡事例はない．原因となるのは渦鞭毛藻の*Dinophysis fortii*などが生産するディノフィシストキシン-1やディノフィシストキシン-3，オカダ酸などの毒素である．

3 ▸ アレルゲン

生体は病原体や毒素あるいは種々のタンパク質などの異物，すなわち抗原に対して抗体を産生し，それらを排除したり破壊して，生体を防御する免疫反応を行う．この時，抗原に対して過敏に反応して起こる，全身または局所的な組織傷害，あるいは異常反応をアレルギーとよんでいる．また，アレルギーを引き起こす抗原をアレルゲンという．

食品中にも多くのアレルゲンが含まれているが，通常は腸管の免疫系により吸収が阻害されたり，経口免疫寛容とよばれるアレルギーを抑制する機構により，アレルギーの発症が防がれている．

アレルギーの発症は，遺伝的な素因や体質によるとされている．食品アレルギーのアレルゲンは大部分がタンパク質である．したがって，タンパク質含量の高い食品や食べる量の多い食品に，アレルギーを引き起こすものが多いといわれる．

たとえば，食品アレルゲンの代表的なものは，卵，大豆，肉，魚，乳，米，小麦などである．また，これらは複数のタンパク質を含んでいるが，アレルゲンとなるタンパク質も明らかになってきている．

卵ではオボムコイド，オボアルブミン，牛乳ではα_{s1}-カゼイン，β-ラクトグロブリン，米では16K-グロブリンなどが明らかにされている．

4 変異原性物質

細胞に突然変異を誘起する物質を突然変異原性物質(mutagen)という．突然変異は，細胞の遺伝情報をもつDNAが変異して引き起こされるもので，変異原性物質を摂取した場合，がんのイニシエーター（initiator）となる可能性がある．変異原を摂取することがすべて発がんを引き起こすわけではないが，その恐れがあるということである．

変異原性の検出にはサルモネラ菌を用いたエームステスト（Ames test）やネズミチフス菌の変異株を用いるレックアッセイ(Rec assay)法がある．これらの方法により，多くの食品成分にも変異原性が明らかにされ，がん原性との関係が問題とされている．

1）植物由来の変異原性物質

生わらびに存在するプタキロサイド（ptaquiloside，乾燥わらび中に0.02%含有される）は，牛やラットの消化器や膀胱にがんを発生させる．この成分は，酸，アルカリに不安定であり，木灰や重曹を用いたアク抜きで，ほとんどが失われるため，大量に摂取しない限り問題はないとされる．

ふきのとうにはペタシテニン（petasitenine）があり，肝臓血管内皮肉腫を誘発するといわれる．また，そてつの実にはサイカシン（cycasin，メチルアゾキシメタノール-β-D-グルコシド）があり，変異原性とがん原性を示す．その他，ルチンのアグリコンであるクエルセチンにも変異原性が認められているが，がん原性はないといわれる．

2）微生物由来の変異原性物質

穀類や豆類，野菜などにつくカビや細菌には，変異原性物質を生産するものがある．カビの一種であるアスペルギルス・フラバス・リンク（*Aspergillus flavus* Link）の生産するアフラトキシン類（aflatoxin）はよく知られており（**図3-97**），動物に肝臓がんを誘発する．また第二次大戦直後に，東南アジアからわが国に輸入された米が*Penicil-*

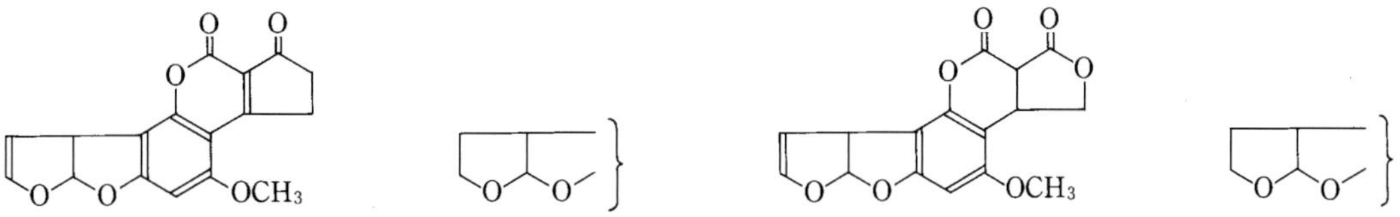

アフラトキシンB_1 (aflatoxin B_1)　アフラトキシンB_2　アフラトキシンG_1　アフラトキシンG_2

図3-97　アフラトキシン類

lum islandicum Soppに汚染され，黄変米事件を起こした．この菌は肝臓がんを誘発するルテオスキリン（luteoskyrin）とシクロクロロチン（cyclochlorotine）を生産する．

きのこのつくりたけ（西洋マッシュルーム）には，変異原性のあるアガリチンが存在するが，がん原性ではないとされている．

3）食品の加熱調理や加工の過程で生成する変異原性物質

食品を加熱した場合，とくに焦げた場合に変異原性物質が生成する．これらのなかで明らかになっているものには，タンパク質やアミノ酸の加熱分解物やアミノカルボニル反応中間体などが，複雑に反応して生成するヘテロサイクリックアミン類がある．とくにトリプトファンおよびグルタミン酸の，加熱分解により生成する物質についての研究が進んでおり，変異原性とがん原性を有することが明らかにされている．

N-ニトロソ化合物も変異原性とがん原性を有することが知られているが，*N*-ニトロソ化合物は，食肉の亜硝酸処理により肉中のアミンと亜硝酸が反応したり，食品として摂取した亜硝酸とアミンが体内で反応しても生成する．

このようにわれわれは種々の食品から多くの変異原性物質，あるいはがん原性物質を体内に取り入れていることになるが，それらが実際のがんの発症とどのような関係にあるのかは，いまだ明らかでないことが多い．

4章 食品物理

1 コロイド

1 ▶ コロイド粒子

食塩や砂糖は水に溶けると，透明な溶液となるが，セッケンは水に溶けてもわずかに濁っている．そしてこの濁りはろ紙で濾してもとれない．これはセッケンの水溶液では原子や分子よりかなり大きいが，光学顕微鏡で観察しても見えない程度の粒子が分散しているからで，この粒子のことをコロイド（colloid）といい，コロイドを含む溶液をコロイド溶液（colloid solution）という．コロイド粒子の大きさは1～100 nmぐらいであるので，セロファンや硫酸紙などの半透膜を通過することができない．しかし，塩類や水は同じ半透膜を通過することができる（原子や小さい分子の大きさは，約0.1 nmである）．

2 ▶ コロイドの種類

コロイド溶液のように，水中に他の粒子が分散している系を分散系（disperse system）といい，分散している粒子を分散相（disperse phase）という．また分散させている溶媒を分散媒（dispersion medium）という．分散相と分散媒の組み合わせで，コロイドの種類は**表4-1**のようになる．

タンパク質，デンプン，寒天などの高分子物質は，分子1個の大きさがコロイド粒子の大きさとほぼ同じであるので，分散相が1個ずつの分子でできている．このようなコロイドを分子コロイド（molecular colloid）という．一方，牛乳やセッケンでは低分子物質が会合してミセル（micell）状態になり，コロイドとしての性質を示している．

表4-1　分散媒と分散相の組み合わせ

分散媒	分散相	分散系	例
気　体	液　体	エアロゾル	香りづけのスモーク
	固　体	粉末	小麦粉，粉砂糖，粉ミルク
液　体	気　体	泡	ビールの泡，ホイップクリーム，ソフトクリーム
	液　体	エマルジョン	牛乳，バター，マヨネーズ，生クリーム
	固　体	サスペンジョン	みそ汁，スープ，ジュース
		ゾル	ソース，ポタージュ
		ゲル	ゼリー，水ヨウカン，プリン
固　体	気　体	固体泡	食パン，スポンジケーキ
	液　体	固体ゲル	吸水膨潤した凍り豆腐，畜肉魚肉
	固　体	固体	冷凍食品

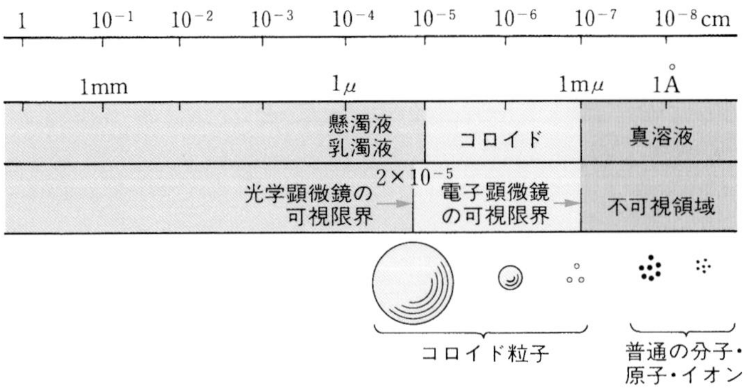

図4-1　コロイド粒子および分子・原子の大きさ

このようなミセル構造を作ったコロイドをミセルコロイド（micell colloid）という．セッケンの場合，1分子の分子量は200～300であるが，水溶液ではセッケン分子が50～100個集合し，ミセルコロイドを形成している（**図4-1**）．

コロイドには疎水コロイド（hydrophobic colloid）と親水コロイド（hydrophilic colloid）がある．

疎水コロイドは，コロイド粒子と分散媒の水との間にほとんど親和力がなく，コロイド粒子がその荷電により，静電的に反発して水中に分散している．少量の電解質を加えると，荷電が中和されるため，容易に凝集，沈殿する．金属や金属水酸化物のコロイドは疎水コロイドで，粘性が少なく不安定である．

親水コロイドはコロイド粒子と分散媒の水との親和力が大きく，少量の電解質を加えても凝集を起こさない．ゼラチン，寒天，デンプンのコロイドは親水コロイドで，どろどろした状態であるが，安定である．

疎水コロイドに親水コロイドを加えると，疎水コロイドのまわりを親水コロイドが取り囲み，コロイドが安定化する．この安定化したコロイドを保護コロイド（protective colloid）という．墨汁では，ニカワが炭素粒子の保護コロイドとして用いられている．

1）ゾルとゲル

少量のコロイド粒子を液体の分散媒に分散させると，コロイド粒子はブラウン運動をしていて，互いに接触することはない．そして溶液は多くの場合，流動性を示す．このような状態をゾル（sol）という．ゾルの例としては，牛乳，みそ汁，スープ，デンプン溶液や，寒天，ゼラチンに水を加えて加熱した溶液などがある．一方，多量のコロイド粒子を液体の分散媒に分散させた場合，コロイド粒子同士が互いに接触して流動性を失い，網目構造を形成し，全体として固化する．このような状態をゲル（gel）という（**図4-2**）．

ゲルにはゾル中のコロイド粒子が凝集し，分散媒を分離して沈殿したものと，ゾル全体が分散媒を含んだまま凝固したものがある．前者を沈殿ゲルといい，牛乳のタンパク質が酸により凝固したカードなどは，この例である．また後者の例として，ゼリー（jelly）があり，寒天，ゼラチンのコロイド粒子が，網目構造を形成し（**図4-3**），その

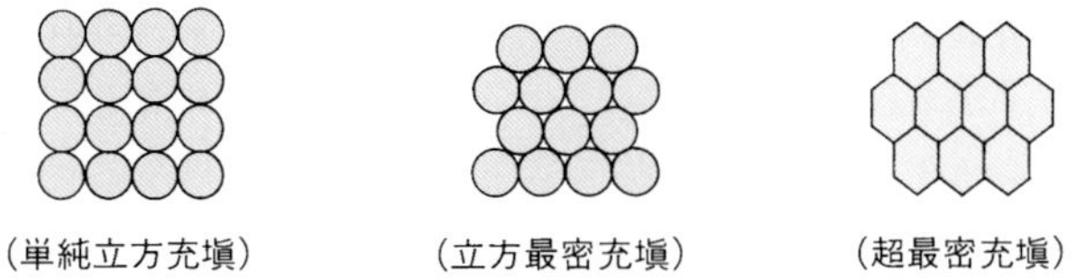

図4-2　コロイド粒子のつまり方

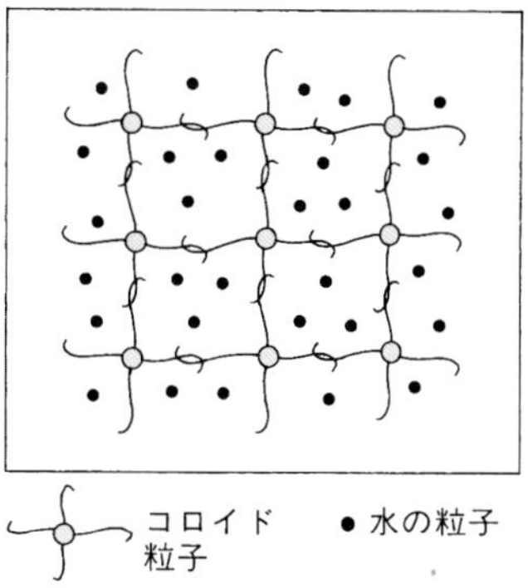

図4-3　ゼリーの網目構造模型

なかに多量の水を含んだまま凝固している．ゼリーの硬さは分散相の濃度などにより影響を受けるので，ゲル中の網目構造の差異が硬さに影響を与えていることがわかる．

寒天やゼラチンは加熱すると，溶解してゾル状になり，冷却すると再び固まるが，このようなゲルを熱可逆性ゲルという．ゼリーを長時間放置したり，外力を加えた場合，網目構造が収縮して，分散媒が分離することがある．この現象をシネレシス（syneresis）という．またゲルが乾燥状態になったものをキセロゲル（xerogel）といい，棒寒天，板状ゼラチン，高野豆腐，凍結乾燥野菜，乾燥肉などがある．

3 ▶ コロイドの性質

1）半透性

コロイド粒子はセロファン膜のような半透膜を通過することができない．動・植物細胞の原形質もコロイド様物質であるが，細胞膜が半透性なので，内容物は保たれている．しかし食品を加熱したりすると，細胞膜の半透性は失われ，内容物の一部が外に溶け出してくる．

2）チンダル現象

一見透明にみえるコロイド溶液でも，側面から光を当ててみると，光路が白く光ってみえる．これはコロイド粒子が光を散乱するためで，この現象を**チンダル現象**（tyndall phenomenon）という．コロイド粒子では粒径が大きいものほど，光をよく散乱させる．また疎水コロイドのほうが親水コロイドより散乱が強い．

3）ブラウン運動

ゾル状態のコロイドを光学顕微鏡で観察すると，コロイド粒子は微小運動をしていることがわかる．この運動を**ブラウン運動**という．これは水の分子が常に運動していて，溶液中のコロイド粒子に衝突し，コロイド粒子を動かすためである．このため，コロイド粒子は沈殿したり浮上したりすることなく，不均一な力を受けて運動し，水のなかに分散している．

4）凝析

疎水コロイドに少量の電解質を加えると，コロイド粒子は沈殿する．これはコロイド粒子の荷電が電解質により中和され，コロイド粒子間の反発力がなくなり，コロイド粒子が凝集するためである．この現象を**凝析**（coagulation）という．しかし，親水コロイドに少量の電解質を加えても，コロイド粒子は沈殿しない．これは親水コロイドでは，コロイド粒子が多量の水を吸着しているため，荷電を中和しても，吸着水がコロイド粒子の集合を妨げるためである．

親水コロイドに多量の電解質やアルコールを添加し，コロイド粒子に結合している水を除去すると，親水コロイドを沈殿させることができる．これを塩析（salting out）という．

塩析はタンパク質の分離精製やセッケンの製造に用いられている．タンパク質の分離精製では，硫酸アンモニウムがよく用いられる．これは硫酸アンモニウムが高い塩析効果をもち，タンパク質を変性させる心配が少ないからである．またセッケンの製造では，油脂を水酸化ナトリウムでケン化後，多量の食塩を加えて，セッケンを析出させている．

5）吸　着

コロイド粒子の表面積は，普通の分子の表面積に比べて大きいので，コロイド粒子はファンデルワールス力や化学的結合により，他の物質を取り込みやすい．この現象を吸着（absorption）という．活性炭は多孔質で極めて広い表面積をもち，色素や匂いを強く吸着するので，油脂などの脱色剤，冷蔵庫の脱臭剤として用いられている．

6）凝　集

液体中に分散しているコロイド粒子が密な集合状態を作り，さらに大きな粒子になることを凝集（aggregation）という．ジャムやゼリーなどを長期間放置しておくと，ゲル中の液体がにじみ出てくることがある．これはゲルの網目構造が密になって凝集したためである．逆に凝集状態にある物質が液体に添加された時，分散してゾルになることを解膠（peptization）という．

寒天やゼラチンは水中で少し温めるだけで解膠する．

2 懸濁と乳濁

1 懸　濁（suspension）

液体中に固体粒子が分散している場合を懸濁液（サスペンジョン）という．この例としては，みそ汁がある．みそ汁を長時間放置しておくと，比重の大きい固体粒子が沈降して沈殿が分離する．

2 エマルジョン（emulsion）

液体中に液体が分散している場合を乳濁液（エマルジョン）という．水に油脂が分散する時，乳化剤が存在しない場合，1％程度しか分散しない．しかし乳化剤を添加するとかなり高濃度のエマルジョンが得られる．

油滴が同じ大きさの硬い球状であると仮定すると，最も密度の高い状態は1個の油滴の周りを12個の油滴が取り囲んだ状態である．この時，油滴が占める体積と間隙の体積の割合は，それぞれ74％，26％となる．

これが理論的な最密充填の状態で，エマルジョンの粘度は最大となる．しかし，実際には油滴は硬い球ではないので，これ以上密に分散している場合がある．たとえば，マヨネーズでは約75%の油を含むO/Wエマルジョンである．

1）エマルジョンの安定性

未処理の牛乳を長期間放置すると，なかに含まれる脂肪球のうち，大きな粒子から順に浮上する．また脂肪球同士も互いに凝集（flocculation）を起こして，浮上し，クリーム層を形成する．このようにエマルジョンが2層に分離することをクリーミング（creaming）という．牛乳ではクリーミングを防止するために，均質化（homogenization）処理で脂肪球を破壊し，脂肪球の粒径を小さくしている．

エマルジョンの安定性は乳化機で，分散粒子径を小さくすればするほど増大する．一般の工業的乳化物では1～2nmの細粒化が望ましく，乳化物の粒径も均一化させるようにする．

エマルジョンに温度や機械的ショックを与えたりすると，粘度が急激に低下することがある．これをエマルジョンの転相（phase inversion）とよび，O/W型からW/O型へ，またはW/O型からO/W型へ変化したためと考えられている．最密充填のO/W型で油滴が体積の74%を占めているものがW/O型に反転すると，粘度は**図4-4**のようにかなり低下する．

クリーム（O/W型エマルジョン，脂肪分30～40%）からバター（W/O型エマルジョン，脂肪分約80%）を製造する際には，クリームを攪拌し，脂肪球を凝集させ，さらにこの固まりを練って，バターを製造している．この転相では，水と油の容積比が大きく変化している．

3 食品の膨潤と浸透圧

1 ▶ 膨　潤（swelling）

寒天，ゼラチンなどの乾燥したゲル（xerogel）を水につけると，水を吸収して膨張

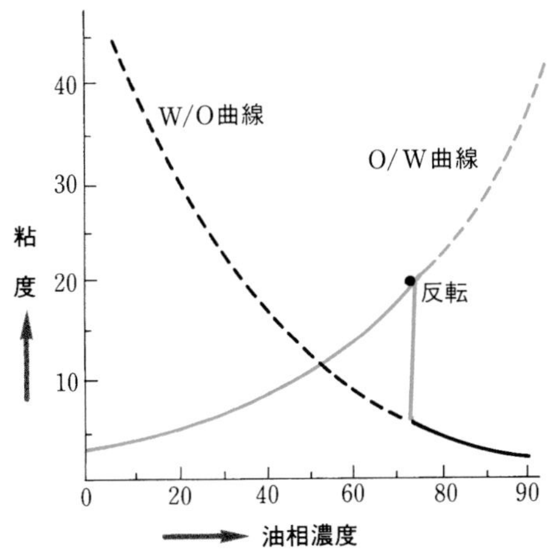

図4-4　エマルジョンの反転

表4-2 ゼラチンゼリーの膨潤圧

1l中に含まれるゼラチンの量(g)	膨潤圧 (kg/cm^2)
613	5.1
555	4.1
461	2.1

し，体積が増大する．このような現象を膨潤といい，膨潤して体積が増大する時示す圧力を膨潤圧（swelling power）という．膨潤圧は水が複雑な構造の高分子や高分子同士の間に入り込み，最終的にコロイドを形成する時に生じる力と考えられている．

ゼラチンゼリーの膨潤圧は，**表4-2**のようであるが，これはゼリーの物性と関連している．またこんぶの膨潤圧は約40気圧といわれている．

寒天は中性の水での膨潤率が最高で，アルカリ性の水がこれに次ぎ，酸性の水では膨潤率が最も低い．また陽イオンが共存すると，膨潤率は減少する．

ゼラチンを水につけておくと，約60倍の水を吸収して膨潤し，弾性のあるゲルとなるが，これ以上は膨らまない．このような膨張を有限膨張という．しかしゼラチンに多量の水を加え60～70℃まで加熱すると，無限に膨張して溶解状態となり，均一なゾルとなる．これを無限膨潤という．

2 浸透圧（osmotic pressure）

ショ糖溶液と水を水分子は自由に通すが，ショ糖分子を通さないような膜（半透膜）で仕切ると，水の一部が半透膜を通ってショ糖溶液のなかに浸入し，その体積を増加させる．半透膜には，セロファン，コロジオン膜，細胞膜，膀胱膜などがある．

この際，水の浸入を防ぐためには，ショ糖溶液に圧力を加えておく必要がある．この圧力を浸透圧という．

浸透圧（P）は，絶対温度（T）およびショ糖溶液の濃度（C）に比例する．

$$P = KCT \qquad K\text{は定数}$$

ショ糖溶液の0℃における濃度と浸透圧の関係は**表4-3**のとおりである．また0.2Mショ糖溶液の温度変化と浸透圧の関係は**表4-4**のようになる．

ショ糖溶液のような分子を含む溶液以外に，イオン溶液やコロイド溶液も浸透圧を示す．

野菜を食塩で漬け物にすると，細胞内の水が外にしみ出してくる．しかし，野菜を水につけると水が細胞のなかに浸透し，細胞が膨張する．これは野菜の細胞膜が半透性であるためである．調理や加工の際に野菜を加熱したり，加圧したりすると，細胞が死滅し，細胞膜の半透性が失われ，細胞内容物が溶け出してくる．

表4-3 ショ糖の濃度と浸透圧との関係

濃度(C)	浸透圧(P)	P/C
2.02g/l	0.134	0.066
10.0	0.66	0.066
20.0	1.32	0.066
45.0	2.97	0.066
93.8	6.18	0.066

表4-4 ショ糖の温度と浸透圧との関係

濃度(℃)	絶対温度(T)	浸透圧(P)	P/T
0	273	4.723	0.01730
10	283	4.893	0.01733
20	293	5.064	0.01728
25	298	5.148	0.01728

4 レオロジー

食品の味，香りは，食品の風味にとって重要な因子であるが，それぞれの食品を食べた際の，食品の口ざわり，歯ごたえなどの感触もやはり風味に大きな影響を与える．

食品の口ざわりには，食品を口のなかに入れた際に，食品がどのように変形，流動するかという物理現象が関係しており，また歯ごたえは，食品を口のなかで噛んだ際に，歯で感じる硬さで，やはり物理的に解明することができる．

食品の硬さ，粘性，弾性などの力学的特性を測定して，食品の物性を解明する分野をレオロジー（rheology）という．

1 ▶ 粘　　性（viscosity）

水と蜂蜜をそれぞれ同じ傾斜の斜面に注ぐと，水は速やかに流れるが（**表4-5**），蜂蜜は水よりも粘りがあるため，流動しにくく，流れ出してもゆっくり流れていく．これは蜂蜜が水に比べ，流動に当たっての内部抵抗が大きいためである．このように液体が流れやすいか，流れにくいかの性質を粘性という．

ある液体の粘度を測定するには，オストワルド型の毛細管粘度計（一定量の液体が毛細管中を移動する時間を求めて粘度を算出する）や回転粘度計（単一円筒内に試料を入れ，円盤型のローターを一定速度で回転させ，その時受ける粘性トルクを測定して粘度を求める）などを使用する．粘度はCGS単位で，ポアズ（p）で表現される．

常温の水の粘度は1×10^{-2}（p），すなわち1センチポアズ（cp）であるが，水の温度が上昇するにつれて，粘度は低下する．主な食品の粘度を**表4-6**に示す．

1）ニュートン流体（newtonian fluid）

水，蜂蜜，牛乳，サラダ油のような液体は，力を加えると流れ出るが，その液体の流動速度D（ずり速度という）は，加えた力P（ずり応力という）に比例する．

$$P=\eta\times D\ (\eta：粘度)$$

このような液体をニュートン流体という．一方，液体に加えた力と液体の流れ出る

表4-5　純水の粘度

温度（℃）	粘度（p）
10	0.013060
15	0.011380
20	0.010020
25	0.008901
30	0.007974

■鬼頭・佐々木：食品化学．文永堂出版，1992.

表4-6　主な食品の粘度

食品名	粘度（p）
練乳20℃	410
チョコレート30℃	125～160
水あめ78.8%，30℃	95
トマトケチャップ20℃	39
トマトジュース20℃	8.6
オリーブ油20℃	0.84
オレンジジュース20℃	0.29
しょうゆ30℃	0.029
牛乳30℃	0.015
水20℃	0.01

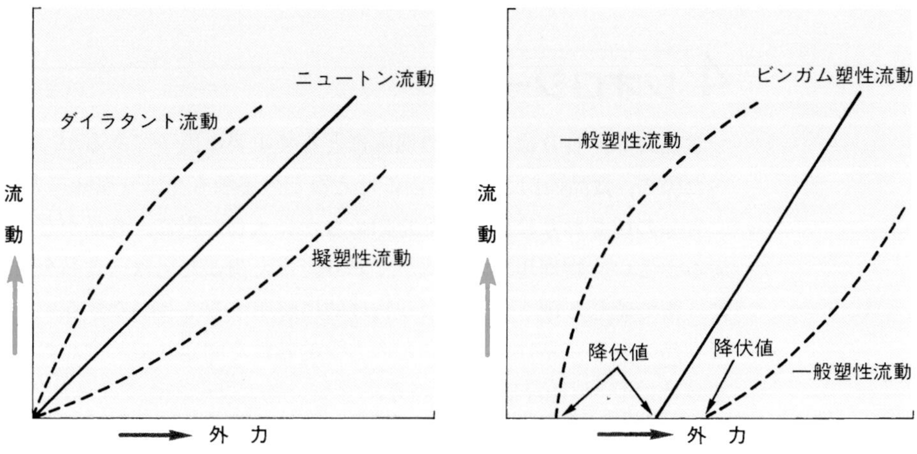

図4-5　ニュートン流動と非ニュートン流動の流動曲線

速度が比例しない液体を，非ニュートン流体（non-newtonian fluid）という（**図4-5**）．

2）非ニュートン流体

非ニュートン流体には，ビンガム塑性流動，擬塑性流動，塑性流動を示すものがある．

1　ビンガム塑性流動（binghamm plastic flow）――生クリーム，プリン，トマトケチャップ，マーガリンは，小さい力では流動が起こらず，ある程度以上の力を加えると，流動し始める．この限界の力を降伏値といい，降伏値以上では，流動する速度は加えた力に比例する．このような流動をビンガム塑性流動という．

2　ダイラタント流動（dilatant flow）――液体に加える力や液体の流動速度が増加するにつれて，みかけの粘度が増加していくのをダイラタント流動という．これはデンプン水溶液でみられる現象で，デンプン懸濁液をゆっくり攪拌した場合はさらさらした感じで流れやすく，あまり抵抗は感じないが，早く攪拌した場合は抵抗感が増大し，攪拌するのにさらに力がいるようになる．

デンプン懸濁液では，デンプン粒子間に間隔があり，すき間にいっぱい水が満たされている．そこでゆっくり攪拌した際には，静かに流動していく．しかし早く攪拌した際には，デンプン粒子同士に摩擦力が働き，粒子の配列が乱れ，さらに粒子同士が絡み合って，みかけ上大きな粒子ができる．このため，攪拌する際に抵抗感が増大する．

3　擬塑性流動（pseudo plastic flow）――擬塑性流動とは，液体に加える力や液体の流動速度が増加する時に，みかけの粘度が減少するような流動である．マヨネーズ，トマトピューレ，ソースなどは擬塑性流動を示す．

3）チキソトロピー（thixotropy）とレオペクシー（rheopexy）

ビンのなかに入っているトマトケチャップを外に取り出そうとして，ビンを傾けても，トマトケチャップはなかなか流れ出ないが，あらかじめビンを激しく振ってから傾けると，粘度が低下して容易に流れ出る．これはトマトケチャップを放置している間に，食品成分間で凝集が起こり，ある種の結合構造を作っていたのが，振ることにより，構造が破壊され，流れやすくなったためである．

振動，攪拌により流れやすくなり，放置することにより再びある種の構造ができて流動性が低下する．このような現象をチキソトロピーという．一般にチキソトロピーを示す食品は軟らかな食感を与える．一方，流動の際に食品内にある種の構造が形成されると，粘度は増加し，流れにくくなる．このような現象をレオペクシーという．ホイップクリームや卵白の泡立てでみられる．レオペクシーを示す食品は重厚な食感を与える．

2 ▶ 弾　性（elasticity）

ゴムひもを手で引っ張ると伸びるが，手を離すと元に戻る．このように物体が外力の作用を受けると変形し，外力を取り去った時，元に戻る性質を弾性という．

弾性にはフックの法則が適用され，加えた力P（応力という）とひずみε（変形）が比例する．

$$P = E \times \varepsilon$$

この時の比例定数Eを，伸びひずみの際にはヤング率，ずりひずみの際にはずり弾性率または剛性率という．

3 ▶ 塑　性（plasticity）

ある物質に外部から強い力を加えた時に，その物質が変形し，力を除いても元に戻らない性質を塑性という．バター，マーガリン，生クリームなどは塑性を示す．

4 ▶ 粘弾性（viscoelasticity）

つきたてのもちは軟らかく弾性があるが，一定の荷重を加えると，一定速度の流動がどこまでも続く．すなわち，つきたてのもちは弾性変形と粘性伸びを同時に示している．このような性質を粘弾性という．チューインガム，パンの生地なども粘弾性を示す．

粘弾性の挙動を解明する際には，粘性をピストンとシリンダーからなるダッシュポット（力を加えると，ピストンが徐々に移動していくが，力を除いてもピストンは元の位置に戻らない）に，弾性をスプリング（力を加えると瞬時に一定の長さまで伸び，力を除くと瞬時に元の長さに戻る）に置き換えて，種々のモデルが考えられている．

マックスウエル・モデル（Maxwell model）はスプリングとダッシュポットを直列につないだモデルで，つきたてのもちを一定の力で引っ張った場合の伸びはこのモデルに従う（**図4-6**）．

フォークト・モデル（Voigt model）あるいはケルビン・モデル（Kelvin model）は，スプリングとダッシュポットを並列につないだモデルである（**図4-7**）．

試料に一定の外力を加えて，試料の変形（ひずみ）を時間的に測定したときに，変形（ひずみ）が時間的に増加する現象をクリープという．またこのグラフをクリープ曲線という．試料に一定のひずみを与えることにより生じた応力が，時間の経過とともに減少する現象を応力緩和という．

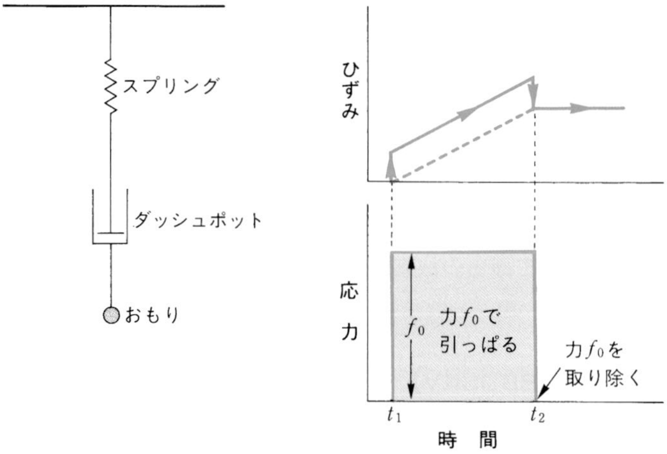

図4-6　マックスウェル・モデルと時間応力および時間ひずみ曲線

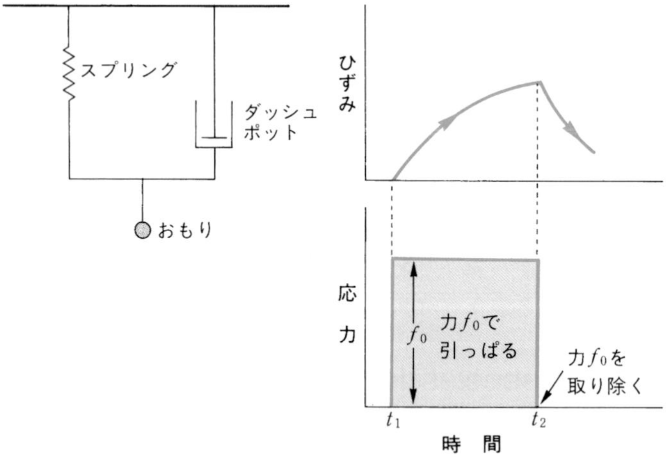

図4-7　ケルビン&フォークト・モデルと時間応力および時間ひずみ曲線

ビーカーに粘弾性のある液体を入れ，液体の中心部にガラス棒を浸し，ガラス棒を高速で回転させると，液体がガラス棒に巻きついたように上がってくる．この現象をワイゼンベルグ効果（Weissenberg effect）という．これは回転により液体の圧力がガラス棒に近い中心部で増大し，液体をガラス棒にそって押し上げるためである．古い練乳にはこの現象がみられる．

5 ▸ サイコレオロジー（psychorheology）

人間の力学的感覚と温度感覚との関係を検討するために，種々の温度の水を用意し，目隠しをした被験者に指をつけさせて，それぞれ何であるかを答えさせたところ，水の温度の違いにより，被験者の感じ方が異なることがわかった．すなわち，低温の水は雪が解けたような，あるいは重い液体のような感じを与え，一方，高温の水は高粘度の油のような感じを与えている．

このように普通の人は粘性の感覚と温度感覚とが絡み合ってしまい，液体の粘性だ

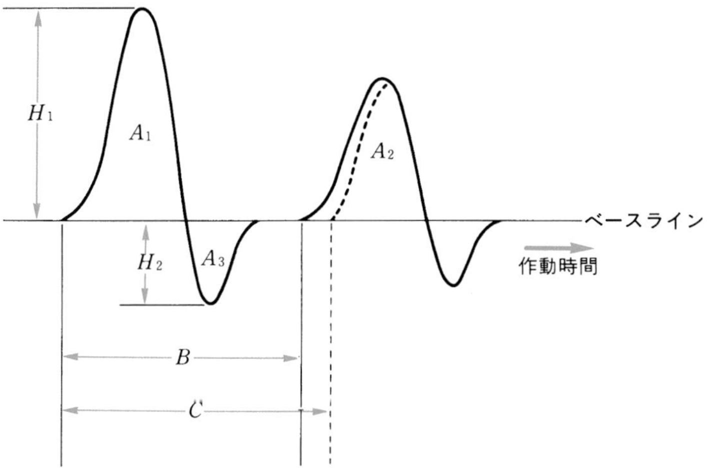

硬　さ$=\dfrac{H_1}{\text{入力電圧}}$

凝集性$=\dfrac{A_2\,(\text{面積})}{A_1\,(\text{面積})}$

弾力性$=C-B$（C：粘土のような弾力性のないものの距離）

付着性$=\dfrac{A_3\,(\text{面積})}{\text{入力電圧}}$

粘　り$=\dfrac{H_2}{\text{入力電圧}}$

咀嚼性＝硬さ×凝集性×弾力性（固体食品）

ガム性＝硬さ×凝集性（半固形食品）

テクスチュロメーターで食品を2回圧縮した際のパターン

図4-8　テクスチャー曲線とテクスチャー特性値

けを正確に評価することは難しい．一方，専門の職人は自分の専門の職種の現象に対しては優秀な識別能力を有するが，他の業種についてはほとんど評価することができない．

そこで食品の物性を判断する際には，人間の知覚によってとらえられる力学的性質と，機械によって測定される力学的性質を対応させて考える必要がある．

人間の力学的感覚を，実験心理学の立場から研究するレオロジーの領域を，サイコレオロジーという．

5 テクスチャー

食品を食べた時の口当たり，舌ざわり，歯ごたえなどの物理的感覚をテクスチャー（texture）という（**図4-8**）．テクスチャーは食品の品質評価に大きな影響を与える因子である．しかし，人間が視覚，手指の感覚，口腔，舌の触覚，聴覚などの五感で，食品の物理的性質を評価する場合，個人により，感覚の表現や感じ方に差がでやすい．このため，各人の結果を総合的に判断することは困難である．

そこでテクスチャーの性質を分類して，それぞれの性質について評価尺度を作り，これに従って食品の物理的性質を官能的に評価することが必要である．また，官能的な評価と食品の各種物理的測定値がどのように対応するかを考察する必要がある．

ツェスニアク（Szczeniak）はテクスチャーに関係する一般用語を収集し，これを客観的に評価できる物理的性質（硬さ，凝集性，粘性，弾性などの力学的特性と粒子の大きさや形などの幾何特性）に対応させ，**表4-7**のようなテクスチャープロファイルを作成した．これに対してシャーマンは，食品の摂食行動のどの段階でどのようなテクスチャー評価が行われるかを加味して，**図4-9**のようなテクスチャープロファイルを作成した．

表4-7　ツェスニアクのテクスチャー・プロファイル

クラス	一次特性	二次特性	一般用語
力学特性	硬さ hardness		軟らかい → 歯ごたえのある → 硬い soft　firm　hard
	凝集性 cohesiveness	もろさ brit	ポロポロ → ガリガリの → もろい crumbly　crunchy　brittle
		咀嚼性 chewiness	軟らかい → 強靭な tender　tough
		ガム性 guminess	崩れやすい → 粉状 → 糊状 → ゴム状 short　mealy　pasty　gummy
	粘性 viscosity		サラサラした → 粘っこい thin　viscous
	弾性 springness		塑性のある → 弾力のある plastic　elastic
	粘着性 adhesiveness		ネバネバする → 粘着性 → ベタベタする sticky　tacky　gooey
幾何特性	粒子の大きさと形		砂状，粒状，粗粒状 gritty　grainy　coarse
	粒子の形と方向性		繊維状，細胞状，結晶状 fibrous　celluar　crystalline
その他	水分含量		乾いた → 湿った → 水気のある → 水気の多い dry　moist　wet　watery
	脂肪含量	油　　状	油っこい oily
		グリース状	脂っこい greasy

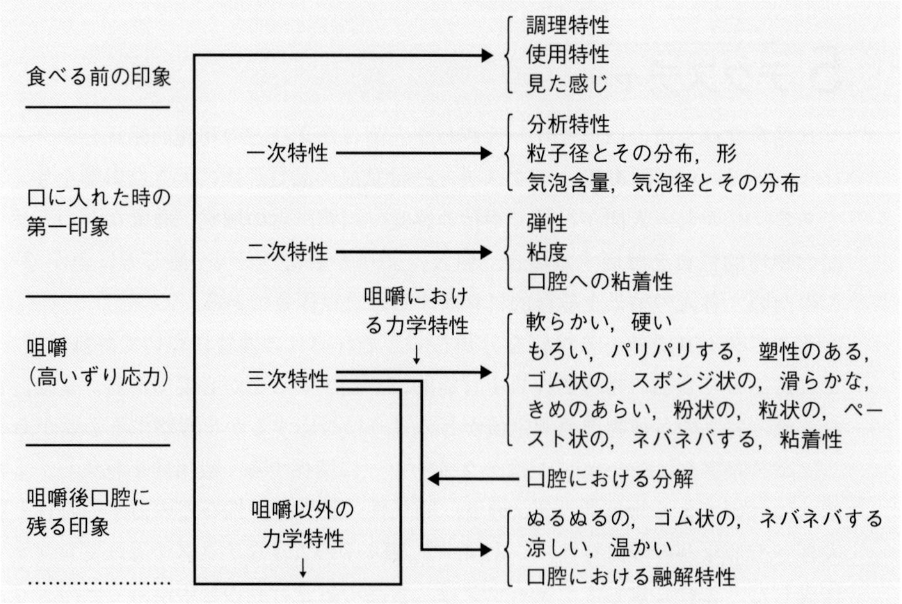

図4-9　シャーマンのテクスチャー・プロファイル

6 食品の物理的特性の測定法

1 ▶ テクスチュロメーター (texturometer)

食品を口腔内で咀嚼する際に感じる食感を解明するために開発された装置で，人間のあごのように上下運動するプランジャーと，固定されたプレートが一対となっている．測定する試料をプレートにのせ，プランジャーの上下運動により試料を圧縮したり引っ張りあげたりすると，プランジャーにかかる抵抗力を経時的に記録することができる．この結果は**図4-8**のようになる．

テクスチュロメーターの各測定値から食品の硬さ（食品に一定の変形を生じさせるのに必要な力），凝集性（食品を形成する内部結合力），咀嚼性（固形の食品を飲み込める状態まで咀嚼するのに要するエネルギー），ガム性（半固形の食品を飲み込める状態まで砕くのに要するエネルギー），弾性などを算出することができる．

2 ▶ シェアプレス

果実，野菜のような繊維状食品の品質や，肉の柔軟性を測定するために開発された機械で，試料を圧縮しながら剪断し，その時に加わる力を経時的に記録する．

この装置は，歯で食品をかみ切る時の状況を再現している．

3 ▶ アミログラフ (amylogram)

デンプンの糊化に伴う粘度変化を測定するために開発された装置である．この機械は一種の回転粘度計で，容器中にデンプンの水懸濁液を入れ，攪拌棒で攪拌しながら，懸濁液の温度を一定の速度で上げて行くと，糊化に伴い攪拌棒にかかる抵抗力が時間的に変化し，記録紙に記録される．この記録紙の図をアミログラムという（**図4-10**）．

アミログラムから各デンプンの糊化開始温度 (gelatinization temperature)，最高粘

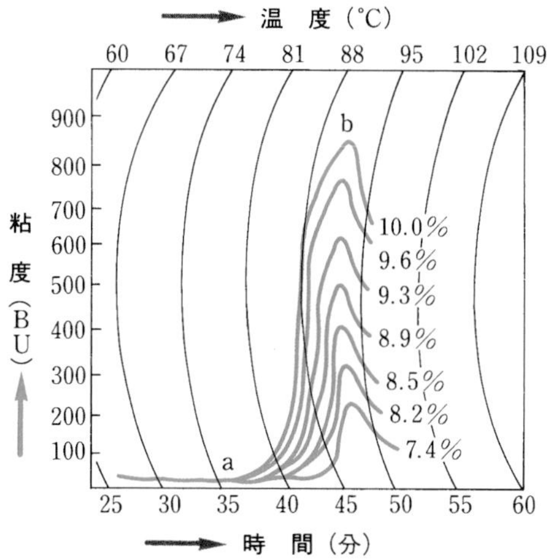

a：糊化開始温度，b：最高粘度

図4-10 小麦デンプンのアミログラム

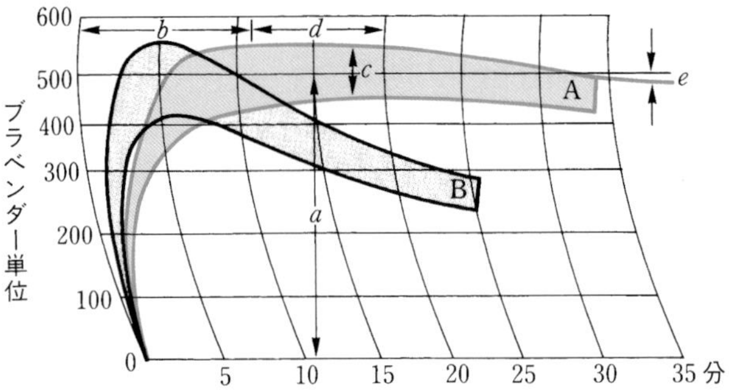

a：生地の硬さ，*b*：粉の吸水速度，*c*：生地の弾性，
d：生地の安定性，*e*：生地の弱化度

図4-11　強力粉Aと薄力粉Bのファリノグラム

度時の温度（maximum viscosity temperature），最高粘度（maximum viscosity）が求められる．

4 ▸ ファリノグラフ（farinograph）

小麦粉の吸水力と生地の粘弾性，安定性を測定するために開発された装置である．

ファリノグラフのミキサーに小麦粉を入れ，適当な量の水を加える．次に，混合羽根を回転させて，羽根にかかる力を経時的に記録すると，**図4-11**のような曲線が得られる．この曲線でカーブの上昇は，生地中でグルテンの網目構造が徐々に形成され，粘度が増加していることを示している．またカーブの低下は網目構造の破壊を示している．

5 ▸ エキステンソグラフ（extensograph）

小麦粉生地の伸びと，伸びに対する抵抗力を測定する装置である．

6 ▸ アルベオグラフ（alveograph）

小麦粉生地の伸展性や抗張力を，小麦粉発酵生地の気泡構造をまねて測定する装置である．これは円盤状の小麦粉生地に空気を注入して気泡を作り，この気泡が破裂するまでの圧力変化を記録している．

7 ▸ ペネトロメーター（penetrometer）

粘稠な半固体状の物質の硬さ，粘弾性，塑性を測定する装置である．一定の荷重をかけた針（または円すい形か球形のアダプター）を食品中に貫入させ，針が入った時の速度や，貫入した長さを測定する．バター，チーズ，ヨーグルト，ゼリーなどの物性を測定するために用いられる．

8 ▸ プラストメーター（plastmeter）

塑性流動の研究に用いられる装置で，2枚の平行板の間に試料を挟み，試料の上面から力を加えて，平行板の間隔変化を測定する．得られた各値からずり速度，ずり応力を算出する．

5章 食品の総合評価（官能検査）

食品の官能検査は人間の感覚器官（視覚，聴覚，味覚，嗅覚，触覚）を使って食品の品質を評価する方法である．しかし食品の品質は各種物理化学的測定機器でも測定でき，たとえば食品の色は色差計で，味や匂いは高速液体クロマトグラフィーやガスクロマトグラフィーで，硬さや粘弾性などはテクスチャー測定機器で対応できる．

このような状況のなかで，食品の品質評価に官能検査が今もなお使われている理由は，官能検査のほうが理化学的測定機器に比べ，迅速，簡単で，安価であり，検出精度も高い場合が多い（味覚物質や香り物質の閾値《いきち》は分析機器の最低検出濃度よりずっと低いものがある）からであり，また食品に対する嗜好性なども官能検査に頼らざるをえない．

一方，官能検査の問題点は，個人によって評価に差があり，また個人でも常に一定した評価をするとは限らず，その評価した内容を定量的に表現することも難しい．

そこで官能検査を行うに当たっては，官能検査の目的を明確にし，目的にかなったパネル（検査者）を選定し，必要に応じてパネルの教育訓練をする．さらに適切な官能検査手法を選択し，適切な検査質問用紙を作成する．次に，整備された環境で，調製した試料を適温で供し，検査を実施する．さらに得られたデータを統計的に解析し結論を出す．以上の一連の作業により，信頼性のあるデータが得られる．

官能検査には食品の味，香り，色などの違いを検査する分析型官能検査と，食品の好みなどを調査する嗜好型官能検査がある．

1 官能検査の実施条件

1 ▶ パネル

官能検査を行う検査員の集団をパネル（panel）という．パネルには食品アレルギーのない健康な人で，食べ物の好みに片寄りがなく，官能検査に興味や意欲があり，質問の意図を正しく理解し，正確に解答でき，常に安定した判断基準が出せる人が求められる．一方，嗜好型パネルでは，調査する食品の嗜好性を調べるので，味覚の感度テストは不要で，目的にあったパネルをできるだけ多く（少なくとも30～50名）片寄りなく選ぶ．その際，性別，年齢，職業，喫煙の有無などの条件を明確にしておく．

2 ▶ 官能検査室

食品の官能検査には測定時の環境が大きな影響を与える．そこで官能検査には防音で換気ができ，温度20℃，湿度50～60％で，一定の照明（白色散乱光または赤色光）設備を備えた部屋が必要である．さらに各パネルが個人別に検査する場合には，他人の影響を受けないように部屋を仕切り，各個室には試料提出口や口をすすぐための水道を設置しておく．これをクローズパネル法（個室法）という．

一方，少人数（通常7～8人）のパネルが円卓を囲んで，1人のリーダーの下で意見を交わしながら評価を出す方法もあり，オープンパネル法（円卓法）とよばれている．

2 官能検査の手法

官能検査を行うに当たっては，どの手法が検査の目的にあっているかを考えて，手法を選択する必要がある．

1 ▸ 差を識別する方法

2種の試料を用いて，それらの特性差や嗜好差を識別できるかを検討する方法である．二点比較法（識別と嗜好），三点比較法（識別と嗜好），1：2点比較法，配偶法，選択法などがある．

1）二点比較法（paired test）

二点識別試験法は客観的に差異のある2種の試料を与え，ある特性に該当するほうの試料を選ばせる方法である．n回の繰り返し（パネルの人数と検査回数の積をnとする）で，正解した人の数をaとすると，aは確率$P=1/2$の2項分布に従っているので，

表5-1　二点嗜好法の検定表

n ＼ P	5%	1%	0.1%
6	6	—	—
7	7	—	—
8	8	8	—
9	8	9	—
10	9	10	—
11	10	11	11
12	10	11	12
13	11	12	13
14	12	13	14
15	12	13	14
16	13	14	15
17	13	15	16
18	14	15	17
19	15	16	17
20	15	17	18
30	21	23	25
40	27	29	31
50	33	35	37
100	61	64	67

■資料）佐藤：統計的官能検査法．日科技連出版，1985．

表5-2　三点嗜好法の検定表

n ＼ P	5%	1%	0.1%
3	3	3	—
4	3	4	—
5	4	4	5
6	4	5	6
7	4	5	6
8	5	5	6
9	5	6	7
10	5	6	7
11	5	6	8
12	6	7	8
13	6	7	8
14	6	7	9
15	7	8	9
16	7	8	9
17	7	8	10
18	7	9	10
19	8	9	10
20	8	9	11
30	10	12	13
40	13	14	16
50	14	16	18
100	25	27	30

■資料）佐藤：統計的官能検査法．日科技連出版，1985．

有意差を検定することができる．たとえば，20名のパネルで正解者が15名いたとすると，二項検定表（**表5-1**）で危険率5％で優位であることがわかる．これはこのような検査を100回行っても同じような結果が95回得られることを示している．

一方，2種の試料を与え，どちらが好ましいかを選ばせるのが二点嗜好試験法である．

2）三点比較法（triangle test）

三点識別試験法は2種類の試料を識別する時に，片側の試料を2点，もう片側の試料を1点，合計3点を一組として与え，異なる1点を選んでもらう方法である．

正解を判定した人の数aは，確率$P=1/3$の二項分布に従っているので，やはり有意差を検定することができる．この方法は1回のテストで，識別と嗜好の両面を判定できる．

一方，2点の重なっている試料と他の1点の試料を与え，どちらを好むか答えさせるのが三点嗜好試験法である（**表5-2**）．

2 ▶ 順位を検定する方法

3種類以上の試料の優劣の判定や，嗜好の調査（順位づけ）に用いられる方法である．パネルの能力判定にも使用することができる．順位法と対比較法がある．

1）順位法（ranking method）

3種類以上の試料を用いてある特性（味の濃さ，香り，テクスチャー，嗜好性など）について好ましい順位をつけさせる方法である．多数の試料を迅速にテストする時に適している．試料間の特性差が大きければパネルがつける順位の一致度は高くなるが，試料間の特性差が少ないと，順位づけが難しくなり，順位の結果もばらついてくる．また客観的に順位づけされた試料を用いて，パネルの能力を検定する際には，スピアマン（Spearman）の順位相関係数を用いる．さらにn人のパネルの判断結果が一致しているかどうかを検定するのに，ケンドール（Kendall）の順位相関係数が用いられる．

2）対比較法（paired comparison）

多数の試料を2つずつの組にして比較させ，試料の順位づけをしたり，試料間の差を評点を用いて表現する方法である．判断がやさしいので，初心者のパネルでも利用できる．

3 ▶ 品質の評価法

多数の試料を評価し，その程度を数値化して表現する方法である．

1）評点法（scoring method）

ある試料の品質特性を独自の基準により，点数化して評価する方法である．0～10点満点で評価する方法や，－2から＋2までの数値尺度（－2：非常に悪い，－1：悪い，0：普通，＋1：良い，＋2：非常に良い）を使って評価する方法がある．採点の集計結

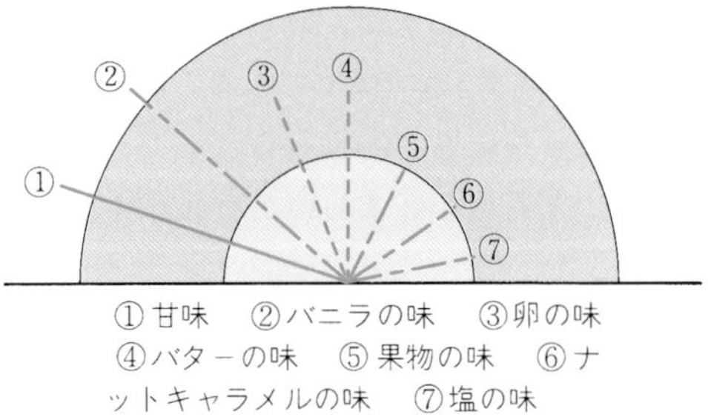

図5-1　パウンドケーキの風味側描図

■小原哲二郎・他編：改訂 食品分析ハンドブック．建帛社，1982.

果を分散分析して判定する．

4 ▶ 特性の総合評価法

1）SD法（semantic differential method）

ある試料の特性を描写して記録する方法である．対立する形容詞の対を用いて5段階または7段階の尺度を用いて回答させる方法である．

2）側描法（profile method）

ある試料の特性を総合的に評価するのに用いられる方法である．これは教育訓練されたパネルとパネルリーダーにより，食品の官能特性を総合的に評価し，風味側描図などにまとめる方法である．**図5-1**にパウンドケーキの風味側描図を示した．この半円の半径が風味を感じるか感じないかの閾値を示し，中心から放射線状に伸びる各直線の長さが，それぞれの風味の強さを表している．この方法は統計的解析を必要としない．

5 ▶ 新しい食品評価法

1）人工センサー

食品の味や匂いは食品中に含まれる多数の化学物質に基づいている．化学物質が舌の味蕾《みらい》のなかの味細胞に達すると，甘味，酸味，塩味，苦味，旨味などの味が感じられる．そこでこれらの味に対応する味覚センサー（種々の脂質／高分子ブレンド膜を味物質の受容体としている）を作成して食品を分析し，各センサーの電気伝導度や電位の変化を測定することで，食品の味を解明する研究が進んでいる．

匂いも化学物質が臭覚受容細胞に達すると感じられるものである．そこで人工膜を用いた匂いセンサーにより，匂いを分析する研究も行われている．

人工センサーとしてはすでに酵素センサー，微生物センサー，免疫センサー，イオンチャネルセンサーが開発されていて，魚の鮮度測定システムには酵素センサーが用いられている．

索　引

お

か

き

く

け

こ

さ

し

す

せ

そ

た

【著者紹介】
青《あお》柳《やぎ》康《やす》夫《お》
女子栄養大学名誉教授
筒《つつ》井《い》知《とも》己《み》
東京聖栄大学名誉教授

標準食品学総論　第４版　ISBN978-4-263-70823-1

1996年12月20日　第1版第1刷発行
1998年12月1日　第2版第1刷発行
2016年3月20日　第3版第1刷発行
2022年2月20日　第4版第1刷発行
2025年1月10日　第4版第2刷発行

著者　青柳康夫
　　　筒井知己
発行者　白石泰夫

発行所　医歯薬出版株式会社

〒113-8612　東京都文京区本駒込1-7-10
TEL.（03）5395-7626（編集）・7616（販売）
FAX.（03）5395-7624（編集）・8523（販売）
https://www.ishiyaku.co.jp/
郵便振替番号　00190-5-13816

乱丁，落丁の際はお取り替えいたします　印刷・教文堂／製本・愛千製本所